U0587569

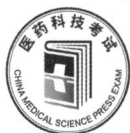

2024 国家执业药师职业资格考试

通关特训 1200 题

药学专业知识（一）

答案与解析

吴春虎　主编

中国健康传媒集团

中国医药科技出版社

C 目录
ONTENTS

第一章　药品与药品质量标准

第一节　药物与药物制剂

一、最佳选择题

1. A　对氨基水杨酸钠在光、热、水分存在的条件下很易脱羧，生成间氨基酚，后者还可进一步氧化变色。

2. C　光线属于影响药物制剂稳定性的外界因素。

3. D　结晶属于物理不稳定性。

4. A　影响因素试验是在高温、高湿、强光的剧烈条件下考察影响药物稳定性的因素及可能的降解途径与降解产物，包括高温试验、高湿试验和强光照射试验。

5. D　混悬剂包括混悬型洗剂和口服混悬剂。

6. B　原料药物的水分含量必须特别注意，一般水分在 1% 左右比较稳定，水分含量越高分解越快。

7. D　药用辅料的作用：①赋形；②使制备过程顺利进行；③提高药物稳定性；④提高药物疗效；⑤降低药物不良反应；⑥调节药物作用，但不能改变药物作用性质；⑦提高病人用药的顺应性。

8. B　药物的氧化过程与化学结构有关，如酚类，这类药物分子中具有酚羟基，如肾上腺素、左旋多巴、吗啡、水杨酸钠等，较易氧化。

9. D　对于药物降解，通常用降解 10% 所需的时间（称为十分之一衰期，记作 $t_{0.9}$）定义为有效期。即药物的含量降解为原含量的 90% 所需要的时间。

10. B　水解是药物降解的主要途径，属于这类降解的药物主要有酯类（包括内酯）、酰胺类（包括内酰胺）等。

11. C　根据有效期的计算公式，$t_{0.9} = 0.1054/k = 0.1054/0.02108 = 5h$。

12. E　选用抗氧剂时应考虑药物溶液的 pH 及其与药物间的相互作用等。亚硫酸氢盐能使氯霉素失去活性。

13. C　药物剂型的分类：①按形态学分类分为固体剂型、半固体剂型、液体剂型和气体剂型。②按给药途径分类分为经胃肠道给药、非经胃肠道给药剂型。③按分散体系分为真溶液类、胶体溶液类、乳剂类、混悬液类、气体分散类、固体分散类、微粒类。④按制法分类分为浸出制剂和无菌制剂。⑤按作用时间分类分为速释、普通和缓控释制剂等。

14. A　水解是药物降解的主要途径，属于这类降解的药物主要有酯类（包括内酯）、酰胺类（包括内酰胺）等。盐酸普鲁卡因的水解可作为酯类药物的代表。属于这类水解的药物还有盐酸丁卡因、盐酸可卡因、溴丙胺太林、硫酸阿托品、氢溴酸后马托品等。

15. D　药品的包装材料（药包材）可分别按使用方式、形状及材料组成进行分类。按使用方式分类，药包材可分为Ⅰ、Ⅱ、Ⅲ三类。Ⅰ类药包材指直接接触药品且直接使用的药品包装用材料、容器（如塑料输液瓶或袋、固体或液体药用塑料瓶等）。Ⅱ类药包材指直接接触药品，但便于清洗，在实际使用过程中，经清洗后需要并可以消毒灭菌的药品包装用材料、容器（如玻璃输液瓶、输液瓶胶塞、玻璃口服液瓶等）。Ⅲ类药包材指Ⅰ、Ⅱ类以外的其他可能直接影响药品质量的药品包装用材料、容器（如输液瓶铝盖、铝塑组合盖等）。

16. C 药物制剂稳定性变化一般包括化学、物理和生物学三个方面。

17. D 药物的氧化过程与化学结构有关，如酚类、烯醇类、芳胺类、吡唑酮类、噻嗪类药物较易氧化。酚类药物有肾上腺素、左旋多巴、吗啡、水杨酸钠等。

18. A 化学药是指通过化学合成的方式得到的小分子的有机或无机化合物。

19. E 固体剂型包括：散剂、丸剂、颗粒剂、胶囊剂、片剂、栓剂等。

20. D 喷雾剂，既可以通过口腔给药，也可以通过鼻腔、皮肤或肺部给药。

21. A 化学不稳定性是指药物由于水解、氧化、还原、光解、异构化、聚合、脱羧，以及药物相互作用产生的化学反应，使药物含量（或效价）、色泽产生变化。

22. A 有效期若标注到日，应当标注为起算日期（生产日期或生产批号，通常为生产日期）对应年月日的前一天；若标注到月，应当为起算月份对应年月的前一月。

二、配伍选择题

[1-2] D、A 阿昔洛韦是开环鸟嘌呤核苷，其母核结构是鸟嘌呤环（ ）。故1题正确答案是D。醋酸氢化可的松结构中含孕甾烷（ ）。故2题正确答案是A。

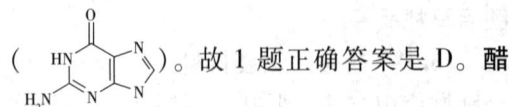

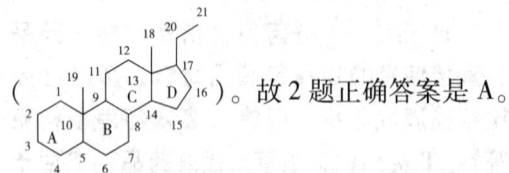

[3-4] B、A 将原料药物按照某种剂型制成一定规格并具有一定质量标准的具体品种称为药物制剂。故3题正确答案是B。适用于疾病的诊断、治疗或预防的需要而制备的不同给药形式称为药物剂型。故4题正确答案是A。

[5-6] B、D 溶剂的介电常数对离子与带电荷的药物间反应的影响可用下式表示：

$$\lg K = \lg K_\infty - \frac{K'Z_A Z_B}{\varepsilon}$$

（式中 ε 为介电常数）。故5题正确答案是B。溶液的离子强度对降解速度的影响可用下式说明：$\lg K = \lg K_0 + 1.02 Z_A Z_B \sqrt{\mu}$（式中，$K$ 为降解速度常数，μ 为离子强度）。故6题正确答案是D。

[7-9] C、A、B 维生素A转化为顺式异构体属异构化。故7题正确答案是C。氯霉素在pH 7以下，主要是酰胺水解，生成氨基物与二氯乙酸。故8题正确答案是A。肾上腺素含酚羟基易氧化变色。故9题正确答案是B。

[10-11] E、A 药物水解、氧化、异构化均属于化学稳定性变化。故10题正确答案是E。乳剂分层、混悬剂结晶生长、片剂溶出速度改变均属于物理稳定性变化。故11题正确答案是A。

[12-14] B、C、A 对热特别敏感的药物，如某些抗生素、生物制品，采用无菌操作及冷冻干燥。故12题正确答案是B。驱逐氧气可在溶液中和容器空间通入惰性气体，如二氧化碳或氮气，置换其中的氧。故13题正确答案是C。光敏感的药物制剂，制备过程中要遮光操作，并采用遮光包装材料及在遮光条件下保存。如采用棕色玻璃瓶包装或在包装容器内衬垫黑纸等。故14题正确答案是A。

[15-18] A、A、C、E 焦亚硫酸钠和亚硫酸氢钠适用于弱酸性溶液。故15题正确答案是A，16题正确答案是A。硫代硫酸钠在酸性药物溶液中可析出硫细颗粒沉淀，故只能用于碱性药物溶液，故17题

正确答案是 C。**叔丁基对羟基茴香醚（BHA）适用于油溶性药物如维生素 A、维生素 D 制剂的抗氧化。**故 18 题正确答案是 E。

[19-20] A、E 按分散体系分类主要分为：①真溶液类：如溶液剂、糖浆剂、甘油剂、溶液型注射剂等。②胶体溶液类：如溶胶剂、胶浆剂。③乳剂类：如口服乳剂、静脉乳剂、乳膏剂等。④混悬液类：如混悬型洗剂、口服混悬剂、部分软膏剂等。⑤气体分散类：如气雾剂、喷雾剂等。⑥固体分散类：如散剂、丸剂、胶囊剂、片剂等普通剂型。这类制剂在药物制剂中占有很大的比例。⑦微粒类：药物通常以不同大小的微粒呈液体或固体状态分散，主要特点是粒径一般为微米级（如微囊、微球、脂质体等）或纳米级（如纳米囊、纳米粒、纳米脂质体等），这类剂型能改变药物在体内的吸收、分布等方面特征，是近年来大力研发的药物靶向剂型。故 19 题正确答案是 A，20 题正确答案是 E。

[21-22] E、D 药品的通用名，也称为国际非专利药品名称，是世界卫生组织（WHO）推荐使用的名称，故 21 题正确答案是 E。含同样活性成分的同一药品，每个企业应有自己的商品名，不得冒用顶替别人的药品商品名称。故 22 题正确答案是 D。

[23-24] D、C 脱羧：对氨基水杨酸钠在光、热、水分存在的条件下很易脱羧，生成间氨基酚，后者还可进一步氧化变色。故 23 题正确答案是 D。**聚合：是两个或多个分子结合在一起形成复杂分子的过程。**例如氨苄西林钠的水溶液在贮存过程中能发生聚合反应，一个分子的 β - 内酰胺环裂开与另一个分子反应形成二聚物，此过程可继续下去形成高聚物，这种高聚物可诱发和导致变态反应（过敏反应）。

故 24 题正确答案是 C。

[25-26] A、B 口腔给药：如漱口剂、含片、舌下片剂、膜剂等。故 25 题正确答案是 A。眼部给药：如滴眼剂、眼膏剂、眼用凝胶、植入剂等。故 26 题正确答案是 B。

[27-28] A、B 按给药途径分类是将同一给药途径的剂型分为一类，紧密联系临床，能反映给药途径对剂型制备的要求。故 27 题正确答案是 A。按分散体系分类是按剂型的分散特性，即根据分散介质中存在状态的不同以及分散相在分散介质中存在的状态特征不同进行分类，利用物理化学等理论对有关问题进行研究，基本上可以反映出剂型的均匀性、稳定性以及制法的要求。故 28 题正确答案是 B。

[29-31] B、C、E 硫酸镁口服剂型用作泻下药，但 5% 注射液静脉滴注，能抑制大脑中枢神经，具有镇静、解痉作用。故 29 题正确答案是 B。依沙吖啶 1% 注射液用于中期引产，但 0.1%~0.2% 溶液局部涂敷有杀菌作用。故 30 题正确答案是 C。氨茶碱治疗哮喘效果很好，但有引起心跳加快的毒副作用，若改成栓剂则可消除这种不良反应。故 31 题正确答案是 E。

[32-33] A、C 在处方中采用介电常数低的溶剂将降低药物分解的速度，故苯巴比妥钠注射液用介电常数低的溶剂，如丙二醇（60%）可使注射液稳定性提高。故 32 题正确答案是 A。采用微囊化和包合技术，可防止药物因受环境中的氧气、湿度、水分、光线的影响而降解，或因挥发性药物挥发而造成损失，从而增加药物的稳定性。如维生素 A 制成微囊后稳定性提高，维生素 C、硫酸亚铁制成微囊，可防止被氧化。故 33 题正确答案是 C。

[34-36] C、E、B 有些酰胺类药物，如利多卡因，邻近酰胺基有较大的基

团，由于空间效应，不易水解。故34题正确答案是C。氨苄西林钠的水溶液在贮存过程中能发生聚合反应，一个分子的β-内酰胺环裂开与另一个分子反应形成二聚物，此过程可继续下去形成高聚物。故35题正确答案是E。维生素C是烯醇类药物的代表，分子中含有烯醇基，极易氧化，氧化过程较为复杂。故36题正确答案是B。

[37-39] A、A、C 水解时，盐酸普鲁卡因在酯键处断开，分解成对氨基苯甲酸与二乙氨基乙醇，此分解产物无明显的麻醉作用。故37题正确答案是A。维生素B族、地西泮、碘苷等药物的降解，也主要是由于水解作用。故38题正确答案是A。差向异构化是指具有多个不对称碳原子的基团发生异构化的现象，例如毛果芸香碱在碱性pH时，α-碳原子差向异构化后生成异毛果芸香碱。故39题正确答案是C。

三、综合分析选择题

1. A 药品包装按其在流通领域中的作用可分为内包装和外包装两大类。

2. E 药品包装材料的质量要求，根据药品的包装材料的特性，药品的包装材料的标准主要包含：材料的确认（鉴别）；材料的化学性能检查；材料、容器的使用性能检查；材料、容器的生物安全检查。

四、多项选择题

1. CD 注射剂在灌封前后可在溶液中和容器空间通入惰性气体，如二氧化碳或氮气，以置换其中的氧。

2. ABCDE 药物剂型的重要性主要表现在：可改变药物的作用性质，可调节药物的作用速度，可降低（或消除）药物的不良反应，可产生靶向作用，可影响疗效，可提高药物的稳定性。

3. ABCDE 按分散体系分类，药物剂型可分为真溶液类、胶体溶液类、乳剂类、混悬液类、气体分散类、固体分散类等。

4. ABCDE 制备成稳定的衍生物（如盐类、酯类、酰胺类或高熔点衍生物）、固体制剂、微囊或包合物等都能提高药物制剂的稳定性。

5. ABCDE 影响药物制剂稳定性的因素包括温度、湿度、光线、空气、金属离子。

6. BCD 常用的**油溶性抗氧剂**有叔丁基对羟基茴香醚、2,6-二叔丁基对甲酚、维生素E等。

7. ACD 药用辅料的作用：①赋型；②使制备过程顺利进行；③提高药物稳定性；④提高药物疗效；⑤降低药物不良反应；⑥调节药物作用；⑦提高病人用药的顺应性。辅料应**不降低药物疗效**，并不能增加新的药理作用。

8. ABCDE 药物剂型可以按形态学分类、按给药途径分类、按分散体系分类、按制法分类、按作用时间分类。

9. ABCDE 药用辅料应符合以下质量要求：①**药用辅料必须符合药用要求**，供注射剂用的应符合注射用质量要求。②**药用辅料应通过安全性评估，对人体无毒害作用，化学性质稳定，不与主药及其他辅料发生作用，不影响制剂的质量检验。**③药用辅料的安全性以及影响制剂生产、质量、安全性和有效性的性质应符合要求。④根据不同的生产工艺及用途，药用辅料的残留溶剂、微生物限度或无菌应符合要求；注射用药用辅料的热原或细菌内毒素、无菌等应符合要求。

10. ABCDE 药物制剂稳定化方法有控制温度、调节pH、改变溶剂、控制水分及湿度、遮光（制备过程中遮光操作及选用适宜的包装材料）、驱逐氧气及加入抗氧剂或金属离子络合剂、改进剂型或生产工艺、制备稳定的衍生物、加入干燥剂及改善包装等。

11. ABCDE　药品包装的作用有：①保护功能：阻隔作用；缓冲作用。②方便应用：标签、说明书与包装标志；便于取用和分剂量。③商品宣传。

12. ABD　根据物质形态分类：固体剂型（如散剂、丸剂、颗粒剂、胶囊剂、片剂、栓剂等）、半固体剂型（如软膏剂、糊剂等）、液体剂型（如溶液剂、芳香水剂、注射剂等）和气体剂型（如气雾剂、部分吸入制剂等）。

13. ABCDE　非经胃肠道给药剂型指除胃肠道给药途径以外的其他所有剂型，包括：①注射给药；②皮肤给药；③口腔给药；④鼻腔给药；⑤肺部给药；⑥眼部给药；⑦直肠、阴道和尿道给药等。

14. ACDE　制剂中微量金属离子主要来自原辅料、溶剂、容器以及操作过程中使用的工具等。

15. ABCE　药物制剂稳定化的其他方法包含改进剂型或生产工艺、制备稳定的衍生物及加入干燥剂及改善包装。其中，改进剂型或生产工艺包括制成固体制剂、制成微囊或包合物、采用直接压片或包衣工艺。

16. CD　经口腔给药的剂型有漱口剂、含片、舌下片剂、膜剂等。

17. BD　物理不稳定性指制剂的物理性能发生变化，如混悬剂中药物颗粒结块、结晶生长，乳剂的分层、破裂，胶体制剂的老化，片剂崩解度、溶出速度的改变等。

18. ABCD　临床上的生理盐水，可以是注射剂，也可以是滴眼剂、滴鼻剂、灌肠剂等。

19. AB　Ⅰ类药包材指直接接触药品且直接使用的药品包装用材料、容器（如塑料输液瓶或袋、固体或液体药用塑料瓶等）。

20. BCD　Ⅱ类药包材指直接接触药品，但便于清洗，在实际使用过程中，经清洗后需要并可以消毒灭菌的药品包装用材料、容器（如玻璃输液瓶、输液瓶胶塞、玻璃口服液瓶等）。

21. CE　Ⅲ类药包材指Ⅰ、Ⅱ类以外其他可能直接影响药品质量的药品包装用材料、容器（如输液瓶铝盖、铝塑组合盖等）。

22. ABCDE　微量金属离子对自氧化反应有明显的催化作用，如 0.2mmol/L 的铜能使维生素 C 氧化速度增大 1 万倍。铜、铁、钴、镍、锌、铅等离子都有促进氧化的作用。

23. DE　注射剂、吸入气雾剂等发挥药效很快，常用于急救。

24. BC　浸出制剂是用浸出方法制成的剂型（如流浸膏剂、酊剂等）。

25. BCD　经胃肠道给药剂型给药后药物经胃肠道吸收而发挥疗效。如口服溶液剂、糖浆剂、颗粒剂、胶囊剂、散剂、丸剂、片剂等。

26. ABCE　非经胃肠道给药剂型：是指除胃肠道给药途径以外的其他所有剂型。如外用溶液剂、洗剂、软膏剂、贴剂、凝胶剂、漱口剂、含片、舌下片剂、膜剂等。颗粒剂属于经胃肠道给药剂型。

第二节 药品质量标准

一、最佳选择题

1. E 贮藏条件为"在阴凉处保存"，是指贮藏处温度不超过 20℃。

2. E 通则是对药品质量指标的检测方法或原则的统一规定，列于《中国药典》四部。

3. A 《中国药典》性状项记载药品的外观、臭（味），溶解度、物理常数（主要有相对密度、馏程、熔点、凝点、比旋度、折光率、黏度、吸收系数、碘值、皂化值和酸值）。

4. C 对照品系指采用理化方法进行鉴别、检查或含量测定时所用的标准物质，其特性量值一般按纯度（%）计。

5. A 高效液相色谱法的定量方法采用标准对照法，以峰高（h）或峰面积（A）定量，但通常以峰面积定量，只有当色谱峰的拖尾因子（T）在 0.95～1.05 时，方可用峰高定量。

6. D 冷处系指贮藏处温度为 2℃～10℃。

7. D 凡例是对《中国药典》正文、通则与药品质量检定有关的共性问题的统一规定，在《中国药典》各部中列于正文之前。

8. E 《中华人民共和国药典》，简称《中国药典》（Chinese Pharmacopoeia），英文缩写 ChP。

9. D 若含量限度规定上限为 100% 以上时，系指用规定的方法测定时可能达到的数值，它为《中国药典》规定的限度或允许偏差，并非真实含有量。另外，当含量限度未规定上限时，系指不超过 101.0%。

10. B 尼可刹米与氢氧化钠试液加热，即发生二乙胺臭气，能使湿润的红色石蕊试纸变蓝色。

11. B 用于鉴别的色谱法主要是高效液相色谱法（HPLC），以含量测定项下记录的色谱图中待测成分色谱峰的保留时间（t_R）作为鉴别依据。若含量测定未采用 HPLC 或 HPLC 记录的色谱图中待测物色谱峰保留时间不够稳定，进而难以做出评价时，亦采用薄层色谱法（TLC）鉴别或作为鉴别的备选方法。

12. C 除另有规定外，测定温度为 20℃，测定管长度为 1dm（如使用其他管长，应进行换算），使用钠光谱的 D 线（3nm）作光源，在此条件下测得的比旋度用 $[\alpha]_D^{20}$ 表示。

二、配伍选择题

[1-3] B、D、A 《美国药典》的英文名称是 The United States Pharmacopeia，缩写为 USP。故 1 题正确答案是 B。《欧洲药典》的英文名称是 European Pharmacopoeia，缩写为 Ph. Eur. 或 EP。故 2 题正确答案是 D。日本药典的名称是《日本药局方》，英文全称是 Japanese Pharmacopoeia，缩写为 JP。故 3 题正确答案是 A。

[4-5] C、E 通则是对药品质量指标的检测方法或原则的统一规定，列于《中国药典》四部。故 4 题正确答案是 C。正文是《中国药典》标准的主体，以《中国药典》二部收载品种的标准为例。故 5 题正确答案是 E。

[6-7] A、D 一般杂质是指在自然界中分布广泛、在多种药品的生产过程中容易引入的杂质，如氯化物、重金属、砷

盐、干燥失重或水分、炽灼残渣、残留溶剂等。故 6 题正确答案是 A。**结晶性检查**是**药物特性检查**的项目之一，可用偏光显微镜法或 X 射线粉末衍射法检查物质的结晶性。故 7 题正确答案是 D。

三、多项选择题

1. ACD 标准品与对照品系指用于鉴别、检查或含量测定时所用的标准物质。标准品系指用于生物检定或效价测定的标准物质，其特性量值按效价单位（U）或重量单位（μg）计，以国际标准物质进行标定。

2. ABC 根据检验结果和标准的对比就可以得出，液相色谱合格、紫外光谱合格、杂质 A 项合格、其他杂质合格、其他总杂质超标、含量测定超出范围。

3. BCDE 红外分光光度法（IR）是测定物质的红外光吸收光谱进行分析的方法。化合物的红外吸收光谱具有人指纹一样的特征专属性，几乎没有两个化合物具有相同的红外光谱。由于红外光谱的特征性强，《中国药典》及世界各国药典广泛使用红外光谱法，采用对照品法或标准图谱法进行比较鉴别。

4. ABCDE 系统适用性试验包括：色谱柱的理论板数、分离度、灵敏度、拖尾因子、重复性。

5. ABCDE 《中国药典》性状项下记载药品的外观、臭（味）、溶解度以及物理常数（如熔点、比旋度）等。

6. BDE 凉暗处系指贮藏处避光且温度不超过 20℃。熔封或严封系指用可防止空气、水分的侵入与微生物污染的容器或适宜的材料包装。常温系指温度为 10℃ ~ 30℃，除另有规定外，贮藏项下未规定贮藏温度的一般系指于常温保存。重组人胰岛素要求遮光、密闭、在 −15℃ 以下保存。

7. ABCD 色谱法具有高灵敏度、高选择性、高效能、应用范围广等优点，是分析混合物的最有效手段。

8. AD 抗生素微生物检定法系在适宜条件下，根据量反应平行线原理设计，通过同时检测抗生素供试品与标准品对选定微生物的抑制作用，以标准品的效价计算供试品效价的方法。本法包括两种方法，即管碟法和浊度法。

第三节 药品质量保证

一、最佳选择题

1. E 《中国药典》采用 IR 法检查棕榈氯霉素混悬液中 A 晶型含量，限度为 10%。

2. D 引湿性特征描述与引湿性增重的界定如下：①潮解是指吸收足量水分形成液体；②极具引湿性是指引湿增重不小于 15%；③有引湿性是指引湿增重小于 15% 但不小于 2%；④略有引湿性是指引湿增重小于 2% 但不小于 0.2%；⑤无或几乎无引湿性是指引湿增重小于 0.2%。

3. D 杂质按来源分类可分为一般杂质和特殊杂质。

4. B 注射剂安全性检查包括异常毒性、细菌内毒素（或热原）、降压物质（包括组胺类物质）、过敏反应、溶血与凝聚等项。

5. D 影响因素试验的目的是考察制剂处方的合理性与生产工艺及包装条件。长期试验其目的是为制订药品的有效期提供依据。

6. D 创新药质量研究的指导原则包

括药品**特性检查**指导原则、药品**杂质分析**指导原则、**注射剂安全性**检查法应用指导原则和**药品稳定性**试验指导原则。药物溶出度评价属于仿制药质量一致性评价。

7. E 采用相似因子（f_2）法比较溶出曲线相似性时，除另有规定外，两条溶出曲线相似因子（f_2）数值不小于 50，可认为具有相似性。

8. A 生物等效性研究方法按照研究方法评价效力，其优先顺序为**药代动力学研究、药效动力学研究、临床研究和体外研究**。

9. E 生物样品中的药物分析常用的方法有免疫分析法和色谱分析法。免疫分析法是基于抗体与抗原或半抗原之间的高选择性反应而建立起来的一种生物化学分析法。本法具有很高的选择性和很低的检出限，可应用于各种抗原、半抗原或抗体的测定。免疫分析法分为放射免疫法和荧光免疫法、发光免疫法、酶免疫法及电化学免疫法等非放射免疫法，测定的量可以达到 μg 甚至 ng 的水平。放射免疫法的灵敏度最高，是在生物样品中加入理化性质、免疫学特性与分析物相同的经放射性同位素标记的分析物。将特异性抗体结合，用测量放射性的方法，测量并计算结合部分与游离部分的比值，从而确定分析物的量。非放射免疫法是使用荧光基团、化学发光或生物发光组分以及酶作为标记物。免疫分析法多配有专用设备和试剂，操作相对简便，适合常规实验室使用，被普遍应用于临床治疗药物监测与临床生物化学研究和临床病理检验。色谱分析法包括气相色谱法（GC）、高效液相色谱法（HPLC）和色谱－质谱联用法（GC－MS、LC－MS）等。

10. A 免疫分析法是基于抗体与抗原或半抗原之间的高选择性反应而建立的一种生物化学分析法，具有很高的选择性和很低的检出限。

11. B 检查对象明确为某一物质，以该杂质的化学名作为项目名称，如磷酸可待因中的"**吗啡**"，氯贝丁酯中的"**对氯酚**"，盐酸苯海索中的"**哌啶苯丙酮**"，盐酸林可霉素中的"**林可霉素 B**"，胰蛋白酶中的"**糜蛋白酶**"，肾上腺素中的"**酮体**"。

12. A 血浆的制备：将采集的全血置内含抗凝剂的离心管中，混匀后，以约 **1500×g** 离心力离心 **5~10 分钟**，分取上清液即为血浆。血浆量约占全血量的 50%~60%。

二、配伍选择题

[1-3] A、B、D 杂质的分类中：①**按杂质化学类别和特性分类**：可分为有机杂质、无机杂质、有机挥发性杂质。故 1 题正确答案是 A。②**按来源分类**：可分为一般杂质和特殊杂质。故 2 题正确答案是 B。③**按毒性分类**：可分为毒性杂质和信号杂质。故 3 题正确答案是 D。

[4-6] A、C、D 加速试验实验条件：通常是在温度 **40℃±2℃**、相对湿度 **75%±5%** 的条件下放置 **6 个月**。故 4 题正确答案是 A。对温度特别敏感的药物制剂，预计只能在冰箱（**2℃~8℃**）内保存使用，此类药物制剂的加速试验，可在温度 **25℃±2℃**、相对湿度 **60%±5%** 的条件下进行，时间为 **6 个月**。故 5 题正确答案是 C。对温度特别敏感的药品，**长期试验可在温度 5℃±3℃ 的条件下放置 12 个月**。故 6 题正确答案是 D。

三、多项选择题

1. ABCE 全血采集后置含有抗凝剂（例如：肝素、EDTA、草酸盐、枸橼酸盐等，防治凝血后影响测定）的试管中，混合均匀，即得。

2. ABCE 检验报告上必须有检验者、复核者（或技术部门审核）和部门负责人（或管理部门）的签章及检验机构公章，签章应写全名，否则该检验报告无效。

3. ABCE 药物结构确证工作分为：一般项目、手性药物、药物晶型、结晶溶剂等。

4. ABCDE 在药物结构确证工作中，采用有机光谱分析法时常用的分析测试项目包括元素分析、紫外－可见分光光度法、红外分光光度法、核磁共振波谱法、质谱法、粉末 X 射线衍射法和/或单晶 X 射线衍射法、热分析法等。

5. ADE 仿制药质量一致性评价包括：药物晶型与杂质模式研究、药物溶出度评价和人体生物等效性试验。

6. ABC 免疫分析法具有很高的选择性和很低的检出限，可应用于各种抗原、半抗原或抗体的测定。

第二章　药物的结构与作用

第一节　药物结构与作用方式对药物活性的影响

一、最佳选择题

1. C 以共价键结合的药物，是一种不可逆的结合形式，多发生在化学治疗药物的作用机制上，盐酸普鲁卡因与生物大分子键合形式为非共价键键合，其与受体作用如下：

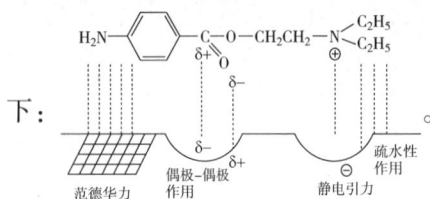

2. C 结构非特异性药物的活性主要取决于药物分子的理化性质。吸入性全身麻醉药属于结构非特异性药物，其麻醉活性只与药物的脂水分配系数有关。

3. B 以共价键结合的药物，是一种不可逆的结合形式，和发生的有机合成反应相类似。

4. D 美沙酮分子中的碳原子由于羰基极化作用形成偶极，与氨基氮原子的孤对电子形成离子－偶极作用，从而产生与哌替啶相似的空间构象，与阿片受体结合而产生镇痛作用。

二、配伍选择题

[1~3] C、A、B　离子－偶极，偶极－偶极相互作用的例子通常见于羰基类化合物，如酰胺、酯、酰卤、酮等。共价键键合类型多发生在化学治疗药物的作用机制上，例如烷化剂类抗肿瘤药物，与DNA中鸟嘌呤碱基形成共价结合键，产生细胞毒活性。药物与生物大分子通过氢键相结合的例子在药物的作用中比比皆是，如磺酰胺类利尿药通过氢键和碳酸酐酶结合，其结合位点与碳酸和碳酸酐酶的结合位点相同。

[4~5] B、E　3,5－二羟基羧酸是产生酶抑制活性的必需结构（药效团），氟伐他汀、阿托伐他汀、瑞舒伐他汀结构中均含有3,5－二羟基羧酸的结构片段，洛伐他汀和辛伐他汀的结构中含有的是3－羟基－δ－内酯环的结构片段。故4题正确答案是B，5题正确答案是E。

三、多项选择题

1. ABCDE 非共价键的键合是可逆的结合形式，其键合的形式有：范德华力、氢键、疏水键、静电引力、电荷转移复合物、偶极相互作用力等。

第二节　药物结构与性质对药物活性的影响

一、最佳选择题

1. C 将$pK_a = 7.4$，$pH = 7.4$代入公式得，$[HA]/[A^-] = 1$，其分子形式和离子形式各占一半。

2. D 当巴比妥酸5位双取代以后，pK_a值达到$7.0 \sim 8.5$之间，在生理pH下，约有50%左右以分子形式存在，可进入中枢神经系统而起作用。

3. C $\lg \dfrac{[\text{HA}]}{[\text{A}^-]} = pK_a - pH$ 或 $\lg$

$\dfrac{[\text{B}]}{[\text{HB}^+]} = pH - pK_a$，故当 $pK_a = pH$ 时，

未解离型和解离型药物各占一半。

4. B 若药物结构中含有较大的烃基、卤素原子、脂环等非极性结构，导致药物的脂溶性增大。

5. B 药物分子中的羟基一方面增加药物分子的水溶性，另一方面可能会与受体发生氢键结合，增强与受体的结合力，改变生物活性。在脂肪链上引入羟基取代，常使活性和毒性下降。取代在芳环上的羟基，会使分子解离度增加，有利于和受体的碱性基团结合，使活性和毒性均增强。

6. E 药物分子构象的变化与生物活性间有着极其重要的关系，这是由于药物与受体间相互作用时，要求其结构和构象产生互补性，这种互补的药物构象称为药效构象。药效构象不一定是药物的最低能量构象。不同构象异构体的生物活性有差异。

7. E 药物亲水性或亲脂性的过高或过低都对药效产生不利的影响。适宜的亲脂性保障药物对细胞膜的过膜性。

8. D 药物立体结构对药效的影响主要有药物的手性（光学异构）、几何异构和构象异构。

9. D 左旋依托唑啉具有利尿作用，右旋依托唑啉具有抗利尿作用。

10. D 各类药物因其作用不同，对脂溶性有不同的要求。如：作用于中枢神经系统的药物，需通过血－脑屏障，应具有较大的脂溶性。

11. C 羧酸成酯后可增大脂溶性，易被吸收。将羧酸制成酯的前药，降低药物的酸性，减少对胃肠道的刺激性。

12. B 通常酸性药物在 pH 低的胃中、碱性药物在 pH 高的小肠中的未解离型药物量增加，吸收也增加，反之都减少。

13. C 伯胺既是氢键的供体又是氢键的接受体，活性较高；仲胺次之；叔胺只是氢键的接受体，活性最低。季铵易电离成稳定的铵离子，作用较强，但水溶性大，不易通过生物膜和血－脑屏障，以致口服吸收不好，也无中枢作用。

14. D 巯基有较强的亲核性，可与 α、β－不饱和酮发生加成反应，还可以与重金属作用生成不溶性的硫醇盐，故可作为解毒药，如二巯基丙醇。

二、配伍选择题

[1-2] A、B 生物药剂学分类系统根据药物溶解度和渗透性的不同组合将药物分为四类，第 Ⅰ 类为高溶解度、高渗透性的两亲性分子药物，其体内吸收取决于溶出度；第 Ⅱ 类为低溶解度、高渗透性的亲酯性分子药物，其体内吸收量取决于溶解度。故 1 题正确答案是 A，2 题正确答案是 B。

[3-6] A、B、C、D 弱酸性药物如水杨酸和巴比妥类药物在酸性胃液中几乎不解离，呈分子型，易在胃中吸收。故 3 题正确答案是 A。碱性极弱的咖啡因和茶碱，在酸性介质中解离也很少，在胃中易被吸收。故 4 题正确答案是 B。弱碱性药物如奎宁、麻黄碱、氨苯砜、地西泮在胃中几乎全部呈解离形式，在胃中很难被吸收。故 5 题正确答案是 C。强碱性药物如胍乙啶在整个胃肠道中多是离子化，以及完全离子化的季铵盐类和磺酸类药物，消化道吸收很差。故 6 题正确答案是 D。

[7-10] D、A、C、B 药物分子中的羟基一方面增加药物分子的水溶性，另一方面可能会与受体发生氢键结合，增强与受体的结合力，改变生物活性。故 7 题正确答案是 D。药物分子中引入烃基，可提高化合物的脂溶性、增加脂水分配系数。

故 8 题正确答案是 A。**磺酸基**的引入，使化合物的**水溶性和解离度增加**，不易通过生物膜，导致生物活性减弱，毒性降低。故 9 题正确答案是 C。在药物分子中引入**卤素**，能影响药物分子的电荷分布，从而增强与受体的电性结合作用。故 10 题正确答案是 B。

三、多项选择题

1. ABCDE 药物的溶解度、脂水分配系数、渗透性、酸碱性、解离度以及 pK_a 都对药效有影响。

2. ABCDE 手性药物的对映体之间药物活性差异主要有：具有等同药理活性和强度；产生相同药理活性，但强弱不同；一个有活性，一个没有活性；产生相反的活性；产生不同类型的药理活性。

3. ABD 异丙肾上腺素对映异构体之间产生相反的活性，甲基多巴对映异构体之间一个有活性，另一个没有活性。手性药物两对映体分别起不同的治疗作用和毒副作用，有**氯胺酮、青霉胺、四咪唑、米安色林、左旋多巴**。

4. ABCDE 药物结构中不同的官能团（取代基）的改变可使整个分子的理化性质、电荷密度等发生变化，进而改变或影响药物与受体的结合、影响药物在体内的吸收和转运最终影响药物的药效，有时会产生毒副作用。

第三节 药物结构与药物代谢

一、最佳选择题

1. B 谷胱甘肽的巯基具有较好的亲核作用，在体内清除由于代谢产生的有害亲电性物质。

2. B 吗啡有 3 - 酚羟基和 6 - 仲醇羟基，分别和葡萄糖醛酸反应生成 $3-O-$ 葡萄糖醛苷物和 $6-O-$ 葡萄糖醛苷物，故吗啡可以发生的 Ⅱ 相代谢反应为葡萄糖醛酸结合反应。

3. B 药物代谢中的结合反应需在酶的催化下进行。

4. E 含硫羰基化合物的氧化脱硫代谢：碳 - 硫双键（$C=S$）和磷 - 硫双键（$P=S$）经氧化代谢生成碳 - 氧双键（$C=O$）和磷 - 氧双键（$P=O$）；通常见于硫代酰胺和硫脲的代谢，**如硫喷妥经氧化脱硫生成戊巴比妥**。

5. B 依图示，利多卡因代谢为 $N-$ 脱烷基化。

6. E 葡萄糖醛酸的结合反应有四种类型：$O-$、$N-$、$S-$ 和 $C-$ 的葡萄糖醛苷化。

7. D 氨基的乙酰化反应是在酶的催化下进行的，以乙酰辅酶 A 作为辅酶，进行乙酰基的转移。属于第 Ⅱ 相生物转化。

8. D 第 Ⅱ 相生物结合，是将第 Ⅰ 相中药物产生的**极性基团**与体内的**内源性成分经共价键结合**，生成极性大、易溶于水和易排出体外的结合物。

9. B 含芳环的药物主要发生氧化代谢，是在体内肝脏 CYP450 酶系催化下，首先将芳香化合物氧化成环氧化合物，然后在质子的催化下发生重排生成酚，或被环氧化物水解酶水解生成二羟基化合物。

10. C 醚类药物在肝脏微粒体混合功能酶的催化下，进行氧化 $O-$ 脱烷基化反应，生成醇或酚，以及羰基化合物。药物分子中醚的基团大部分是芳香醚，如可待因、维拉帕米、多巴胺等。$O-$ 脱烷基化反应的速度和烷基链长度及分支有关，链越长，分支越多，O-脱烷基化速度越慢。较长的碳链还会发生 ω- 和 ω-1 氧化。

11. A 芳香族硝基在代谢还原过程中可被 CYP450 酶系消化道细菌硝基还原酶等酶的催化下，还原生成芳香胺基。

12. C 丙磺舒的苯环上有多个吸电子取代基，苯环的电子云密度减少，苯环不被氧化。

二、配伍选择题

[1-2] A、D 氧化反应是第Ⅰ相生物转化代谢中发生的反应，故 1 题正确答案是 A。甲基化结合反应是第Ⅱ相生物转化代谢中发生的反应，故 2 题正确答案是 D。

[3-6] A、B、C、D 镇痛药 S-(+)-美沙酮经代谢后生成 3S,6S-α-(-)-美沙醇，是由于药物中的不对称酮被还原为醇所得。故 3 题正确答案是 A。局部麻醉药普鲁卡因在体内代谢时绝大部分迅速被水解生成对氨基苯甲酸和二乙氨基乙醇，而很快失去局部麻醉作用。故 4 题正确答案是 B。利多卡因是胺类化合物，易发生 N-脱烷基化反应，在进入血-脑屏障后产生的脱乙基化代谢产物会引起中枢神经系统的副作用。故 5 题正确答案是 C。硫醚类药物阿苯达唑经 S-氧化代谢生成亚砜化合物。故 6 题正确答案是 D。

[7-8] C、E 舒林酸属前体药物，体外无效，进体内代谢后由亚砜转化为硫醚而产生活性。故 7 题正确答案是 C。阿苯达唑经体内代谢，由硫醚转化为亚砜，活性提高。故 8 题正确答案是 E。

[9-12] B、D、E、C 吗啡有 3-酚羟基和 6-仲醇羟基，分别和葡萄糖醛酸反应生成 3-O-葡萄糖醛苷。故 9 题正确答案是 B。镇静催眠药地西泮在羰基的 α-碳原子经代谢羟基化后生成替马西泮或发

生 N-脱甲基和 α-碳原子羟基化代谢生成奥沙西泮。故 10 题正确答案是 D。抗惊厥药物卡马西平，在体内代谢生成 10,11-环氧化物，该环氧化合物经进一步代谢，被环氧化物水解酶立体选择性地水解产生 10S,11S-二羟基化合物，经由尿排出体外。故 11 题正确答案是 E。非甾体抗炎药舒林酸，属前体药物，体外无效，进入体内后经还原代谢，生成硫醚类活性代谢物发挥作用，减少了对胃肠道刺激的副作用。舒林酸的另一条代谢途径是氧化生成砜类无活性的代谢物。故 12 题正确答案是 C。

三、多项选择题

1. ACD 药物的结合反应中与葡萄糖醛酸、硫酸、氨基酸、谷胱甘肽的结合反应均使亲水性增加；乙酰化与甲基化反应皆可降低亲水性。

2. ACE 胺类药物的氧化代谢主要发生在和氮原子相连接的碳原子上，发生 N-脱烷基化和脱氨反应；醚类药物在肝脏微粒体混合功能酶的催化下，进行氧化 O-脱烷基化反应，生成醇或酚，以及羰基化合物；芳香或脂肪族的硫醚通常在酶的作用下，经氧化 S-脱烷基生成硫醚和羰基化合物。

3. ABCDE 第Ⅱ相生物转化：常见的有与葡萄糖醛酸的结合反应、与硫酸的结合反应、与氨基酸（甘氨酸）的结合反应、与谷胱甘肽的结合反应、甲基化结合反应、乙酰化结合反应。

4. ABCE 第Ⅰ相生物转化，也称为药物的官能团化反应，是体内的酶对药物分子进行的氧化、还原、水解、羟基化等反应，在药物分子中引入或使药物分子暴露出极性基团，如羟基、羧基、巯基、氨基等。

5. ABCDE 参与药物官能团转化反应

的酶类主要是氧化－还原酶（**细胞色素 P450 酶系、黄素单加氧酶、过氧化酶、多** 巴胺 β－单加氧酶、**单胺氧化酶**等）、还原酶、**水解酶**。

第四节 药物结构与毒副作用

一、最佳选择题

1. C 90％以上的药物代谢都要通过肝微粒体酶的细胞色素。

2. D 含有毒性基团的药物主要是一些抗肿瘤的化学治疗药物，特别是抗肿瘤的烷化剂，**如氮芥类药物、磺酸酯类药物、含有氮丙啶结构的药物、含有醌类结构的药物等**。

3. A 在脑内多巴胺的作用有 **4 条通路**，其中中脑－边缘通路和中脑－皮质通路与精神、情绪、情感等行为活动有关。

4. C 大环内酯类抗生素红霉素类药物，如红霉素、罗红霉素、克拉霉素等 14 元环的内酯化合物**在产生抗菌作用的同时也刺激了胃动素的活性**，增加了胃肠道蠕动，并引起恶心、呕吐等胃肠道副作用，属于药物与非治疗靶标结合产生的副作用。

5. D 药物引起的肝损害类型主要包括脂肪肝、肝坏死、胆汁淤积、纤维化及肝硬化、慢性坏死性肝炎。损伤性萎缩是药物对肾上腺的毒性作用之一。

6. B 在体内环氧合酶（COX）存在两种同工酶——COX－1 和 COX－2。

7. A 在体内环氧合酶（COX）存在两种同工酶——COX－1 和 COX－2。**COX－1** 存在于大多数组织中，是参与正常生理作用的结构酶，其功能是合成前列腺素来调节细胞的正常生理功能，对胃肠道黏膜起保护作用。

8. D 血管紧张素转换酶抑制药通过抑制血管紧张素转换酶，阻断血管紧张素 I 向血管紧张素 II 转化，用于治疗高血压、充血性心力衰竭（CHF）等心血管疾病。

但 ACEI 也同时**阻断了缓激肽的分解，增加呼吸道平滑肌分泌前列腺素、慢反应物质以及神经激肽 A 等，导致血压过低、血钾过多、咳嗽、皮疹、味觉障碍等不良反应，特别是干咳是其发生率较高的不良反应。**

9. E ACEI 阻断了缓激肽的分解，增加呼吸道平滑肌分泌前列腺素、慢反应物质以及神经激肽 A 等，导致血压过低、血钾过多、咳嗽、皮疹、味觉障碍等不良反应，特别是干咳是其发生率较高的不良反应。

10. C 血管紧张素转换酶抑制药的代表药物包括卡托普利、依那普利、赖诺普利、培哚普利、喹那普利、雷米普利、福辛普利等。

11. A hERG 基因定位于人 7 号染色体，编码 1159 个氨基酸残基，分子量约为 127kD。hERG 基因所编码的**快速延迟整流钾电流 IKr** 的 α 亚基，产生快速延迟整流钾电流在心肌动作电位复极化过程中发挥着重要作用。

12. A 细胞色素 P450（CYP）是一组结构和功能相关的超家族基因编码的同工酶，**主要分布于肝脏**，在小肠、肺、肾、脑中也依次有少量分布。

13. E 药物代谢产物产生毒副作用的包括：含有苯胺、苯酚等结构药物的代谢、含有杂环结构的药物代谢、含有芳烷酸药物的代谢、其他可代谢成活泼基团的药物。

14. A 舒多昔康和美洛昔康均为昔康类非甾体抗炎药。

二、配伍选择题

[1－3] A、D、E 典型的具 hERG K$^+$ 通道抑制作用的药物中属于抗心律失常

药物的是**奎尼丁**。故 1 题正确答案是 A。属于抗抑郁药物的是**氟西汀**。故 2 题正确答案是 D。属于抗肿瘤药物的是雌激素受体拮抗药他莫昔芬。故 3 题正确答案是 E。

[4-5] **B、A**　β 受体拮抗药**普拉洛尔**在体内的代谢活化首先发生 *O* - 去烷基化生成化合物（对乙酰氨基酚），继之氧化生成亚胺 - 醌式结构化合物，该代谢活化产物可与蛋白发生不可逆结合生成产物。故 4 题正确答案是 B。非甾体抗炎药**佐美酸**的代谢产物为芳乙酸酰化的**葡糖醛酸苷酯**，该结合物在生理条件下具有**亲电性**，可与肝脏的蛋白分子共价结合从而引发肝脏毒性，因此佐美酸已被终止使用。故 5 题正确答案是 A。

三、多项选择题

1. ABCDE　氯丙嗪、氯普噻吨、氟哌啶醇、奋乃静、洛沙平等，这些药物属于**多巴胺受体拮抗药**。

2. ABCDE　毒副作用原因包括：**含有毒性基团**；在非结合靶标产生非治疗作用（包括非治疗部位与靶标结合、治疗部位或非治疗部位与非靶标结合）；对 **hERG** 产生抑制；**代谢影响**（包括对肝药酶产生抑制、诱导作用，代谢物毒性强）。

3. ABCDE　非心脏用药物中也有许多药物可抑制 hERG K^+ 通道，如一些抗高血压药、抗精神失常药、抗抑郁药、抗过敏药、抗菌药、局部麻醉药、麻醉性镇痛药、抗震颤麻痹药、抗肿瘤药、止吐药和促胃肠动力药等。

4. ABCDE　药物对 CYP450 的抑制作用会导致体内 CYP450 的活性降低，对其他同时使用的药物的代谢降低和减少，放大同服药物的生物活性，产生严重的药物相互作用，增加药物的毒副作用。

5. ADE　IDT 不同于药物的副作用，特点在于：①并非与药理作用同时发生，一般呈滞后效应；②剂量 - 效应关系不明显；③产生的后果通常比副作用严重。

第三章　常用的药物结构与作用

第一节　中枢神经系统疾病用药

一、最佳选择题

1. A 常用的**苯甲酰胺类**抗精神病药有舒必利、硫必利、瑞莫必利。

2. B 在 4 - 苯基哌啶类结构中，**哌啶环**的 **4 位引入苯氨基**，并在苯基氨基的氮原子上丙酰化得到 4 - 苯氨基哌啶类结构的强效镇痛药，代表药物是枸橼酸**芬太尼**。

3. E 将哌啶环中的苯基以羧酸酯替代得到属于前体药物的**瑞芬太尼**。具有起效快，维持时间短，在体内迅速被非特异性酯酶水解后生成无活性的羧酸衍生物，无累积性阿片样效应。

4. E 利培酮属于非经典的新一代抗精神病药，为非三环类抗精神病药，口服吸收完全，在肝脏受 CYP450 酶催化氧化，生成 9 - 羟基化合物**帕利哌酮**也具有抗精神病活性。另外利培酮的代谢 N - 去烃基衍生物也有活性。帕利哌酮是利培酮经氧化生成羟基的**活性代谢物**，虽然生成新的手性中心，药用为外消旋体。

5. B **氟西汀**是 5 - HT 再摄取的强效**抑制药**。氟西汀的口服吸收良好，进食不影响药物的生物利用度。氟西汀的主要的代谢产物为 N - 去甲氟西汀，氟西汀及去甲氟西汀用于抗抑郁症、强迫症和暴食症等。氟西汀分子中含有手性碳原子。

6. C 氯丙嗪等吩噻嗪类抗精神病药，**遇光会分解**，生成自由基并与体内一些蛋白质作用，发生**变态反应**，故一些病人在服用药物后，在日光照射下皮肤会产生红疹，称为**光毒性变态反应**。这是氯丙嗪及其他吩噻嗪应类药物的毒副作用之一。服用氯丙嗪等药物后应尽量减少户外活动，避免日光照射。

7. E 帕利哌酮是利培酮经氧化生成羟基的活性代谢产物，药用为外消旋体。

8. A **盐酸哌替啶**属于 4 - 苯基哌啶类结构的镇痛药，为合成镇痛药。

9. C 盐酸哌替啶属于 4 - 苯基哌啶类结构的镇痛药，其结构可以看作仅保留吗啡 A 环和 E 环的类似物。

10. A 当吗啡的 N - 甲基被烯丙基、环丙基甲基或环丁基甲基等取代后，导致吗啡样物质对受体的作用发生逆转，由激动剂变为拮抗药。如，烯丙吗啡、纳洛酮和纳曲酮，均无镇痛作用，都是阿片受体拮抗药。

11. C 临床上美沙酮被用于治疗海洛因依赖脱毒和替代维持治疗的药效作用。**常作为依赖阿片病人的维持治疗药**。美沙酮结构中含有一个**手性碳原子**，其 **R - 对映异构体**的镇痛活性是 S - 对映异构体的两倍，临床常用美沙酮的外消旋体。

12. A **艾司唑仑**为苯二氮䓬环的 **1,2 位并合三氮唑环**的产物，该基团引入使苯二氮䓬环的 1,2 位不易水解，因而增加了化学稳定性和代谢稳定性，也增强了药物与受体的亲和力。选项 A 为艾司唑仑、选项 B 为依替唑仑、选项 C 为三唑仑、选项 D 为阿普唑仑、选项 E 为咪达唑仑。

13. B 艾司佐匹克隆作用在 $GABA_A$ 受体 - 氯离子通道复合物的特殊位点上，与苯二氮䓬的结合位点完全不同；是佐匹克

隆的 $S-(+)-$异构体，具有很好的短效催眠作用。而左旋佐匹克隆对映体无活性，而且是引起毒副作用的主要原因。A 为唑吡坦，C 为劳拉西泮，D 为舒必利，E 为氟西汀。

14. B 去甲肾上腺素再摄取抑制药的常用药物：丙米嗪、氯米帕明、地昔帕明、阿米替林、多塞平。

15. B 常用的吩噻嗪类抗精神病药：盐酸氯丙嗪、三氟丙嗪、三氟拉嗪、奋乃静、氟奋乃静、氟奋乃静庚酸酯、氟奋乃静癸酸酯。

16. C 地西泮体内代谢，1 位 $N-$去甲基代谢产物，即去甲西泮，3 位羟基化的代谢产物即替马西泮，两者的进一步代谢产物为**奥沙西泮**，这些代谢产物均已广泛用于临床。

17. C 酒石酸唑吡坦为非苯二氮䓬类镇静催眠药。

18. E 吗啡是具有菲环结构的生物碱，是由 **5 个环**稠合而成的复杂立体结构，有效的吗啡构型是**左旋吗啡**，其水溶液的 $[\alpha]-98$。而右旋吗啡则完全没有镇痛及其他生理活性。

19. A 美沙酮与吗啡比较，具有作用时间较长、不易产生耐受性、药物依赖性低的特点。临床上美沙酮被**用于治疗海洛因依赖脱毒和替代维持治疗**的药效作用。

20. D 扎来普隆属于吡唑并嘧啶的衍生物，与 $GABA_A$ 受体复合体的亲和力高，能增加 GABA 的抑制作用；对 $\omega-1$ 受体亚型的选择性强；同时也能与 $\omega-2$ 受体亚型结合，但不与其他神经递质结合；故副作用低，没有精神依赖性，使用常规剂量时，次日清晨不产生后遗效应，停药后失眠的复发率很低，不具有苯二氮䓬类药物的一些不良反应。

21. E 分子中含 C＝N 双键，只有

$E-$异构体有活性，但紫外线光照可致异构化产生药理学无效的 $Z-$异构体，故氟伏沙明溶液必须避光保存，防止疗效的损失。

22. C 上述药物中含有**环丙基甲基**的结构为选项 C，该结构为阿片受体拮抗剂**纳曲酮**。

二、配伍选择题

[1-3] B、C、A 盐酸哌替啶属于 **4-苯基哌啶类**结构的镇痛药。故 1 题正确答案是 B。盐酸曲马多是微弱的阿片 μ 受体激动药，分子中有两个手性中心。故 2 题正确答案是 C。吗啡结构的 3 位是具有弱酸性的酚羟基，17 位是碱性的 $N-$甲基叔胺，因此，吗啡具有酸碱两性。故 3 题正确答案是 A。

[4-6] A、E、D 茶苯海明是为克服苯海拉明的嗜睡和中枢抑制副作用，与具有中枢兴奋作用的 **8-氯茶碱**结合成的盐。故 4 题正确答案是 A。异丙嗪是**最早发现**的**吩噻嗪结构**的三环类抗组胺药，能竞争性阻断组胺 H_1 受体而产生抗组胺作用。故 5 题正确答案是 E。氮革斯汀是含有苯并哒嗪和氮革环的新型**抗组胺**药物，具有拮抗组胺作用，对引起过敏反应的白三烯和组胺等物质的产生、释放有抑制和直接的拮抗作用，临床用于**治疗支气管哮喘和鼻炎**。故 6 题正确答案是 D。

三、综合分析选择题

1. C 阿米替林用于治疗各种抑郁症，其镇静作用较强，主要用于治疗焦虑性或激动性抑郁症。

2. C 阿米替林采用生物电子等排体原理，将丙米嗪的氮原子以碳原子取代，并通过双键与侧链相连，便形成**二苯并环庚二烯类抗抑郁药**。

四、多项选择题

1. ABCD 1,4-苯二氮䓬类药物的发现起源于氯氮䓬，后经结构简化得到地西

泮，现陆续有几十个药物上市。常用的1,4-苯二氮䓬类药物包括地西泮、奥沙西泮、阿普唑仑、艾司唑仑等。

2. ABCE 舍曲林及其代谢产物 *N*-去甲基舍曲林；文拉法辛及其代谢产物 *O*-去甲文法辛；氟西汀及其代谢产物 *N*-去甲氟西汀；阿米替林及其代谢产物去甲替林均有抗抑郁作用。**帕利哌酮是用于治疗精神分裂症。**

3. ACDE 氟西汀主要的代谢产物均为 *N*-去甲氟西汀，也是 *R*-和 *S*-对映体；具有与氟西汀相同的药理活性，均是5-HT 再摄取的强效抑制药；**文拉法辛和它的活性代谢物 *O*-去甲文拉法辛，都有双重的作用机制。**舍曲林是含两个手性中心的选择性5-羟色胺再摄取抑制药；目前使用的是 *S,S*-（＋）-异构体，其他对映体对5-羟色胺再摄取的抑制作用较弱，血浆中的主要代谢产物是 *N*-去甲基舍曲林，其药理活性是舍曲林的 1/20；西酞普兰分子含有异苯并呋喃结构的选择性5-羟色胺再摄取抑制药，在肝脏中代谢生成 *N*-去甲基西酞普兰。

4. AB 齐拉西酮、利培酮是利用**拼合原理**设计的非经典抗精神病药。

5. ABCD 吗啡及其盐类的化学性质不稳定，在光照下即能被空气氧化变质，这与吗啡具有苯酚结构有关。氧化可生成**伪吗啡**和 *N*-**氧化吗啡**。伪吗啡亦称**双吗啡**，是吗啡的二聚物，毒性增大。吗啡在酸性溶液中加热，可脱水并进行分子重排，生成阿扑吗啡。少数发生 *N*-去甲基化生成**去甲吗啡**。

6. BD 属于**去甲肾上腺素再摄取抑制药**的常用药物有：**丙米嗪、地昔帕明、氯米帕明、地昔帕明、阿米替林、多塞平。**阿米替林主要在肝脏代谢，活性代谢产物为去甲替林。

第二节 外周神经系统疾病用药

一、最佳选择题

1. D 沙美特罗是将沙丁胺醇侧链氮原子上的**叔丁基用一长链亲脂性取代基**取代得到，是长效 β₂受体激动药。

2. D 盐酸苯海拉明血浆蛋白结合率**78%～99%。**

3. E 茶苯海明用于防治晕动症，如晕车、晕船、晕机所致的恶心、呕吐；对肿瘤化疗引起的恶心、呕吐无效。

4. A 马来酸氯苯那敏对组胺 H₁受体的竞争性拮抗作用甚强，且作用持久。对中枢抑制作用较弱，嗜睡副作用较小，抗胆碱作用也较弱，适用于日间服用，治疗荨麻疹、过敏性鼻炎、结膜炎等。

5. B 马来酸氯苯那敏代谢物主要有 *N*-去甲基氯苯那敏和氯苯那敏 *N*-氧化物24 小时后大部分经肾脏排出体外，同时也可经大便、汗液排泄。哺乳期妇女，也可经乳汁排出一部分。

6. E 异丙嗪肌内注射给药后起效时间为 20 分钟；静脉注射后为 3～5 分钟。

7. E 赛庚啶可用于荨麻疹、湿疹、过敏性和接触性皮炎、皮肤瘙痒等，疗效良好。也可用于鼻炎、偏头痛、支气管哮喘等。

8. A 哌啶类 H₁受体拮抗药均为非镇静性抗组胺药。

9. B 特非那定：口服吸收迅速完全；0.5～1 小时起效；血浆蛋白结合率为97%；不易通过血-脑脊液屏障；经肝脏代谢，代谢物具抗组胺药理活性。

10. E 阿司咪唑为长效、强效的抗过敏药物，无抗胆碱和局部麻醉作用；有致心律失常等心脏毒性。

11. E　与阿司咪唑的苯并咪唑结构类似，具较强的选择性 H_1 受体拮抗作用，能抑制组胺和白三烯的释放，抗胆碱和抗 5-HT 等中枢副作用较弱，适用于过敏性鼻炎和荨麻疹。

12. D　氯雷他定为强效、长效、选择性对抗外周 H_1 受体的非镇静类 H_1 受体拮抗药，为第二代抗组胺药。无抗肾上腺素能和抗胆碱能活性及中枢神经抑制作用。

13. D　多巴胺对外周血管有轻微收缩作用，对肾脏、肠系膜及冠状血管表现为扩张作用，为选择性血管扩张药。

14. E　甲基多巴为前体药物，可通过血-脑屏障。

15. B　盐酸多巴酚丁胺代谢物主要经肾脏排出。

16. A　盐酸麻黄碱来自于天然植物，分子中含有 2 个手性碳原子，共有 4 个光学异构体，一对为赤藓糖型对映异构体，称为麻黄碱；另一对为苏阿糖型，称为伪麻黄碱。

17. B　α_1 受体激动药可收缩周围血管，外周阻力增加，血压上升。临床主要用于治疗低血压和抗休克。

18. A　去氧肾上腺素为 α 受体激动药。

19. E　盐酸可乐定大部分在肝脏代谢，主要代谢物为无活性的 4-羟基可乐定和 4-羟基可乐定的葡萄糖醛酸酯和硫酸酯。

20. C　盐酸多巴酚丁胺为选择性心脏 β_1 受体激动药。

21. D　去氧肾上腺素用于感染中毒性及过敏性休克、室上性心动过速、散瞳检查。

22. A　异丙肾上腺素为非选择性 β 受体激动药的代表。

23. C　沙丁胺醇可用于各型支气管哮喘以及伴有支气管痉挛的各种支气管及肺部疾患。

24. B　特布他林、沙丁胺醇为短效 β_2 受体激动剂，班布特罗、沙美特罗为长效 β_2 受体激动剂。

二、配伍选择题

[1-3] C、E、D　氯雷他定的哌啶环 N 取代基团脱去即可得到地氯雷他定，地氯雷他定已作为新型第三代抗组胺药上市。故 1 题正确答案是 C。咪唑斯汀与阿司咪唑结构有一定的相似性，可以看成阿司咪唑中哌啶的反转衍生物，分子中含有两个胍基并掺入在杂环中。故 2 题正确答案是 E。诺阿司咪唑为阿司咪唑结构上哌啶环 N 取代基团脱去产物。故 3 题正确答案是 D。

[4-7] B、D、C、E　丙胺类 H_1 受体拮抗药有马来酸氯苯那敏、溴苯那敏等。故 4 题正确答案是 B。哌啶类 H_1 受体拮抗药有特非那定、非索非那定、阿司咪唑、依巴斯汀、卡瑞斯汀、咪唑斯汀等。故 5 题正确答案是 D。三环类 H_1 受体拮抗药有异丙嗪、赛庚啶、酮替芬等。故 6 题正确答案是 C。哌嗪类 H_1 受体拮抗药有氯环利嗪、西替利嗪等。故 7 题正确答案是 E。氨烷基醚类 H_1 受体拮抗药有盐酸苯海明、茶苯海明、氯马斯汀、司他斯汀等。

[8-9] D、C　选项中所给结构式分别为：A 异丙嗪，B 西替利嗪，C 赛庚啶，D 酮替芬，E 非索非那定。本题可根据题干信息对应选项中的结构进行选择。故 8 题正确答案是 D，9 题正确答案是 C。

[10-12] B、D、A　莫索尼定：用于治疗轻至中度原发性高血压。故 10 题正确答案是 B。甲基多巴：治疗高血压、较适用于肾性高血压和妊娠高血压。故 11 题正确答案是 D。去氧肾上腺素：用于感染中毒性及过敏性休克、室上性心动过速、散瞳检查。故 12 题正确答案是 A。

三、多项选择题

1. ABCDE H_1 受体拮抗剂抗过敏药按化学结构可分为乙二胺类、氨基醚类、丙胺类、三环类、哌嗪类和哌啶类。

2. ACD 异丙嗪、酮替芬和赛庚啶为常用的三环类 H_1 受体拮抗药。阿司咪唑和依巴斯汀为常用的哌啶类 H_1 受体拮抗药。

3. ABCDE 哌嗪类药物用于治疗季节性过敏性鼻炎（花粉症）。对急性和慢性的皮肤、眼部、呼吸道等变态反应性疾病均有较好的疗效，常用于过敏性鼻炎、皮炎、眼结膜炎、哮喘、荨麻疹等。

4. CE 氯环利嗪为哌嗪类药物，司他斯汀为氨基醚类药物。

5. ABCD 常用的氨基醚类 H_1 受体拮抗药包括：盐酸苯海拉明、茶苯海明、氯马斯汀、司他斯汀。

6. ABD 肾上腺素是内源性活性物质，能兴奋心脏、收缩血管、松弛支气管平滑肌。

7. ABD 肾上腺素临床上用于过敏性休克、心脏骤停的急救，控制支气管哮喘的急性发作。

8. ABC 麻黄碱临床上用于支气管哮喘，也用于变态反应及鼻黏膜充血肿胀引起的鼻塞等的治疗，也可以用于心动过缓。

9. ABCDE 药用麻黄碱为 $(1R,2S)$ - 赤藓糖型，分子中与羟基相连的碳原子与去甲肾上腺素 R - 构型一致。本品能兴奋 α、β 两种受体，同时还能促进肾上腺素能神经末梢释放递质，直接和间接地发挥拟肾上腺素作用。但麻黄碱的右旋对映体 $(1S,2R)$ 没有直接作用，只有间接作用。

10. ADE 常见的 α 受体激动药包括：去氧肾上腺素、莫索尼定、甲基多巴、利美尼定。

第三节 解热镇痛及非甾体抗炎药

一、最佳选择题

1. B 对乙酰氨基酚主要在肝脏代谢，其主要代谢物是与葡萄糖醛酸或硫酸结合产物；极少部分可由 CYP450 氧化酶系统转化成毒性代谢产物 N - 羟基衍生物和 N - 乙酰亚胺醌。正常情况下代谢产物 N - 乙酰亚胺醌可与内源性的谷胱甘肽结合而解毒，但在大量或过量服用对乙酰氨基酚后，肝脏内的谷胱甘肽会被耗竭，N - 乙酰亚胺醌可进一步与肝蛋白的亲核基团（如 SH）结合而引起肝坏死。

2. A A 结构为布洛芬，布洛芬的 R - $(-)$ - 异构体在体内可转化为 S - $(+)$ - 异构体，S - 异构体的活性比 R - 异构体强 28 倍，通常以光学 S - 异构体上市。

3. D 萘丁美酮为非酸性的前体药物，其本身无环氧合酶抑制活性。小肠吸收后，经肝脏首关代谢为活性代谢物，即原药 6 - 甲氧基 - 2 - 萘乙酸起作用，萘丁美酮在体内对环氧合酶 - 2 有选择性的抑制作用，不影响血小板聚集，且肾功能不受损害。

4. A 苯胺类的代表药物对乙酰氨基酚在空气中稳定，在 25℃和 pH 6 时，半衰期可达 21.8 年。其分子中具有酰胺键，故贮藏不当时可发生水解，产生对氨基酚，酸性及碱性均能促进水解反应。

5. C 依据 COX - 2 和 COX - 1 空间差异，设计出二芳基杂环类 COX - 2 选择性抑制药塞来昔布和罗非昔布。

6. B 对乙酰氨基酚分子中具有酰胺键。

7. C　对乙酰氨基酚不具有抗炎作用。临床上用于感冒引起的发热、头痛及缓解轻中度疼痛，如关节痛、神经痛及痛经等，同时也适用于对阿司匹林不能耐受或过敏的患者。

8. D　常用的**芳基烷酸类药物：布洛芬、萘普生、萘丁美酮（萘普酮）、依托度酸、氟比洛芬、酮洛芬、洛索洛芬及非诺洛芬**。

9. D　双氯芬酸钠是**芳基乙酸类**药物中具有标志性的代表药物，抗炎、镇痛和解热作用很强。

10. D　吲哚美辛经代谢失去活性，大约50%被代谢为5位 O – 去甲基化的代谢产物，10%代谢物与葡萄糖醛酸结合，排出体外。舒林酸属前体药物，在体外无效，在体内经肝代谢，甲基亚砜基被还原为甲硫基化合物而显示生物活性。双氯芬酸钠的主要代谢产物为苯环羟基化衍生物，均有抗炎镇痛活性，但活性均低于本品，经肾脏和胆汁排泄。**布洛芬代谢物包括异丁基侧链的氧化，进而羟基化产物进一步被氧化成羧酸代谢物，所有代谢物均无活性。**美洛昔康主要代谢产物为5′–羧基美洛昔康，代谢产物没有药效学活性。

11. A　含有**1,2 – 苯并噻嗪结构**的抗炎药被称为**昔康类**。美洛昔康属于昔康类药物。其余选项均为芳基烷酸类。

二、配伍选择题

[1–2] A、E　贝诺酯为阿司匹林分子中的羧基与对乙酰氨基酚的酚羟基成酯后的孪药，口服后在胃肠道不被水解，以原型吸收，很快达有效血药浓度；吸收后代谢为水杨酸和对乙酰氨基酚发挥作用。故1题正确答案是A。**布洛芬的 R – (–) – 异构体在体内可转化为 S – (+) – 异构体**，S – 异构体的活性比 R – 异构体强28倍，通常以光学 S – 异构体上市。故2题正确答案是E。

[3–4] E、D　根据选项中的结构式，**对乙酰氨基酚不含羧基（—COOH）**。故3题正确答案是E。选项只有双氯芬酸含有二氯苯胺基。故4题正确答案是D。

[5–6] E、B　**阿司匹林**可在生产中**带入水杨酸**或在贮存中**水解产生水杨酸**，不仅有一定的毒副作用，还可在空气中逐渐被氧化成一系列淡黄、红棕甚至深棕色的**醌类有色物质**。故5题正确答案是E。**对乙酰氨基酚**在空气中稳定，其分子中具有**酰胺键**，故贮藏不当时可发生水解，产生对氨基酚，酸性及碱性均能促进水解反应。故6题正确答案是B。

三、多项选择题

1. BCDE　昔康类非甾体抗炎药含有1,2 – 苯并噻嗪结构，其中苯环用噻吩环替换，活性保留，如替诺昔康、氯诺昔康等。

2. ADE　解热镇痛药从化学结构上主要可分为水杨酸类药物、苯胺类药物及吡唑酮类药物。

第四节　消化系统疾病用药

一、最佳选择题

1. D　雷尼替丁：碱性基团取代的芳杂环为二甲胺甲基呋喃，氢键键合的极性药效团是二氨基硝基乙烯，为反式体，顺式体无活性。

2. E　质子泵抑制剂类抗溃疡药的分子由吡啶环、亚磺酰基、苯并咪唑环三部分组成。主要代表药物有奥美拉唑、艾司奥美拉唑、兰索拉唑、右兰索拉唑、泮托拉唑和雷贝拉唑钠等。

3. C 兰索拉唑结构中含有苯环、咪唑环、吡啶环。

4. C 奥美拉唑属于质子泵抑制药。

5. C 促胃肠动力药是近年来发展起来的一类药物。现常用的有**多巴胺 D_2 受体拮抗药甲氧氯普胺**，外周性**多巴胺 D_2 受体拮抗药多潘立酮**，既能拮抗**多巴胺 D_2 受体又能抑制乙酰胆碱活性的药物伊托必利**和**选择性 $5-HT_4$ 受体激动药莫沙必利**等。

6. C 盐酸雷尼替丁碱性基团取代的**芳杂环为二甲胺甲基呋喃**，氢键键合的极性药效团是二氨基硝基乙烯，为反式体，顺式体无活性。

7. B 临床上使用的 **H_2 受体拮抗药**主要有西咪**替丁**、盐酸雷尼替丁、法莫替丁、尼扎替丁以及罗沙替丁。西咪替丁化学结构由咪唑五元环、含硫醚的四原子链和末端取代胍三个部分构成。西咪替丁饱和水溶液呈弱碱性反应。

8. D 莫沙必利的主要代谢产物为脱 $4-$ 氟苄基莫沙必利，后者具有 $5-HT_3$ 受体拮抗作用。

二、配伍选择题

[1-3] C、E、A 雷尼替丁结构中含有呋喃环。故 1 题正确答案是 C。**法莫替丁碱性基团取代的芳杂环为用胍基取代的噻唑环**。故 2 题正确答案是 E。**罗沙替丁**是用哌啶甲苯环代替了在雷尼替丁、法莫替丁、尼扎替丁和西咪替丁结构中的五元碱性芳杂环。故 3 题正确答案是 A。

[4-5] A、B A 项为**甲氧氯普胺**，结构中含有苯甲酰胺，为**多巴胺 D_2 受体拮抗药**，具有促胃动力和止吐作用。故 4 题正确答案是 A。B 项为**盐酸昂丹司琼**，分子中含有咔唑环结构，通过**拮抗 $5-$ 羟色胺受体**而产生止吐作用。故 5 题正确答案

是 B。

三、综合分析选择题

1. C 质子泵抑制剂（代表药奥美拉唑）临床首选用于胃和十二指肠溃疡、反流性食管炎、卓 – 艾综合征的抑酸治疗，亦是根除幽门螺杆菌感染的基础用药。

2. B 质子泵抑制剂类抗溃疡药（以奥美拉唑为例）具**较弱的碱性**，具较弱的碱性，在碱性环境中不易解离，保持游离的非活性状态，可通过细胞膜进入强酸性的胃壁细胞泌酸小管口，酸质子对苯并咪唑环上氮原子质子化而活化，发生分子内的亲核反应，通过发生 Smiles 重排、生成次磺酸和次磺酰胺，然后与 H^+,K^+-ATP 酶上 Cys813 和 Cys892 的巯基共价结合，形成二硫化酶抑制剂复合物而阻断质子泵分泌 H^+ 的作用，表现出选择性和专一性的抑制胃酸分泌作用。

3. C 艾司奥美拉唑为奥美拉唑的 $S-$ 异构体。与消旋的奥美拉唑相比，本品抑酸作用强 1.6 倍，持续控制胃酸时间更长，肝脏首关效应较小，内在清除率低，代谢较慢，易经体内循环重复生成，血药浓度较高。

四、多项选择题

1. ABCDE H_2 受体拮抗药具有两个药效团：**具碱性的芳环结构和平面的极性基团**。临床上使用的 H_2 受体拮抗药主要有西咪替丁、雷尼替丁、法莫替丁、尼扎替丁以及罗沙替丁。

2. ADE 西咪替丁的化学结构由咪唑五元环、含硫醚的四原子链和末端取代胍三个部分构成。西咪替丁饱和水溶液呈弱碱性反应。

3. BD 目前临床上使用的**抗溃疡药**主要有 **H_2 受体拮抗药**（西咪替丁、盐酸雷尼替丁、法莫替丁）和**质子泵抑制剂**（奥美拉唑、泮托拉唑）。

4. ABCD 临床上使用的 H_2 受体拮抗

药主要有西咪替丁、盐酸雷尼替丁、法莫替丁、尼扎替丁以及罗沙替丁；**雷尼替丁**的碱性基团取代的芳杂环为二甲胺甲基**呋喃**，氢键键合的极性药效团是二氨基硝基乙烯，为反式体，顺式体无活性；用亲脂性较大的噻唑环代替雷尼替丁分子中的呋喃环得到尼扎替丁，可以提高雷尼替丁生物利用度，活性与雷尼替丁相仿，而生物利用度高达95%。

5. ABCDE 目前临床上使用的抗溃疡药物主要有 H_2 受体拮抗药和质子泵抑制药，临床上使用的 H_2 受体拮抗药主要有西咪替丁、盐酸雷尼替丁、法莫替丁、尼扎替丁以及罗沙替丁；质子泵抑制药主要代表药物有奥美拉唑、艾司奥美拉唑、兰索拉唑、右兰索拉唑、泮托拉唑和雷贝拉唑钠等。

第五节 循环系统疾病用药

一、最佳选择题

1. D 羟甲戊二酰辅酶 A 还原酶（HMG－CoA 还原酶）是体内生物合成胆固醇的限速酶，是调血脂药物的重要作用靶点。羟甲戊二酰辅酶 A 还原酶抑制药（简称为他汀类药物），**洛伐他汀**属于他汀类药物。

2. D 洛伐他汀结构中含有六元内酯环属于 HMG－CoA 还原酶抑制剂类调血脂药。

3. B 题中所示结构为**单硝酸异山梨酯，属于抗心绞痛药**。

4. A 卡托普利是含巯基的 ACE 抑制药的唯一代表药；分子中含有巯基和脯氨酸片段，是关键的药效团。

5. D 硝酸甘油，在体内代谢生成1,2－二硝酸甘油酯、1,3－二硝酸甘油酯、甘油单硝酸酯和甘油，甘油单硝酸酯和甘油均可经尿和胆汁排出体外。

6. E 胺碘酮结构与甲状腺激素类似，**含有碘原子，可影响甲状腺激素代谢**。

7. A 根据作用靶点及作用机制的不同，**抗血栓药可以分为三大类：抗凝血药、抗血小板药和溶栓药**。前两类药物可阻止血栓的形成和发展，用于防止血栓性疾病的发生；而溶栓药能溶解已经形成的血栓，用于急性血栓性疾病的治疗。

8. B 香豆素类抗凝血药是一类含 4－羟基香豆素基本结构的药物，**口服有效，体外无抗凝作用**。

9. B 华法林钠在体内的代谢因构型不同而有所区别，R－异构体经丙酮侧链还原而代谢，代谢物主要**经尿液排泄**，而 S－异构体则在母核 7 位上进行羟化，代谢产物进入胆汁，随粪便排出体外。

10. C 华法林钠口服吸收完全，生物利用度近 **100%**，血浆蛋白结合率约为 99.5%，口服后 12～18 小时起效，24～36 小时作用达到高峰，静脉注射和加大剂量均不能加速其作用。S－异构体的抗凝活性是 R－异构体的4 倍。

11. C 阿加曲班在体内分布容积是 174ml/kg；血浆蛋白结合率为 54%；阿加曲班主要在肝脏代谢，约 65% 被代谢为 4 个代谢产物，主要代谢产物的抗凝活性较原药弱 3～5 倍。

12. A 阿哌沙班口服可预防血栓，出血的不良反应低于华法林。

13. A 利伐沙班与磺达肝素钠或肝素的本质区别在于它不需要抗凝血酶Ⅲ参与，可高度选择性、竞争性地直接拮抗游离和结合的 X。因子以及凝血酶原活性，以剂量依赖方式延长活化部分凝血酶时间（APTT）和凝血酶原时间（PT）。

14. D 氯吡格雷主要由肝脏代谢，血中主要代谢产物是其羧酸盐衍生物，占血浆中药物相关化合物的85%。

15. E 停用替罗非班后，血小板的聚集功能恢复，为可逆性抑制。

16. D A 为阿拉普利，B 为依那普利，C 为依那普利拉，D 为卡托普利，E 为贝那普利。

17. B 钾通道阻滞药的结构多样，盐酸胺碘酮为钾通道阻滞药的代表药物，属苯并呋喃类化合物；其他钾通道阻滞药还有索他洛尔及 N-乙酰普鲁卡因胺的衍生物。

18. D 依那普利分子中含有 3 个手性中心，均为 S-构型；依那普利是前体药物，口服给药后在体内水解代谢为依那普利拉。主要用于治疗高血压；可单独应用或与其他降压药如利尿药合用；也可治疗心力衰竭，可单独应用或与强心药、利尿药合用。

19. C 福辛普利为含有膦酰基的 ACE 抑制药的代表；以次膦酸类结构替代依那普利拉中的羧基，可产生与巯基和羧基相似的方式和 ACE 的锌离子结合。

20. C 贝那普利是用 7 元环的内酰胺代替依那普利分子中丙氨酰脯氨酸结构。

21. A 常用的血管紧张素 II 受体拮抗药：氯沙坦、缬沙坦、厄贝沙坦、替米沙坦、依普罗沙坦及坎地沙坦酯。

22. A 羟甲戊二酰辅酶 A 还原酶抑制药（简称为他汀类药物）分为：天然的及半合成改造药物，洛伐他汀、辛伐他汀和普伐他汀；人工全合成药物，氟伐他汀钠、阿托伐他汀钙、瑞舒伐他汀钠。

23. B 阿托伐他汀临床上用于各型高胆固醇血症和混合型高脂血症；也可用于

冠心病和脑卒中的防治。

24. B 氟伐他汀含有 3,5-二羟基羧酸的结构片段，是第一个通过全合成得到的他汀类药物，用吲哚环替代洛伐他汀分子中的双环。

25. D 他汀类药物会引起肌肉疼痛或横纹肌溶解的副作用，特别是西立伐他汀由于引起横纹肌溶解，导致病人死亡的副作用而撤出市场后，更加引起人们的关注。

26. A 钾通道阻滞药可延长动作电位时程，增加有效不应期。盐酸胺碘酮为钾通道阻滞药的代表药物。

27. E 洛伐他汀是天然的他汀类药物，但由于分子中存在内酯结构，所以体外无 HMG-CoA 还原酶抑制作用，需进入体内后分子中的羟基内酯结构水解为 3,5-二羟基戊酸才表现出活性。

二、配伍选择题

[1-4] B、C、A、D 普萘洛尔为 β 受体拮抗药。故 1 题正确答案是 B。洛伐他汀可竞争性抑制羟甲戊二酰辅酶 A 还原酶。故 2 题正确答案是 C。卡托普利是血管紧张素转换酶抑制药。故 3 题正确答案是 A。氨氯地平是钙通道阻滞药。故 4 题正确答案是 D。

[5-6] A、D 赖诺普利结构中含有两个没有被酯化的羧基，是唯一的含游离双羧酸的普利类药物。故 5 题正确答案是 A。卡托普利分子中的巯基可有效地与酶中的锌离子结合，为关键药效团，会产生皮疹和味觉障碍。故 6 题正确答案是 D。

[7-8] B、C 华法林属于香豆素类抗凝药。故 7 题正确答案是 B。噻氯匹定属于二磷酸腺苷受体拮抗药，达比加群酯属于凝血酶抑制药。故 8 题正确答案是 C。

[9-10] B、C 非洛地平为选择性钙通道阻滞药，主要抑制小动脉平滑肌细胞

外钙离子的内流，选择性扩张小动脉，对静脉无此作用，不引起体位性低血压；对心肌亦无明显抑制作用。故 9 题正确答案是 B。常用的**选择性 β_1 受体拮抗药**包括酒石酸美托洛尔、倍他洛尔、醋丁洛尔、阿替洛尔、盐酸艾司洛尔等。故 10 题正确答案是 C。

[11–12] C、E 阿托伐他汀钙是全合成的他汀类药物，用**吡咯环**替代洛伐他汀分子中的双环，具有开环的二羟基戊酸侧链。故 11 题正确答案是 C。**氟伐他汀钠**是**第一个通过全合成得到的他汀类药物**，用**吲哚环**替代洛伐他汀分子中的双环，并将内酯环打开与钠成盐后得到氟伐他汀钠。故 12 题正确答案是 E。

[13–15] C、B、A 缬沙坦为不含咪唑环的 **A Ⅱ 受体拮抗药**。故 13 题正确答案是 C。厄贝沙坦为螺环化合物，结构中含有螺环。故 14 题正确答案是 B。瑞舒伐他汀是全合成的他汀类药物，其分子中含有多取代的嘧啶环。故 15 题正确答案是 A。

[16–19] B、C、D、A 盐酸**胺碘酮**结构与**甲状腺激素**类似，含有碘原子，可影响甲状腺激素代谢。故 16 题正确答案是 B。盐酸普萘洛尔属于芳氧丙醇胺类药物，芳环为萘核。故 17 题正确答案是 C。硝酸酯类药物的基本结构是由醇或多元醇与硝酸或亚硝酸而成的酯。故 18 题正确答案是 D。硝苯地平为对称结构的二氢吡啶类药物。故 19 题正确答案是 A。

三、多项选择题

1. BCD 普萘洛尔、拉贝洛尔和比索洛尔属于 β 受体拮抗药。

2. BCDE 芳烷基胺类的代表药物盐酸维拉帕米，分子中含有手性碳原子，右旋体比左旋体的作用强。临床药物治疗常用外消旋体，结构中含有氰基。

3. ABCDE 抗血栓药有香豆素类、凝血酶抑制药、凝血因子 X_a 抑制药、血小板二磷酸腺苷受体拮抗药、血小板糖蛋白 GP Ⅱ$_b$／Ⅲ$_a$ 受体拮抗药。

4. ABDE 苯硫氮䓬类钙通道阻滞药主要有地尔硫䓬，分子结构中有两个手性碳原子，具有四个立体异构体，临床仅用其顺式 d – 异构体，即（2S，3S）– 异构体。它是高选择性的钙通道阻滞药，临床用于治疗冠心病中各型心绞痛，也有减缓心率的作用。地尔硫䓬经肝肠循环，主要代谢途径为脱乙酰基、N – 脱甲基和 O – 脱甲基。芳烷基胺类钙通道阻滞药为维拉帕米。

5. ABCDE 甲硝唑、氯霉素、西咪替丁、奥美拉唑和选择性 5 – 羟色胺再摄取抑制药等，均可使华法林钠的代谢减慢，半衰期延长，抗凝作用加强。

6. ABCDE 临床应用的血小板二磷酸腺苷受体拮抗药主要有氯吡格雷、噻氯匹定、普拉格雷、坎格雷洛和替卡格雷等。

7. ABD 糖蛋白 GP Ⅱ$_b$／Ⅲ$_a$ 受体拮抗药主要分为肽类和小分子非肽类阻断药，用于临床的肽类药物主要包括单克隆抗体阿昔单抗和依替巴肽；小分子非肽类药物有替罗非班。

8. ABCDE 替罗非班主要用于治疗急性冠脉综合征、不稳定型心绞痛和非 Q 波心肌梗死、急性心肌梗死和急性缺血性心脏猝死等。

9. BC 调节血脂药包括羟甲戊二酰辅酶 A 还原酶抑制药、苯氧乙酸类药物等。

10. CD 硝酸酯类药物的基本结构是由醇或多元醇与硝酸或亚硝酸而成的酯，临床上使用的药物主要有硝酸甘油、丁四硝酯、戊四硝酯、硝酸异山梨酯及其代谢产物单硝酸异山梨酯，以及甘露六硝酯。

11. ABD 他汀类药物中天然的及半合

成改造药物：洛伐他汀、辛伐他汀和普伐他汀。氟伐他汀钠和阿托伐他汀钙是全合成的他汀类药物。

12. CDE 他汀类药物中人工全合成药物：氟伐他汀钠、阿托伐他汀钙、瑞舒伐他汀钠。

第六节 内分泌系统疾病用药

一、最佳选择题

1. B 在睾酮 17 位引入甲基，增大 17 位的代谢位阻，可得甲睾酮。

2. C 阿法骨化醇稳定性较好，可直接在肝脏转化为骨化三醇。

3. E 蛋白同化激素是对雄激素的化学结构进行修饰获得。将睾酮 19 位甲基去除，得到苯丙酸诺龙，可显著降低雄激素作用，提高蛋白同化作用。

4. D 瑞格列奈是氨甲酰甲基苯甲酸的衍生物，分子结构中含有一手性碳原子，其活性有立体选择性，$S-(+)-$构型的活性是 $R-(-)-$构型的 100 倍，临床上使用其 $S-(+)-$异构体。

5. C 苯丙酸诺龙为去掉睾酮的 19 位甲基，17 位与苯丙酸成酯得到的化合物。A 为雄烯二酮，B 为美雄酮，D 为炔诺酮，E 为左炔诺孕酮。

6. D 阿格列汀是二肽基肽酶 – 4（DPP – 4）抑制药，属于嘧啶二酮衍生物，生物利用度约为 100%，血浆蛋白结合率为 20%，一日给药一次，适用于治疗 2 型糖尿病。

7. D 格列本脲适用于单用饮食控制疗效不满意的轻、中度非胰岛素依赖型糖尿病，病人胰岛 B 细胞有一定的分泌胰岛素功能，并且无严重的并发症。

8. B 由于老年人肾中 $1\alpha -$羟化酶活性几乎消失，无法将维生素 D_3 活化，临床常用阿法骨化醇和骨化三醇。

9. B 那格列奈为 $D -$苯丙氨酸衍生物，其降糖作用是其前体 $D -$苯丙氨酸的 50 倍。由于其基本结构为氨基酸，毒性很低，降糖作用良好。

10. B 维生素 D_3 可促进小肠黏膜、肾小管对钙、磷的吸收，促进骨代谢，维持血钙、血磷的平衡。维生素 D_3 须在肝脏和肾脏两次羟基化，先在肝脏转化为骨化二醇 $25-(OH)\ D_3$，然后再经肾脏代谢为骨化三醇 $1\alpha,25-(OH)_2D_3$ 才具有活性。由于老年人肾脏中 $1\alpha -$羟化酶活性几乎消失，无法将维生素 D_3 活化。

11. A 在睾酮的 17α 位引入甲基，增大 17 位的代谢位阻，得到可口服的甲睾酮。继续延长 $17\alpha -$烷烃基的长度均导致活性下降。

12. A $\alpha -$葡萄糖苷酶抑制药的化学结构均为单糖或多糖类似物，主要有阿卡波糖、米格列醇和伏格列波糖，可竞争性地与 $\alpha -$葡萄糖苷酶结合，抑制该酶的活性，从而减慢水解产生葡萄糖的速度，并延缓葡萄糖的吸收。此类药物对 1、2 型糖尿病均适用。

13. D 维生素 D_3 可促进钙、磷吸收。但维生素 D_3 须在肝脏和肾脏两次羟化，先在肝脏转化为骨化二醇再经肾脏代谢为骨化三醇才具有活性。

14. D 利格列汀含有黄嘌呤结构。

15. D 常用的糖皮质激素类药物：氢化可的松、可的松、泼尼松、泼尼松龙。

16. B 盐酸洛美沙星是在喹诺酮类药物的 6 位和 8 位同时引入两个氟原子，并在 7 位引入 3 – 甲基哌嗪得到的药物。

17. ABCDE 为避免刺激消化道，服用阿仑膦酸钠时应在**清晨、空腹时服用**（**早餐前**至少**30分钟**），用足量水（至少200ml）整片吞服，然后**身体保持立位（站立或端坐）30~60分钟**。服药前后**30分钟内**不宜进食、饮用高钙浓度饮料及服用其他药物。

二、配伍选择题

[1-2] A、D 瑞格列奈属于非磺酰脲类促胰岛素分泌药。故1题正确答案是A。二甲双胍属于双胍类胰岛素增敏药。故2题正确答案是D。

[3-4] E、A 在对睾酮进行结构改造时，发现在其结构中引入17α-乙炔基，并去除19-甲基可得到具有孕激素样作用的炔诺酮。为可口服的孕激素，抑制排卵作用强于黄体酮。故3题正确答案是E。将睾酮19位甲基去除，得到苯丙酸诺龙，可显著降低雄激素作用，提高蛋白同化作用。故4题正确答案是A。

[5-7] B、C、D 雄激素的化学结构为雄甾烷类，天然**雄激素有睾酮和雄烯二酮**。故5题正确答案是B。**雌激素**在化学结构上属于雌甾烷类，天然的雌激素有**雌二醇、雌酮和雌三醇**。故6题正确答案是C。天然**孕激素**的基本结构为孕甾烷，天然孕激素主要由**黄体合成和分泌**，体内含量极少，最强效的内源性孕激素是**黄体酮**。故7题正确答案是D。

[8-10] B、D、E 泼尼松龙为氢化可的松的**1位双键衍生物**，又名氢化泼尼松。故8题正确答案是B。曲安奈德为曲安西龙的**丙酮叉衍生物**。故9题正确答案是D。格列本脲为甲苯磺丁脲分子中脲上丁基被环己基取代，苯环上甲基被苯甲酰胺乙基取代的衍生物。故10题正确答案是E。

是E。

三、综合分析选择题

1. A **磺酰脲类**促胰岛素分泌药结构中的**磺酰脲基团为酸性基团**，这对促胰岛素活性是必需的，在酸性基团上连接亲脂性基团取代基，可大大增强与SUR_1受体的亲和力，并且提高对SUR_1受体相对于SUR_{2A}和SUR_{2B}亚型的选择性。

2. D 非磺酰脲类促胰岛素分泌药是一类具有氨基羧酸结构的新型口服降糖药。非磺酰脲类促胰岛素分泌药包括**瑞格列奈、那格列奈、米格列奈**等。**那格列奈为D-苯丙氨酸衍生物**，其降糖作用是其前体D-苯丙氨酸的50倍。由于其基本结构为氨基酸，决定了该药的毒性很低，降糖作用良好。

四、多项选择题

1. CDE 雌激素（炔雌醇）在化学结构上都属于雌甾烷类，A环为芳香环，无19-甲基，3位带有酚羟基，17位带有羟基或羰基。在对睾酮进行结构改造时，发现在其结构中引入17α-乙炔基，并去除19-甲基可得到具有孕激素样作用的炔诺酮，为可口服的孕激素，抑制排卵作用强于黄体酮。在炔诺酮的18位延长一个甲基得到炔诺孕酮，活性比炔诺酮增强十倍以上，其右旋体是无效的，左旋体才具有活性，称左炔诺孕酮，故也无19位甲基。

2. ABD 格列齐特、格列吡嗪、格列美脲属于磺酰脲类的降血糖药物。

3. ABCDE 调节骨代谢与形成药包括：双膦酸盐类和促进钙吸收药物。常用的双膦酸盐类药物有依替膦酸二钠、阿仑膦酸钠、利塞膦酸钠、唑来膦酸钠、米诺膦酸钠等。促进钙吸收药物有维生素D_3、阿法骨化醇和骨化三醇等。

第七节　抗感染药

一、最佳选择题

1. C　氟康唑体外无活性，但体内活性非常强，可透过血－脑屏障，是治疗深部真菌感染的首选药。

2. A　题中所给化学结构式为**齐多夫定**，对艾滋病病毒和引起 **T** 细胞白血病的 **RNA** 肿瘤病毒有抑制作用。

3. B　青霉素在生物合成中产生的杂质蛋白，以及生产、贮存过程中产生的**杂质青霉噻唑高聚物**是引起其过敏反应的根源。由于青霉噻唑基是青霉素类药物所特有的结构，因此青霉素类药物这种过敏反应是**交叉过敏反应**。

4. B　泛昔洛韦是**喷昔洛韦 6 － 脱氧衍**生物的二乙基酯，**是喷昔洛韦的前体药物**。

5. D　氨苄西林和阿莫西林水溶液中若含有磷酸盐、山梨醇、硫酸锌、二乙醇胺等时，会发生分子内成环反应，生成 2,5 － 吡嗪二酮。

6. D　奥司他韦是流感病毒的**神经氨酸酶（NA）抑制药**，通过抑制 NA，能有效地阻断流感病毒的复制过程，对流感的预防和治疗发挥重要的作用。

7. C　在**喹诺酮类抗菌药分子中的关键药效团是 3 位羧基和 4 位羰基**，该药效团极易和钙、镁、铁、锌等金属元素螯合，不仅降低了药物的抗菌活性，也是**造成因体内金属离子流失**，引起妇女、老人、和儿童缺钙、贫血、缺锌等副作用的**主要原因**。

8. E　奥司他韦（E）为非核苷类抗病毒药，是**流感病毒的神经氨酸酶抑制药**；齐多夫定（A）、拉米夫定（B）、阿昔洛韦（C）、更昔洛韦（D）属于核苷类的抗病毒药。

9. C　喷昔洛韦为更昔洛韦侧链上的氧原子被生物电子等排体碳原子取代所得的药物。

10. E　氨苄西林侧链的氨基上引入极性较大的哌嗪酮酸基团得到哌拉西林，具有抗铜绿假单胞菌活性，对铜绿假单胞菌、变形杆菌、肺炎杆菌等作用强。

11. B　氟康唑结构中含有两个弱碱性的三氮唑环和一个亲脂性的 2,4 － 二氟苯基，使其具有一定的脂溶解度。这种结构使氟康唑口服吸收可达 **90%**，且不受食物、抗酸药、组胺 H_2 受体拮抗药类抗溃疡药的影响；作用强，**可透过血－脑屏障，是治疗深部真菌感染的首选药**。

12. A　在氨曲南的 **N** 原子上连有强吸电子磺酸基团，有利于 β － 内酰胺环打开。

13. B　甲氧苄啶是二氢叶酸还原酶可逆性抑制药。

14. C　磺胺甲噁唑作用于二氢叶酸合成酶，甲氧苄啶作用于二氢叶酸还原酶。两者联合可使细菌的叶酸代谢受到双重阻断。

15. C　氟康唑的化学结构类型属于三氮唑类，结构中有 2 个弱碱性的三氮唑环。

16. D　A 为盐酸洛美沙星，B 为莫西沙星，C 为加替沙星，D 为盐酸左氧氟沙星，E 为盐酸环丙沙星。

17. E　与氧氟沙星相比，左氧氟沙星活性为氧氟沙星的 2 倍、水溶性为氧氟沙星的 8 倍，更易制成注射剂；毒副作用小；为喹诺酮类抗菌药物上市中的最小者。

18. D　左氧氟沙星为将喹诺酮 1 位和 8 位成环得到含有手性吗啉环的药物，药用左旋体；左旋体的抗菌作用大于右旋异构体 8 ~ 128 倍。

19. C 青霉素类药物的母核结构中有 3 个手性碳原子，其立体构型为 $2S$，$5R,6R$。

20. B 他唑巴坦是在舒巴坦结构中甲基上氢以 1,2,3 - 三氮唑取代得到的衍生物，为青霉烷砜另一个**不可逆 β - 内酰胺酶抑制药**。

21. A 伊曲康唑结构中含有 **1,2,4 - 三氮唑和 1,3,4 - 三氮唑**，且这两个唑基分别在苯基取代哌嗪的两端，这使得伊曲康唑脂溶性比较强，因此在体内某些脏器组织中浓度较高；在体内**代谢产生羟基伊曲康唑，活性比伊曲康唑更强**，但半衰期比伊曲康唑更短。

22. B 常用的**开环核苷类抗病毒药**有阿昔洛韦、更昔洛韦、喷昔洛韦、泛昔洛韦、伐昔洛韦等。

23. A 利巴韦林，又名三氮唑核苷、病毒唑，为**广谱抗病毒药**。

24. C 口服后迅速吸收，75% ~ 90% 可自胃肠道吸收，口服 0.25g 和 0.5g 后 C_{max} 分别为 3.5 ~ 5.0mg/L 和 5.5 ~ 7.5mg/L，T_{max} 为 1 ~ 2 小时。本品在多数组织和体液中分布良好。血浆蛋白结合率为 17% ~ 20%。$t_{1/2}$ 为 1 ~ 1.3 小时。

25. B 伐昔洛韦为阿昔洛韦的前药，进入人体后迅速分解为 L - 缬氨酸和阿昔洛韦。

二、配伍选择题

[1-2] A、B 头孢唑林侧链为四氮唑乙酰基，3 位甲基上连有 5 - 甲基 - 2 - 巯基 - 1,3,4 - 噻二唑。故 1 题正确答案是 A。头孢哌酮为在 C3 位甲基上用甲基四氮唑巯基取代乙酰氧基，可提高其抗菌性并显示良好的药动学性质，在血中浓度较高。故 2 题正确答案是 B。

[3-4] B、A 将氨苄西林分子氨基以**羧基**替代得到**羧苄西林**。故 3 题正确答案是 B。将氨苄西林分子氨基以**磺酸基**替代得到**磺苄西林**。故 4 题正确答案是 A。羧苄西林、磺苄西林均为广谱青霉素类药。

[5-6] B、D 氧青霉烷类代表药物为**克拉维酸**。克拉维酸是由 β - 内酰胺环和氢化异噁唑环并合而成，张力比青霉素要大得多，因此易接受 β - 内酰胺酶中亲核基团（如羟基、氨基）的进攻，进行不可逆的烷化，使 β - 内酰胺酶彻底失活。故 5 题正确答案是 B。加替沙星结构中含环丙基。故 6 题正确答案是 D。

[7-9] B、A、E 舒巴坦为广谱的、不可逆竞争性 β - 内酰胺酶抑制药，故 7 题正确答案是 B。氨苄西林属于广谱青霉素类抗生素，故 8 题正确答案是 A。**氨曲南是全合成单环 β - 内酰胺类抗生素**，故 9 题正确答案是 E。

[10-13] B、E、D、C 头孢克洛为头孢氨苄 **C3** 位被氯替代得到的**可口服的半合成头孢菌素**。故 10 题正确答案是 B。**头孢曲松的 C3** 位上引入**酸性较强的杂环**，**6 - 羟基 - 1,2,4 - 三嗪 - 5 - 酮，以钠盐的形式注射给药，可广泛分布全身组织和体液，可以透过血 - 脑屏障**，在脑脊液中达到治疗浓度。故 11 题正确答案是 E。**第四代头孢菌素是在第三代的基础上 3 位引入季铵基团**，例如**头孢匹罗**。故 12 题正确答案是 D。头孢呋辛 C3 位为氨基甲酸酯。故 13 题正确答案是 C。

[14-17] B、C、A、E 克拉维酸为**天然的 β - 内酰胺酶抑制药**，临床常与阿莫西林组成复方制剂。故 14 题正确答案是 B。**舒巴坦与氨苄西林以 1∶1 的形式以次甲基相连形成双酯结构的前体药物，称为舒他西林**。故 15 题正确答案是 C。**青霉素和丙磺舒合用，能降低青霉素的排泄速度**。故 16 题正确答案是 A。**磺胺类药物和抗菌**

增效剂**甲氧苄啶**一起使用时，磺胺类药物能阻断二氢叶酸的合成，而甲氧苄啶又能阻断二氢叶酸还原成四氢叶酸，两者合用，可产生**协同抗菌作用**，使细菌体内叶酸代谢受到双重阻断，抗菌作用增强数倍至数十倍。故 17 题正确答案是 E。

[18-19] E、D **青霉烷砜类**：具有青霉烷酸的基本结构，但分子结构中的 S 被氧化成砜，为不可逆竞争性 β-内酰胺酶抑制药。**舒巴坦**是此类结构药物的代表，为广谱的、不可逆竞争性 β-内酰胺酶抑制药。故 18 题正确答案是 E。**碳青霉烯类**：是 β-内酰胺环与另一个二氢吡咯环并在一起，代表药物是**亚胺培南**，对大多数 β-内酰胺酶高度稳定。故 19 题正确答案是 D。

三、多项选择题

1. ABE 青霉素类药物含有四元的

β-内酰胺环与五元的四氢噻唑环并合的结构，具有较大的分子张力。氨苄西林、阿莫西林、哌拉西林属于青霉素类药物。

2. BCDE 甲氧苄啶为磺胺类抗菌药。氨苄西林、阿莫西林、头孢羟氨苄、头孢克洛都为广谱的 β-内酰胺类抗生素。

3. CE 头孢唑林的侧链为**四氮唑乙酰基**，3 位甲基上连有 5-甲基-2-巯基-1,3,4-噻二唑；**头孢哌酮**在 C3 位甲基上用**甲基四氮唑巯基**取代乙酰氧基，可提高其抗菌性并显示良好的药动学性质，在血中浓度较高；在其 C7 位将头孢羟氨苄的氨基上引入乙基哌嗪二酮侧链，扩展其抗菌谱。

4. ABD **非核苷类抗病毒药**主要有利巴韦林、盐酸金刚烷胺、盐酸金刚乙胺和奥司他韦。

第八节　抗肿瘤药

一、最佳选择题

1. E 昂丹司琼咪唑环上的 3 位碳具有手性，其中 *R*-异构体的活性较大。

2. C 由于**甲氨蝶呤**是**二氢叶酸还原酶**的抑制剂，阻断二氢叶酸转变为四氢叶酸，当使用甲氨蝶呤剂量过大引起**中毒时**，可用**亚叶酸钙**解救以提供四氢叶酸。

3. C **巯嘌呤**为黄嘌呤 6 位羟基以**巯基取代**得到的衍生物。巯嘌呤可用于各种急性白血病的治疗，对绒毛膜上皮癌、恶性葡萄胎也有效。

4. A 该化学结构为**卡铂**，是第二代**铂配合物**，其理化性质、抗肿瘤活性和抗瘤谱与顺铂类似。

5. D 盐酸**伊立替康**是在 7-乙基-10-羟基喜树碱（SN-38）结构中引入羰酰基

哌啶基哌啶侧链，可与盐酸成盐，得到水溶性药物，**属前体药物**。

6. A **氮芥类药物**是 β-氯乙胺类化合物的总称，其中 β-氯乙胺是产生烷基化的关键药效基团。环磷酰胺是在氮芥的氮原子上连有一个吸电子的环状磷酰胺内酯（载体部分），借助肿瘤细胞中磷酰胺酶的活性高于正常细胞，使其在肿瘤组织中能被磷酰胺酶催化裂解成活性的磷酰氮芥、去甲氮芥等发挥作用。

7. E 盐酸**多柔比星**又名**阿霉素**，是蒽环糖苷抗生素，临床上常用其盐酸盐。由于结构为共轭蒽醌结构，为橘红色针状结晶。盐酸多柔比星易溶于水，水溶液稳定，在碱性条件下不稳定易迅速分解。多柔比星的结构中具有脂溶性蒽环配基和水溶性柔红糖胺，又有酸性酚羟基和碱性氨基，易通过细胞膜进入肿瘤细胞，因此有很强的药理活性。多柔比星是广谱的抗肿瘤药物，临床上主要用于治疗乳腺癌、甲状腺癌、肺癌、卵巢癌、肉瘤等实体瘤。

8. D　索拉非尼为口服的、作用于多个激酶靶点的抗肿瘤药物，用于晚期肾细胞癌的治疗，能够获得明显而持续的治疗作用；对晚期的非小细胞肺癌、肝细胞癌、黑色素瘤也有较好的疗效。

9. C　第一个上市的蛋白酪氨酸激酶抑制剂是甲磺酸**伊马替尼**，在体内外均可在细胞水平上抑制"费城染色体"的 **Bcr－Abl 酪氨酸激酶**，能选择性抑制 Bcr－Abl 阳性细胞系细胞、Ph 染色体阳性的慢性粒细胞白血病和急性淋巴细胞白血病病人的新鲜细胞的增殖和诱导其凋亡。

二、配伍选择题

[1－3]　D、A、B　紫杉醇属**有丝分裂抑制剂或纺锤体毒素**，故 1 题正确答案是 D。来曲唑是芳构酶抑制药，故 2 题正确答案是 A。依托泊苷的作用靶点是拓扑异构酶 Ⅱ。故 3 题正确答案是 B。

[4－6]　C、B、A　**吉西他滨**是用两个氟原子取代胞嘧啶核苷糖基 C2′位的氢和羟基的衍生物，属于**胞嘧啶类抗代谢药**，故

4 题正确答案是 C。巯嘌呤为黄嘌呤 6 位羟基以巯基取代得到的衍生物，是嘌呤类抗代谢药，故 5 题正确答案是 B。**甲氨蝶呤**属于**叶酸类抗代谢药**。故 6 题正确答案是 A。

[7－8]　A、C　盐酸**昂丹司琼**是由**咔唑酮和 2－甲基咪唑**组成，咔唑环上的 3 位碳具有手性，其中 *R*－异构体的活性较大，临床上使用外消旋体。**昂丹司琼**为**强效、高选择性**的 **5－HT$_3$ 受体拮抗药**。故 7 题正确答案是 A。盐酸**托烷司琼**分子是由**吲哚环和托品醇**组成，对外周神经元和中枢神经内 5－HT$_3$ 受体具高选择性拮抗作用。故 8 题正确答案是 C。

三、多项选择题

1. ACE　通过拮抗 **5－羟色胺的 5－HT$_3$ 受体的止吐药**已经成为抗癌治疗中辅助使用的止吐药，主要有盐酸**昂丹司琼**、**格拉司琼**、**盐酸托烷司琼**、盐酸帕洛诺司琼和盐酸阿扎司琼等。

2. ABCDE　常用的酪氨酸激酶抑制剂有**甲磺酸伊马替尼**（是第一个上市的蛋白酪氨酸激酶抑制剂）、尼洛替尼、达沙替尼、**吉非替尼**、厄洛替尼、奥西替尼、舒尼替尼、**索拉非尼**、阿帕替尼、**克唑替尼**和**埃克替尼**。

第四章　口服制剂与临床应用

第一节　口服固体制剂

一、最佳选择题

1. B　常用的**崩解剂**有：干淀粉（适于水不溶性或微溶性药物）、羧甲基淀粉钠（CMS－Na，高效崩解剂）、低取代羟丙基纤维素（L－HPC，吸水迅速膨胀）、交联羧甲基纤维素钠（CCMC－Na）、交联聚维酮（PVPP）和泡腾崩解剂（碳酸氢钠和枸橼酸组成的混合物，也可以用柠檬酸、富马酸与碳酸钠、碳酸钾、碳酸氢钾）等。

2. E　胃溶型薄膜衣材料系指在水或胃液中可以溶解的材料，主要有羟丙基甲基纤维素（HPMC）、羟丙基纤维素（HPC）、丙烯酸树脂Ⅳ号、聚乙烯吡咯烷酮（PVP）和聚乙烯缩乙醛二乙氨乙酸酯（AEA）等。

3. C　包衣的主要目的如下：①掩盖药物的苦味或不良气味，改善用药顺应性，方便服用；②防潮、避光，以增加药物的稳定性；③可用于隔离药物，避免药物间的配伍变化；④改善片剂的外观，提高流动性和美观度；⑤控制药物在胃肠道的释放部位，实现胃溶、肠溶或缓控释等目的。

4. C　脆碎度反映片剂的抗磨损和抗振动能力，进脆碎度检查时，片剂的减失重量小于**1%**为合格片剂。

5. A　硬脂酸镁为润滑剂。

6. A　常用的**润滑剂**（广义）有硬脂酸镁（MS）、微粉硅胶、滑石粉、氢化植物油、聚乙二醇类、十二烷基硫酸钠等。

7. E　常用的甜味剂包括阿司帕坦、蔗糖等。

8. C　软胶囊是指将一定量的液体药物直接包封，或将固体药物溶解或分散在适宜的辅料中制备成溶液、混悬液、乳状液或半固体，密封于软质囊材中的胶囊剂。

9. A　肠溶型包衣材料系指在胃中不溶，但可在pH较高的水及肠液中溶解的成膜材料，主要有虫胶、醋酸纤维素酞酸酯（CAP）、丙烯酸树脂类（Ⅰ、Ⅱ、Ⅲ号）、羟丙基甲基纤维素酞酸酯（HPMCP）等。

10. C　散剂系指药物或与适宜的辅料经粉碎、均匀混合制成的干燥粉末状制剂。由于散剂的分散度较大，往往对制剂的吸湿性、化学活性、气味、刺激性、挥发性等性质影响较大，故对光、湿、热敏感的药物一般不宜制成散剂。

11. C　片剂常用的**稀释剂**（填充剂）主要有淀粉（包括玉米淀粉、小麦淀粉、马铃薯淀粉，以玉米淀粉最为常用；性质稳定、吸湿性小，但可压性较差）。

12. E　片剂应符合崩解度或溶出度的要求，肠溶衣片要求在盐酸溶液中**2**小时内不得有裂缝、崩解或软化现象。

13. D　胶囊剂型对内容物具有一定的要求，一些药物不适宜制备成胶囊剂。例如：①会导致囊壁溶化的水溶液或稀乙醇溶液药物；②会导致囊壁软化的风化性药物；③会导致囊壁脆裂的强吸湿性的药物；④会导致明胶变性的醛类药物；⑤会导致囊材软化或溶解的含有挥发性、小分子有机物的液体药物；⑥会导致囊壁变软的O/W型乳剂药物。

14. C　与其他普通制剂质量要求类

似，**胶囊剂的溶出度、释放度、含量均匀度和微生物限度等应符合要求**。必要时，内容物包衣的胶囊剂应检查残留溶剂。由于胶囊剂自身特点，对其进行质量控制时，还应考虑胶囊剂应外观整洁，不得有黏结、变形、渗漏或囊壳破裂现象，且不能有异臭；中药硬胶囊应做水分检查，除另有规定外，中药硬胶囊水分含量不得过 9.0%。硬胶囊内容物为液体或半固体者不检查水分；胶囊剂需要进行装量差异的检查，根据胶囊剂装量差异检查法，求出每粒内容物的装量与平均装量。胶囊剂需要进行崩解时限的检查。

15. B　地西泮膜剂对于严重慢性阻塞性肺部病变和急性或隐性闭角型青光眼患者不适宜。

16. C　膜剂的生产工艺简单，**成膜材料用量较小**，药物吸收快，体积小，质量轻，应用、携带及运输方便。

17. D　分散片指在水中能迅速崩解并均匀分散的片剂，分散片中的**药物应是难溶性的**，分散片可加水分散后口服，也可将分散片含于口中吮服或吞服。

18. B　**生物溶蚀性骨架材料**常用的有动物脂肪、蜂蜡、巴西棕榈蜡、氢化植物油、硬脂醇、单硬脂酸甘油酯等，可延滞水溶性药物的溶解、释放过程。

19. A　亲水性凝胶骨架材料，遇水膨胀后形成凝胶屏障控制药物的释放，常用的有羧甲基纤维素钠（CMC－Na）、甲基纤维素（MC）、羟丙基甲基纤维素（HPMC）、聚维酮（PVP）、卡波姆、海藻酸盐、脱乙酰壳多糖（壳聚糖）等。

20. A　滴丸剂系指固体或液体药物与适宜的基质加热熔融混匀，再滴入不相混溶、互不作用的冷凝介质中制成的球形或类球形制剂，主要供口服。

21. B　滴丸剂有以下特点：①设备简单、操作方便、工艺周期短、生产率高；②工艺条件易于控制，质量稳定，剂量准确，受热时间短，易氧化及具挥发性的药物溶于基质后，可增加其稳定性；③基质容纳液态药物的量大，故可使液态药物固形化；④用固体分散技术制备的滴丸具有吸收迅速、生物利用度高的特点；⑤发展了耳、眼科用药的新剂型，五官科制剂多为液态或半固态剂型，作用时间不持久，制成滴丸剂可起到延效作用。

22. A　滴丸的水溶性基质有聚乙二醇类（PEG6000、PEG4000 等）、硬脂酸钠、甘油明胶、泊洛沙姆、聚氧乙烯单硬脂酸酯（S－40）等。

23. B　滴丸剂的脂溶性基质有硬脂酸、单硬脂酸甘油酯、氢化植物油、虫蜡、蜂蜡等。

24. B　颗粒剂可分为可溶颗粒（通称为颗粒）、混悬颗粒、泡腾颗粒、肠溶颗粒、缓释颗粒和控释颗粒等。

25. B　颗粒剂的质量检查项目：一般化学药品和生物制品颗粒剂照干燥失重测定法测定于 105℃ 干燥至恒重，含糖颗粒应在 80℃ 减压干燥，减失重量不得超过 2.0%。

26. C　颗粒剂一般不能通过一号筛与能通过五号筛的颗粒及粉末总和不得过 15%。

27. E　对于**温胃止痛**的散剂不需用水送服，应直接吞服以利于延长药物在胃内的滞留时间。

28. D　在板蓝根颗粒处方中，板蓝根为主药，糊精、蔗糖为稀释剂、其中蔗糖也是矫味剂。

29. E　糖衣层是在粉衣层外包上蔗糖衣膜，使其表面光滑、细腻，用料主要是适宜浓度的蔗糖水溶液。

30. A　泡腾颗粒指含有碳酸氢钠和有

机酸，遇水可放出大量气体而呈泡腾状的颗粒剂。泡腾颗粒中的药物应是易溶性的，加水产生气泡后应能溶解。故泡腾颗粒剂遇水产生的气体是二氧化碳。

31. C 常用的**黏合剂**有**淀粉浆**（最常用黏合剂之一，常用浓度8%～15%，价廉、性能较好）。

32. B 微晶纤维素（MCC，具有较强的结合力与良好的可压性，亦有"干黏合剂"之称）。羧甲基纤维素钠（CMC－Na，适用于可压性较差的药物）、羧甲基淀粉钠（CMS－Na，高效崩解剂），羟丙基纤维素（HPC）、醋酸纤维素酞酸酯（CAP）。

33. B 可溶片系指临用前能溶解于水的非包衣片或薄膜包衣片剂。可溶片应溶解于水中。溶液可呈轻微乳光。

34. C 微晶纤维素具有较强的结合力与良好的可压性，亦有"干黏合剂"之称。

二、配伍选择题

[1-3] D、B、A 分散片、可溶片的**崩解时限为3分钟**。故1题正确答案是D。舌下片、泡腾片的崩解时限为**5分钟**。故2题正确答案是B。普通片剂的崩解时限是**15分钟**。故3题正确答案是A。

[4-5] B、E 泡腾颗粒指含有**碳酸氢钠和有机酸**，遇水可放出大量气体而呈泡腾状的颗粒剂。故4题正确答案是B。控释颗粒指在规定的释放介质中缓慢地恒速释放药物的颗粒剂。故5题正确答案是E。

[6-7] C、A 肠溶型系指在胃中不溶，但可在pH较高的水及肠液中溶解的成膜材料，主要有虫胶、醋酸纤维素酞酸酯（CAP）、丙烯酸树脂类（Ⅰ、Ⅱ、Ⅲ号）、羟丙基甲基纤维素酞酸酯（HPM-CP）等。故6题正确答案是C。水不溶型系指在水中不溶解的高分子薄膜材料，主要有乙基纤维素（EC）、醋酸纤维素等。故7题正确答案是A。

[8-9] D、A 释放调节剂也称致孔剂，致孔剂一般为水溶性物质，用于改善水不溶性薄膜衣的释药速度。常见的致孔剂有蔗糖、氯化钠、表面活性剂和PEG等。故8题正确答案是D。增塑剂系指用来改变高分子薄膜的物理机械性质，使其更柔顺，增加可塑性的物质。主要有水溶性增塑剂（如丙二醇、甘油、聚乙二醇等）和非水溶性增塑剂（如甘油三醋酸酯、乙酰化甘油酸酯、邻苯二甲酸酯等）。故9题正确答案是A。

[10-11] C、D 薄膜包衣可用高分子包衣材料：①胃溶型：羟丙基甲基纤维素（HPMC）、羟丙基纤维素（HPC）、丙烯酸树脂Ⅳ号、聚乙烯吡咯烷酮（PVP）等；②肠溶型：乙酸纤维素肽酸酯（CAP）、羟丙基甲基纤维素邻苯二甲酸酯（HPMCP）、聚醋酸乙烯苯二甲酸酯（PVAP）等；③水不溶型：乙基纤维素、醋酸纤维素等。所以以丙烯酸树脂、羟丙基甲基纤维素包衣制成的片剂是薄膜包衣。故10题正确答案是C。泡腾崩解剂为碳酸氢钠和枸橼酸组成的混合物，也可以用柠檬酸、富马酸与碳酸钠、碳酸钾、碳酸氢钾。故11题正确答案是D。

[12-15] E、C、B、A 含量不均匀的主要原因是片重差异超限、药物的混合度差、可溶性成分的迁移等。故12题正确答案是E。崩解迟缓或崩解超限系指片剂崩解时间超过了《中国药典》规定的崩解时限。**影响崩解的主要原因是**：①**片剂的压力过大**，导致内部空隙小，影响水分渗入；②**增塑性物料或黏合剂使片剂的结合力过强**；③**崩解剂性能较差**。故13题正确答案是C。片剂硬度不够，稍加触动即散碎的现象称为松片。主要原因是黏性力差、

压缩压力不足等。故 14 题正确答案是 B。产生裂片的处方因素有：①物料中细粉太多，压缩时空气不能及时排出，导致压片后气体膨胀而裂片；②物料的塑性较差，结合力弱。故 15 题正确答案是 A。

[16-17] D、E　胶囊剂需要进行装量差异的检查，根据胶囊剂装量差异检查法，求出每粒内容物的装量与平均装量。每粒装量与平均装量相比较（有标示装量的胶囊剂，每粒装量应与标示装量比较），超出装量差异限度的不得多于 2 粒，且不得有 1 粒超出限度 1 倍。胶囊剂装量差异限度要求为，平均装量或标示装量在 0.30g 以下时，装量差异限度为 ±10.0%。故 16 题正确答案是 D。而平均装量或标示装量在 0.30g 及 0.30g 以上时，装量差异限度为 ±7.5%（中药 ±10.0%）。故 17 题正确答案是 E。

[18-20] A、C、D　口服散剂按药物组成数目分类：主要分为单散剂与复散剂。故 18 题正确答案是 A。按药物性质分类：可分为含剧毒药散剂如九分散；含液体药物散剂如蛇胆川贝散、紫雪散等；含共熔组分散剂如白避瘟散。故 19 题正确答案是 C。按剂量分类：主要分为分剂量散剂与非分剂量散剂。故 20 题正确答案是 D。

三、综合分析选择题

1. E　盐酸西替利嗪为主药，甘露醇、微晶纤维素、预胶化淀粉、乳糖为填充剂，甘露醇兼有矫味的作用，苹果酸、阿司帕坦为矫味剂，聚维酮乙醇溶液为黏合剂，硬脂酸镁为润滑剂。

2. C　常用的润滑剂（广义）有硬脂酸镁（MS）、微粉硅胶、滑石粉、氢化植物油、聚乙二醇类、十二烷基硫酸钠等。

3. B　低取代羟丙基纤维素为崩解剂，有较大的吸湿速度和吸水量，增加片剂的膨胀性。

4. B　低取代羟丙基纤维素的缩写为 L-HPC，吸水迅速膨胀。

5. C　微粉硅胶、硬脂酸镁为润滑剂，其中微粉硅胶主要用于改善克拉霉素颗粒的流动性。

6. B　本处方中地西泮为主药，内层是含主药的药膜，内层中 PVA 为成膜材，水为溶剂；上下两层为避光包衣膜，其中 PVA 为成膜材料，甘油为增塑剂，二氧化钛为遮光剂，食用蓝色素为着色剂，糖精为矫味剂。

7. E　液状石蜡为脱膜剂。

四、多项选择题

1. ABE　片剂常用的稀释剂（填充剂）主要有淀粉（包括玉米淀粉、小麦淀粉、马铃薯淀粉，以玉米淀粉最为常用）、乳糖（性能优良，可压性、流动性好）、糊精（较少单独使用，多与淀粉、蔗糖等合用）、蔗糖（吸湿性强）、预胶化淀粉（又称可压性淀粉，具有良好的可压性、流动性和自身润滑性）、微晶纤维素等。

2. ABD　片剂常用的黏合剂有淀粉浆、甲基纤维素（MC，水溶性较好）、羟丙基纤维素（HPC，可作粉末直接压片黏合剂）、羟丙基甲基纤维素（HPMC，溶于冷水）、羧甲基纤维素钠（CMC-Na，适用于可压性较差的药物）、乙基纤维素（EC，不溶于水，但溶于乙醇）、聚维酮（PVP，吸湿性强，可溶于水和乙醇）、明胶、聚乙二醇（PEG）等。

3. BCD　一些药物不适宜制备成胶囊剂。例如：①会导致囊壁溶化的水溶液或稀乙醇溶液药物；②会导致囊壁软化的风化性药物；③会导致囊壁脆裂的强吸湿性的药物；④会导致明胶变性的醛类药物；⑤会导致囊材软化或溶解的含有挥发性、小分子有机物的液体药物；⑥会导致囊壁变软的 O/W 型乳剂药物。

4. ACD 片剂常用的**崩解剂**有：干淀粉（适于水不溶性或微溶性药物）、羧甲基淀粉钠（CMS－Na，高效崩解剂）、低取代羟丙基纤维素（L－HPC，吸水迅速膨胀）、交联羧甲基纤维素钠（CCMC－Na）、交联聚维酮（PVPP）和泡腾崩解剂（碳酸氢钠和枸橼酸组成的混合物，也可以用柠檬酸、富马酸与碳酸钠、碳酸钾、碳酸氢钾）等。

5. ABCDE 根据对药物溶解度和释放模式的不同需求，可以把胶囊剂制备成硬胶囊、软胶囊（胶丸）、缓释胶囊、控释胶囊和肠溶胶囊。

6. ABDE 片剂的质量要求包括：①硬度适中，一般认为普通片剂的硬度在50N以上为宜。②脆碎度反映片剂的抗磨损和抗振动能力，小于**1%**为合格片剂。③符合片重差异的要求，含量准确。④色泽均匀，外观光洁。⑤符合崩解度或溶出度的要求，普通片剂的崩解时限是15分钟，分散片、可溶片为3分钟，舌下片、泡腾片为5分钟，薄膜衣片为30分钟，肠溶衣片要求在盐酸溶液中2小时内不得有裂缝、崩解或软化现象，在pH 6～8磷酸盐缓冲液中1小时内全部溶解并通过筛网等。⑥小剂量的药物或作用比较剧烈的药物，应符合含量均匀度的要求。⑦符合有关卫生学的要求。

7. ABCDE 硬胶囊统称为胶囊，是指采用适宜的制剂技术，将药物及其加入适宜辅料制成的粉末、颗粒、小片、小丸、半固体或液体等，充填于空心胶囊中的胶囊剂。

8. ABCDE 片剂制备中的常见问题包括裂片、松片、崩解迟缓、溶出超限和含量不均匀等。

9. ABCDE 口服膜剂在质量要求上，除要求主药含量合格外，应符合下列质量要求：①成膜材料及其辅料应无毒、无刺激性、性质稳定、与药物不起作用。②药物如为水溶性，应与成膜材料制成具一定黏度的溶液；如为不溶性药物，应粉碎成极细粉，并与成膜材料等混合均匀。③膜剂外观应完整光洁，厚度一致，色泽均匀，无明显气泡。多剂量的膜剂，分格压痕应均匀清晰，并能按压痕撕开。④膜剂所用的包装材料应无毒性，易于防止污染，方便使用，并不能与药物或成膜材料发生理化作用。⑤除另有规定外，膜剂应密封贮存，防止受潮、发霉、变质。

10. ABCD 常用的成膜材料有聚乙烯醇、丙烯酸树脂类、纤维素类及其他天然高分子材料。

11. ACE 口服膜剂生产时，用聚乙烯薄膜、涂塑铝箔或金属箔等材料封装膜剂。

12. ABCDE 包衣的主要目的如下：①掩盖药物的苦味或不良气味，改善用药顺应性，方便服用；②防潮、避光，以增加药物的稳定性；③可用于隔离药物，避免药物间的配伍变化；④改善片剂的外观，提高流动性和美观度；⑤控制药物在胃肠道的释放部位，实现胃溶、肠溶或缓控释等目的。

第二节 口服液体制剂

一、最佳选择题

1. E 混悬剂系指难溶性固体药物以微粒状态分散于分散介质中形成的非均相的液体制剂。混悬剂中药物微粒一般在0.5～10μm之间，根据需要药物粒径也可以小于0.5μm或大于10μm，甚至达50μm。

2. B　溶血作用的顺序为：吐温 20 ＞吐温 60 ＞吐温 40 ＞吐温 80。

3. B　离子型表面活性剂起表面活性作用的是**阳离子部分**，带有正电荷，又称为阳性皂。其分子结构的主要部分是一个五价氮原子，故又称为**季铵化合物**，其特点是水溶性大，在酸性与碱性溶液中均较稳定，具有良好的表面活性作用和**杀菌、防腐作用**，但与阴离子药物合用会产生结合而失去活性，甚至产生沉淀。

4. B　矫味剂系指药品中用以改善或屏蔽药物不良气味和味道，使患者难以觉察药物的强烈苦味（或其他异味如辛辣、刺激等）的药用辅料。**矫味剂分为甜味剂、芳香剂、胶浆剂、泡腾剂等类型。**

5. B　口服乳剂的特点：①**乳剂中液滴的分散度很大，药物吸收快、药效发挥快及生物利用度高**；②**O/W 型乳剂可掩盖药物的不良气味**并可以加入矫味剂；③**减少药物的刺激性及毒副作用**；④**可增加难溶性药物的溶解度**，如纳米乳，提高药物的稳定性，如对水敏感的药物；⑤**油性药物制成乳剂后，其分剂量准确，使用方便。**

6. B　糖浆剂系指含有药物的浓蔗糖水溶液，供口服使用。糖浆剂中的药物可以是化学药物也可以是药材的提取物。蔗糖能掩盖某些药物的苦味、咸味及其他不适臭味，使其容易服用，但糖浆剂易被真菌和其他微生物污染，使糖浆剂浑浊或变质。**含蔗糖量应不低于 45%（g/ml）。**

7. A　表面活性剂的**毒性**顺序为：**阳离子型表面活性剂 ＞阴离子型表面活性剂 ＞非离子型表面活性剂。**

8. A　同一电解质可因用量不同，在混悬剂中可以起絮凝作用或起反絮凝剂作用。如**枸橼酸盐、枸橼酸氢盐、酒石酸盐、酒石酸氢盐、磷酸盐**和一些氯化物（如三**氯化铝**）等，既可作絮凝剂亦可作反絮凝剂。

9. C　糖浆剂为均相制剂，属于低分子溶液剂。

10. B　溶胶剂系指固体药物以多分子聚集体形式分散在水中形成的非均相液体制剂，也称为疏水胶体，药物微粒在 1 ～100nm 之间，胶粒是多分子聚集体，有极大的分散度，属于热力学不稳定体系。溶胶剂的特点：①**胶粒间有相互聚结，从而降低其表面能的趋势，具有结构不稳定性**；但带相同表面电荷的胶粒之间的静电斥力使胶粒不易聚结，具有静电稳定性，这是溶胶剂稳定的主要因素。②溶胶剂中的胶粒在分散介质中有布朗运动，使其在重力场中不易沉降，具有动力学稳定性，但又会促使胶粒相互碰撞，增加聚结的机会，一旦聚结变大，布朗运动减弱，动力学稳定性降低，导致聚沉发生。③**光学性质，具有 Tyndall 效应**，从侧面可见到浑浊发亮的圆锥形光束，这是由于胶粒的光散射所致。溶胶剂的浑浊程度用浊度表示，浊度愈大表明光散射愈强。溶胶剂的颜色与光线的吸收和散射有密切关系，不同溶胶剂对特定波长的吸收，使溶胶剂产生不同的颜色，氯化金溶胶呈深红色，碘化银溶胶呈黄色，蛋白银溶胶呈棕色。④由于双电层离子有较强水化作用而在胶粒周围形成水化膜，ζ-**电位越高，扩散层越厚**，水化膜越厚在一定程度上增大了胶粒的稳定性。

11. D　口服液体制剂的优点：①**药物以分子或微粒状态分散在介质中，分散程度高，吸收快，作用较迅速**；②**给药途径广泛，可以内服、外用**；③**易于分剂量，使用方便，尤其适用于婴幼儿和老年患者**；④**药物分散于溶剂中，能减少某些药物的刺激性**，通过调节液体制剂的浓度，避免**固体药物（溴化物、碘化物等）**口服后由于局部浓度过高引起胃肠道刺激作用。液体制剂体积较大，携带运输不方便。

12. C 低分子溶液剂系指小分子药物以分子或离子状态分散在溶剂中形成的均匀的可供内服或外用的液体制剂。包括溶液剂、糖浆剂、芳香水剂、涂剂、酊剂和醑剂等。

13. E 低分子溶液剂为真溶液，无界面，热力学稳定体系，扩散快，能透过滤纸和某些半透膜。

14. B 常用增溶剂为聚山梨酯（吐温）类、聚氧乙烯脂肪酸酯类等。

15. D 甾体激素、挥发油等许多难溶性药物在水中的溶解度很小，可达不到治疗所需的浓度，此时可利用表面活性剂的增溶作用提高药物的溶解度。这种起增溶作用的表面活性剂称为增溶剂。

16. A 尼泊金类与苯甲酸联合使用对防治霉变、发酵效果最佳。

17. B 能起润湿作用的物质叫作润湿剂。表面活性剂作为润湿剂时，最适 HLB 值通常为 7～9，并且要在合适的温度下才能够起到润湿作用。

18. D 尼泊金类防腐剂适用于内服液体制剂作防腐剂。

19. D 沉降容积比是指沉降物的容积与沉降前混悬液的容积之比。通过测定混悬剂的沉降容积比，可以评价混悬剂的稳定性，进而评价助悬剂及絮凝剂的效果。F 值在 0～1 之间，F 值愈大混悬剂就愈稳定。

20. B 絮凝度是比较混悬剂絮凝程度的重要参数。根据公式 $\beta = F/F_\infty$，β 为由絮凝所引起的沉降物容积增加的倍数。β 值愈大，絮凝效果愈好，混悬剂的稳定性愈高。以絮凝度评价絮凝剂的效果，对于预测混悬剂的稳定性具有重要价值。

21. E 增溶剂的最适亲水亲油平衡值（HLB 值）为 15～18。

22. C 潜溶剂系指能形成氢键以增加难溶性药物溶解度的混合溶剂。

23. E 阿司帕坦为天门冬酰苯丙氨酸甲酯，是二肽类甜味剂，甜度比蔗糖高 150～200 倍，不致龋齿，适用于糖尿病、肥胖症患者。

24. B 天然甜味剂主要有蔗糖、单糖浆、橙皮糖浆、桂皮糖浆等。合成甜味剂主要有糖精钠，甜度为蔗糖的 200～700 倍，易溶于水，常用量为 0.03%，常与单糖浆、蔗糖和甜菊苷合用。

二、配伍选择题

[1-3] A、E、C 常用的极性溶剂有水、甘油、二甲基亚砜等。故 1 题正确答案是 A。常用的半极性溶剂有乙醇、丙二醇、聚乙二醇等。故 2 题正确答案是 E。常用的防腐剂有苯甲酸与苯甲酸钠、对羟基苯甲酸酯类。故 3 题正确答案是 C。

[4-6] B、C、A 溶胶剂系指固体药物以多分子聚集体形式分散在水中形成的非均相液体制剂，也称为疏水胶体，药物微粒在 1～100nm 之间，胶粒是多分子聚集体，有极大的分散度，属于热力学不稳定体系。故 4 题正确答案是 B。芳香水剂系指芳香挥发性药物（多为挥发油）的饱和或近饱和水溶液，亦可用水与乙醇的混合溶剂制成浓芳香水剂。芳香性植物药材经水蒸气蒸馏法制得的内服澄明液体制剂称为露剂。故 5 题正确答案是 C。糖浆剂系指含有药物的浓蔗糖水溶液，供口服使用。故 6 题正确答案是 A。

[7-9] B、C、D 两性离子型表面活性剂如琼脂、阿拉伯胶等可用作内服制剂的乳化剂。故 7 题正确答案是 B。甜味剂包括阿司帕坦、蔗糖等。故 8 题正确答案是 C。着色剂分为天然色素和合成色素两

大类。天然色素分为植物性和矿物性色素，可用作内服制剂和食品的着色剂。常用的植物性色素中黄色的有胡萝卜素、姜黄等；绿色的有叶绿酸铜钠盐；红色的有胭脂红、苏木等；棕色的有焦糖；蓝色的有乌饭树叶、松叶兰等。常用的矿物性色素是棕红色的氧化铁。我国批准的合成色素有胭脂红、柠檬黄、苋菜红等，通常将其配成1%的贮备液使用。故9题正确答案是D。

[10-13] B、A、C、D 非离子型表面活性剂，脂肪酸山梨坦类（司盘）、聚山梨酯（吐温）、蔗糖脂肪酸酯、聚氧乙烯脂肪酸酯、聚氧乙烯脂肪醇醚类等。故10题正确答案是B。阴离子型表面活性剂，如高级脂肪酸盐、硫酸化物、磺酸化物等。故11题正确答案是A。阳离子型表面活性剂常用品种有苯扎氯铵、苯扎溴铵。故12题正确答案是C。两性离子型表面活性剂有天然（卵磷脂类）、人工合成（氨基酸型和甜菜碱型）之分。其中天然的两性离子型表面活性剂，例如卵磷脂类可用于口服和注射。故13题正确答案是D。

[14-15] A、B 苯扎氯铵（商品名为洁尔灭）、苯扎溴铵（商品名为新洁尔灭）具有杀菌、渗透、清洁、乳化等作用。其中新洁尔灭水溶液的杀菌力很强，穿透性强，毒性较低，主要用作杀菌防腐剂，为阳离子型表面活性剂。故14题正确答案是A。非极性溶剂有脂肪油、液状石蜡、油酸乙酯、乙酸乙酯等。故15题正确答案是B。

[17-18] B、A、E 分层又称乳析，是指乳剂放置后出现分散相粒子上浮或下沉的现象。故16题正确答案是B。絮凝指乳剂中分散相的乳滴由于某些因素的作用使其荷电减少，ζ-电位降低，出现可逆性的聚集现象。故17题正确答案是A。转相又称为转型，是指由于某些条件的变化而

改变乳剂类型的现象。故18题正确答案是E。

[19-21] B、D、C 天然甜味剂主要有蔗糖、单糖浆、橙皮糖浆、桂皮糖浆等，不但能矫味，而且也能矫臭。故19题正确答案是B。将有机酸与碳酸氢钠混合后，遇水产生大量二氧化碳，二氧化碳能麻痹味蕾起矫味作用。故20题正确答案是D。胶浆剂具有黏稠、缓和的性质，可以干扰味蕾的味觉而矫味，如阿拉伯胶、羧甲基纤维素钠、琼脂、明胶、甲基纤维素等的胶浆。故21题正确答案是C。

[22-23] A、D 醑剂中药物浓度一般为5%~20%，乙醇的浓度一般为60%~90%。故22题正确答案是A，23题正确答案是D。

三、综合分析选择题

1. E 枸橼酸为pH调节剂。

2. D 布洛芬为主药，甘油为润湿剂，羟丙基甲基纤维素为助悬剂，山梨醇为甜味剂，枸橼酸为pH调节剂，水为溶剂。布洛芬口服易吸收，但受饮食影响较大。

3. D 8%羟苯丙酯和羟苯乙酯为防腐剂。

4. C 对乙酰氨基酚为主药，糖浆、甜蜜素为矫味剂，香精为芳香剂，羟苯丙酯和羟苯乙酯为防腐剂，聚乙二醇400为助溶剂和稳定剂。对乙酰氨基酚在pH 5~7的溶液中稳定，故制备其口服液时需加入适量的枸橼酸，调节溶液的pH为5.5左右，同时可使口服液口感更好，易于儿童服用。为加快药物的溶解，配制时应适当加热，但温度不得超过55℃，温度过高，对乙酰氨基酚易分解。为乙酰苯胺类解热镇痛药，毒副作用小，使用安全。其退热速度快，效果好，临床多用于迅速解除儿童高热。

5. A 处方中鱼肝油为药物、油相，阿拉伯胶为乳化剂。

6. B 西黄蓍胶为稳定剂，糖精钠、杏仁油为矫味剂，羟苯乙酯为防腐剂。

四、多项选择题

1. BDE 为提高该剂型物理稳定性，在混悬剂制备时常加入稳定剂，包括润湿剂、助悬剂、絮凝剂或反絮凝剂等。

2. ABC 非离子型表面活性剂，如脂肪酸山梨坦类（司盘）、聚山梨酯（吐温）、蔗糖脂肪酸酯、聚氧乙烯脂肪酸酯、聚氧乙烯脂肪醇醚类等，均可用于口服液体制剂。

3. ABCDE 乳剂属于**热力学不稳定的非均相分散体系**，制成后在放置过程中常出现分层、合并、破裂、絮凝、转相、酸败等不稳定的现象。

4. BD 常用的**防腐剂**有：**苯甲酸与苯甲酸钠、对羟基苯甲酸酯类**。

5. AB 半极性溶剂有乙醇、丙二醇、聚乙二醇等。

6. BCD 表面活性剂在药剂学中有着广泛的应用，常用于难溶性药物的增溶，油的乳化，混悬液的润湿和助悬，可以增加药物的稳定性，促进药物的吸收，是口服液体制剂中常用的附加剂。

7. BCD 高分子溶液剂属热力学稳定体系，根据溶剂的不同可分为亲水性高分子溶液剂和非水性高分子溶剂。其**特点**包括：①**荷电性**：溶液中的高分子化合物会因解离而带电，有的带正电，有的带负电，有时电荷会受 pH 的影响。因为在溶液中带电荷，所以有电泳现象，用电泳法可测得高分子化合物所带电荷的种类。②**渗透压**：高分子溶液的渗透压较高，大小与浓度有关。③**黏度**：高分子溶液是黏稠性流体，黏稠与高分子化合物的分子量有关。

④**高分子的聚结特性**：高分子化合物中的大量亲水基，能与水形成牢固的水化膜，阻滞高分子的凝聚，使高分子化合物保持在稳定状态。当溶液中加入电解质、脱水剂时水化膜发生变化，出现聚集沉淀。⑤**胶凝性**：一些高分子水溶液，如明胶水溶液，在温热条件下呈黏稠流动的液体，当温度降低时则形成网状结构，成为不流动的半固体称为凝胶，这个过程称为胶凝，凝胶失去水分形成干燥固体，称为干胶。⑥**高分子溶液的陈化现象**：高分子溶液在放置过程中也会自发地聚集而沉淀，称为陈化现象。陈化现象受光线、空气、盐类、pH、絮凝剂（如枸橼酸钠）、射线等因素的影响。

8. ABCDE 口服液体制剂的质量要求：均相液体制剂应是澄明溶液；非均相液体制剂的药物粒子应分散均匀；应外观良好，口感适宜；制剂应稳定、无刺激性，不得有发霉、酸败、变色、异物、产生气体或其他变质现象；包装容器适宜，方便患者携带和使用；根据需要可加入适宜的附加剂，如抑菌剂、分散剂、助悬剂、增稠剂、助溶剂、润湿剂、缓冲剂、乳化剂、稳定剂、矫味剂以及色素等，其品种与用量应符合国家标准的有关规定。

9. BCE 在非均相分散系统中药物以微粒、小液滴、胶粒分散，如溶胶剂、乳剂、混悬剂。

10. AB 根据药物的分散状态，**液体制剂可分为均相分散系统、非均相分散系统**。在均相分散系统中药物以分子或离子状态分散，如**低分子溶液剂、高分子溶液剂**。

11. ACD 助悬剂的种类主要包括：①**低分子助悬剂**：如甘油、糖浆等，内服混悬剂使用糖浆兼有矫味作用，外用混悬剂常加甘油。②**高分子助悬剂**：分天然高分子助悬剂与合成高分子助悬剂两类。常用的**天然高分子**助悬剂有**果胶、琼脂、白芨胶、西黄蓍胶、阿拉伯胶或海藻酸钠**等。在使用天然高分子助悬剂时应加入防腐剂（如尼泊金类、苯甲酸类或酚类）。**合成或半合成高分子助悬剂有纤维素类**（如甲基纤维素、羧甲基纤维素钠、羟丙基甲基纤维素）、**聚维酮、聚乙烯醇**等。

12. ABCD　高分子化合物乳化剂常用于制成 **O/W 型乳剂**，但易被微生物污染变质，所以使用时需新鲜配制或添加适当的防腐剂。常见的有**阿拉伯胶、西黄蓍胶、明胶、杏树胶、卵黄、果胶等常用于制成 O/W 型乳剂**。固体粉末乳化剂。**常用的如硅皂土、氢氧化镁、氢氧化铝、二氧化硅、白陶土等**，能被水更多润湿，**可用于制备 O/W 型乳剂；氢氧化钙、氢氧化锌、硬脂酸镁**等，能被油更多润湿，**可用于制备 W/O 型乳剂**。

13. ABCE　具有较强的表面活性的水溶性高分子，称为**高分子表面活性剂**，如**海藻酸钠、羧甲基纤维素钠、甲基纤维素、聚乙烯醇、聚维酮**等。

14. BCE　**不溶性骨架材料**指不溶于水或水溶性极小的高分子聚合物。常用的有**聚甲基丙烯酸酯、乙基纤维素、聚乙烯、无毒聚氯乙烯、乙烯－醋酸乙烯共聚物、硅橡胶等**。

15. ACE　①胶粒间有相互聚结，从而降低其表面能的趋势，具有结构不稳定性；但带相同表面电荷的胶粒之间的静电斥力使胶粒不易聚结，具有静电稳定性，这是溶胶剂稳定的主要因素。②溶胶剂中的胶粒在分散介质中有布朗运动，使其在重力场中不易沉降，具有动力学稳定性，但又会促使胶粒相互碰撞，增加聚结的机会，一旦聚结变大，布朗运动减弱，动力学稳定性降低，导致聚沉发生。③光学性质，具有 Tyndall 效应，从侧面可见到浑浊发亮的圆锥形光束，这是由于胶粒的光散射所致。溶胶剂的浑浊程度用浊度表示，浊度愈大表明光散射愈强。溶胶剂的颜色与光线的吸收和散射有密切关系，不同溶胶剂对特定波长的吸收，使溶胶剂产生不同的颜色，氯化金溶胶呈深红色，碘化银溶胶呈黄色，蛋白银溶胶呈棕色。④由于双电层离子有较强水化作用而在胶粒周围形成水化膜，ζ－电位越高，扩散层越厚，水化膜越厚在一定程度上增大了胶粒的稳定性。

第五章 注射剂与临床应用

第一节 注射剂的基本要求

一、最佳选择题

1. D 影响溶解度的因素：药物分子结构与溶剂、温度、药物的晶型、粒子大小、加入第三种物质。

2. E 热原是微生物产生的一种**内毒素**，它是能引起恒温动物体温异常升高的致热物质。大多数细菌都能产生热原，其中致热能力最强的是革兰阴性杆菌。霉菌甚至病毒也能产生热原。

3. D 热原磷脂结构上连接有多糖，所以**热原能溶于水**。

4. D 灭菌注射用水主要用于注射用灭菌粉末的溶剂或注射剂的稀释剂。

5. E 注射剂的质量要求包括 pH、渗透压、稳定性、安全性、澄明（不得含有可见的异物或不溶性微粒）、无菌（注射剂内不应含有任何活的微生物）、无热原。

6. C 除去容器或用具上热原的方法：高温法、酸碱法；除去药液或溶剂中热原的方法：吸附法、离子交换法、凝胶滤过法、超滤法、反渗透法、其他方法（采用两次以上湿热灭菌法，或适当提高灭菌温度和时间，处理含有热原的葡萄糖或甘露醇注射液亦能得到热原合格的产品。微波也可破坏热原）。

7. B 碳酸氢钠调节 pH，可增强本品的稳定性。亚硫酸氢钠（酸性）是还原剂（抗氧剂），可以防止药品被氧化。

8. E 增加药物溶解度的方法：加入增溶剂、加入助溶剂、制成盐类、使用混合溶剂、制成共晶。

9. E 卡巴克络的助溶剂有水杨酸钠、烟酰胺和乙酰胺。

10. D 安瓿的玻璃材质主要有中性玻璃、含钡玻璃与含锆玻璃：①中性玻璃是低硼酸硅盐玻璃，有良好的化学稳定性，适合于近中性或弱酸性注射剂，如各种输液、葡萄糖注射液、注射用水等；②含钡玻璃的耐碱性好，适用于碱性较强的注射液，如磺胺嘧啶钠注射液（pH 10～10.5）；③含锆玻璃系含少量锆的中性玻璃，耐酸、碱，可用于乳酸钠、碘化钠、磺胺嘧定钠、酒石酸锑钠等。

11. C 注射剂的 pH 应和血液 pH 相等或相近。一般控制在 4～9 的范围内。

12. C 注射液中除热原，为不影响药物作用性质一般采用吸附法。

13. D 灭菌注射用水为注射用水按照注射剂生产工艺制备所得，不含任何添加剂。临床应用的灭菌注射用水一般按药品批准文号管理，主要用于注射用灭菌粉末的溶剂或注射剂的稀释剂。

14. D 反渗透法：本法通过三醋酸纤维素膜或聚酰胺膜除去热原，是较新发展起来的效果好、具有较高的实用价值的方法。

15. B 药物的溶解度系指在一定温度（气体在一定压力）下，在一定量溶剂中达到饱和时溶解的最大药量。

16. C 注射剂的 pH 应和血液 pH 相等或相近。同一品种的 pH 允许差异范围不超过 ±1.0。

17. A 制药用水的原水通常为饮用水

（天然水经净化处理所得的水，除另有规定，可作为饮片的提取溶剂）。

18. D　甘油由于黏度和刺激性较大，**不单独作注射剂溶剂用**。常用浓度为1% ~ 50%，但大剂量注射会导致惊厥、麻痹、溶血。常与乙醇、丙二醇、水等组成复合溶剂。

19. D　注射剂常用的附加剂中用作**局麻剂（止痛剂）的药物是盐酸普鲁卡因和利多卡因。**

20. E　溶出介质的体积小，溶液中药物浓度高，溶出速度慢。

21. C　难溶性药物新霉素可应用的助溶剂是精氨酸。

二、配伍选择题

[1-4] A、C、D、E　纯化水不得用于注射剂的配制与稀释。故1题正确答案是A。**注射用水为纯化水经蒸馏所得的水，可作为注射剂、滴眼剂等的溶剂或稀释剂及容器的清洗溶剂**。故2题正确答案是C。**灭菌注射用水主要用于注射用灭菌粉末的溶剂或注射液的稀释剂**。故3题正确答案是D。制药用水包括纯化水、注射用水、灭菌注射用水。故4题正确答案是E。

[5-7] A、C、B　玻璃瓶具有透明、耐压不变形、热稳定性好等优点。故5题正确答案是A。软塑料袋具有重量轻、运输方便、不易破损、耐压等优点。故6题正确答案是C。塑料瓶具有耐腐蚀、质轻无毒、耐热性好、机械强度高、化学稳定性好等优点。故7题正确答案是B。

[8-10] C、D、A　**过滤性**：热原体积较小，在1 ~ 5nm之间，一般滤器均可通过，不能被截留去除，但活性炭可吸附热原，纸浆滤饼对热原也有一定的吸附作用。故8题正确答案是C。**热原本身没有挥发性**，但因溶于水，在蒸馏时，可随水蒸气雾滴进入蒸馏水中，故蒸馏水器均应有完好的隔沫装置，以防止热原污染。故9题正确答案是D。**耐热性**：热原的耐热性较强，一般经60℃加热1小时不受影响，100℃也不会发生热解，但在120℃下加热4小时能破坏98%左右，在180℃ ~ 200℃干热2小时或250℃ 30 ~ 45分钟或650℃ 1分钟可使热原彻底破坏。故10题正确答案是A。

[11-12] A、B　注射剂常用的金属螯合剂有乙二胺四乙酸二钠。故11题正确答案是A。注射剂常用的缓冲剂有醋酸、醋酸钠、枸橼酸、枸橼酸钠、**乳酸**、酒石酸、磷酸氢二钠、磷酸二氢钠、碳酸氢钠、碳酸钠等。故12题正确答案是B。

[13-16] D、C、B、A　可可豆碱宜选用的助溶剂有水杨酸钠、苯甲酸钠、烟酰胺。故13题正确答案是D。茶碱宜选用的助溶剂有二乙胺、其他脂肪族胺、烟酰胺、苯甲酸钠。故14题正确答案是C。红霉素宜选用的助溶剂有乙酰琥珀酸酯、维生素C。故15题正确答案是B。链霉素宜选用的助溶剂有蛋氨酸、甘草酸。故16题正确答案是A。

三、综合分析选择题

1. B　物理检查内容主要包括安瓿外观、尺寸、应力、清洁度、热稳定性等。

2. A　化学检查内容主要有容器的耐酸、碱性检查等。

四、多项选择题

1. ABD　注射剂的质量要求：①pH：注射剂的pH应和血液pH相等或相近。一般控制在4 ~ 9的范围内。也可根据具体品种确定，同一品种的pH允许差异范围**不超过±1.0**。②渗透压：对用量大、供静脉注射的注射剂应具有与血浆相同的或略偏高的渗透压。③稳定性：注射剂要具有必要的物理稳定性和化学稳定性，以确保产品在贮存期内安全、有效。④安全性：注射剂必须对机体**无毒性、无刺激性**，降压物质必须符合规定，确保安全。⑤澄明：溶液型注射液应**澄明，不得含有可见的异物或不溶性微粒**。⑥无菌：注射剂内**不应含有任何活的微生物**。⑦无热原：注射剂内**不应含热原**，热原检查必须符合规定。

2. ABCD　热原是微生物的代谢产物，热原的污染途径与微生物的污染直接相关。包括溶剂带入、原辅料带入、容器或用具带入、制备过程带入、使用过程带入。

3. ABCD　注射用无菌粉末质量应符合以下规定：①粉末无异物，配成溶液后可见异物检查合格；②粉末细度或结晶度需适宜，便于分装；③无菌、无热原或细菌内毒素；④冻干制品是完整块状物或海绵状物；⑤外形饱满，色泽均一，多孔性好，水溶解后能快速恢复冻干前状态；⑥不溶性微粒、装量差异、含量均匀度等检查符合规定。

4. ABCE　注射剂特点：①**药效迅速、剂量准确、作用可靠**。②可适用于不宜口服给药的患者和不宜口服的药物。③可发挥局部定位作用，但注射给药不方便，注射时易引起疼痛。④易发生交叉污染，安全性不及口服制剂。⑤制造过程复杂，对生产的环境及设备要求高，生产费用较大，价格较高。

5. AB　除去容器或用具上热原的方法：高温法、酸碱法。

6. ABCDE　安瓿材质应满足以下质量要求：①应无色透明，以便检查药液的澄清度、杂质以及变质情况；②应有优良的耐热性和低的膨胀系数，使之不易冷爆破裂；③熔点低，易于熔封；④不得有气泡、麻点及砂粒；⑤应有足够的物理强度能耐

受热压灭菌时产生的较高压力差和生产流通过程中造成的破损；⑥对需要遇光的药物，可采用琥珀色玻璃安瓿，适用于光敏药物。

7. ABCDE　橡胶塞对输液的质量会有很大的影响，故对其有严格的质量要求：①富有弹性及柔软性；②针头刺入和拔出后可立即闭合并能耐受多次穿刺而无碎屑脱落；③具有耐溶性，不会增加药液中的杂质；④可耐受高温灭菌；⑤有高度的化学稳定性；⑥对药物或附加剂的作用应达最低限度；⑦无毒性、无溶血作用。

8. ACE　灌装药液时应注意：①剂量准确，可按《中国药典》要求适当增加药液量，以保证注射用量不少于标示量；②药液不沾瓶口，活塞中心常设有毛细孔来防止灌注器针头"挂水"，应调节灌装速度，速度过快时药液易溅至瓶壁；③通惰性气体时要避免药液溅至瓶颈，并要将安瓿内空气除尽。

9. ABCDE　工业化生产多采用全自动灌封机，灌注药液分五步：①移动齿档送安瓿；②下降灌注针头；③向安瓿中灌注药液；④灌注针头上升，安瓿离开进入封口工位，同时灌注器吸入药液；⑤灌好药液的安瓿在封口工位进行熔封。上述步骤必须按顺序协调进行。

10. ABCDE　附加剂主要用于以下几个方面：①增加药物溶解度；②增加药物稳定性；③调节渗透压；④抑菌；⑤调节pH；⑥减轻疼痛或刺激。

11. ABCDE　热源的性质包括：水溶性、不挥发性、耐热性、过滤性、其他（热原能被强酸、强碱、强氧化剂如高锰酸钾、过氧化氢以及超声波破坏。热原在水溶液中带有电荷，也可被某些离子交换树脂所吸附）。

第二节　普通注射剂

一、最佳选择题

1. D　输液是指由静脉滴注输入体内的大剂量（除另有规定外，**一般不小于100ml**）注射液。它是注射液的一种给药形式，故也称大容量注射液，通常包装于玻璃或塑料的输液瓶或袋中，**不含防腐剂或抑菌剂**。

2. C　**热原**的耐热性较强，一般经**60℃加热1小时不受影响，100℃也不会发生热解，但在120℃下加热4小时能破坏98％左右，在180℃～200℃干热2小时或250℃30～45分钟或650℃1分钟可使热原彻底破坏**。

3. A　注射用无菌粉末：适用于水溶液中不稳定的药物。

4. E　注射用无菌粉末质量应符合以下规定：①粉末无异物，配成溶液后可见异物检查合格；②粉末细度或结晶度需适宜，便于分装；③无菌、无热原或细菌内毒素；④冻干制品是完整块状物或海绵状物；⑤外形饱满，色泽均一，多孔性好，水溶解后能快速恢复冻干前状态；⑥不溶性微粒、装量差异、含量均匀度等检查符合规定。

5. A　混悬型注射剂的特点：①药物的结晶状态与粒径大小会影响药物吸收的快慢，微粉化可减小颗粒粒径，增加药物溶出速度；②长效混悬型注射剂给药后可在局部形成贮库，缓慢释放药物，以达到长效目的；③无适当溶媒可溶解的不溶性固体药物、需制成长效制剂或高含量的药物，常制成水或油的混悬型注射剂。

6. C　将**不溶性固体药物**以微粒状态分散于液体介质中制成的一类供肌内注射用药剂称为**混悬型注射剂**。无适当溶媒可溶解的不溶性固体药物、需制成长效制剂或高含量的药物，常制成水或油的混悬型注射剂。

7. D　按照《中国药典》大体积注射液项下质量要求，逐项检查。主要有：可见异物、不溶性微粒检查、热原或细菌内毒素检查、无菌检查、含量测定、pH测定及检漏等。

8. E　由于输液生产过程中严重污染、灭菌不彻底、瓶塞松动、漏气等原因，致使输液出现浑浊、霉团、云雾状、产气等染菌现象，也有一些外观并无太大变化。如果使用这种输液，会引起脓毒症、败血病、热原反应，甚至死亡。

9. C　胶体输液是一类与血液等渗的胶体溶液，由于胶体溶液中的高分子不易通过血管壁，可使水分较长时间在血液循环系统内保持，产生增加血容量和维持血压的效果。**胶体输液有多糖类、明胶类、高分子聚合物等，如右旋糖酐、淀粉衍生物、明胶、聚维酮等**。

二、配伍选择题

[1-3]　B、A、C　在静脉注射用脂肪乳处方中：大豆磷脂是乳化剂，故1题正确答案是B。精制大豆油是油相，故2题正确答案是A。注射用甘油是等渗调节剂，故3题正确答案是C。

[4-6]　B、C、D　维生素C注射液处方中，依地酸二钠是金属螯合剂，用来络合金属离子。故4题正确答案是B。维生素C是主药，显强酸性，由于注射时刺激性大，会产生疼痛，故加碳酸氢钠或碳酸钠，中和部分维生素C成钠盐，以避免

疼痛；同时由于碳酸氢钠的加入调节了pH，可增强本品的稳定性。故5题正确答案是C。亚硫酸氢钠是还原剂（抗氧剂），可以防止药品被氧化。故6题正确答案是D。

[7-9] B、B、D 注射用辅酶A无菌冻干制剂：水解明胶、甘露醇、葡萄糖酸钙为填充剂，半胱氨酸为稳定剂。

[10-11] A、B 静滴氧氟沙星注射液速度宜慢，否则易发生低血压。故10题正确答案是A。复方氨基酸滴注过快可致恶心呕吐。故11题正确答案是B。

三、综合分析选择题

1. D 在该处方中，柠檬酸为螯合剂，用于提高注射剂稳定性。

2. C 在该处方中，吐温20为表面稳定剂，用于保持悬浮液稳定性。

3. E 罗替戈汀为主药，吐温20为表面稳定剂，用于保持悬浮液稳定性；PEG4000为助悬剂，用于增加分散介质的黏度，以降低微粒的沉降速度；磷酸二氢钠为pH调节剂；甘露醇为渗透压调节剂；柠檬酸为螯合剂，用于提高注射剂稳定性。罗替戈汀长效混悬型注射剂，用于治疗早期和进展期的帕金森综合征。氟比洛芬酯属于非甾体抗炎药，具有解热、镇痛、抗炎的作用，主要用于术后和癌症的镇痛。

四、多项选择题

1. ACD 乳化剂常用的有卵磷脂、豆磷脂及普朗尼克F-68（Pluronic F-68）等。一般以卵磷脂为好。

2. BE 输液存在问题的解决办法：①按照输液用的原辅料质量标准，严格控制原辅料的质量；②提高丁基胶塞及输液容器质量；③尽量减少制备生产过程中的污染，严格灭菌条件，严密包装；④合理安排工序，加强工艺过程管理，采取单向

层流净化空气，及时除去制备过程中新产生的污染微粒，采用微孔滤膜滤过和生产联动化等措施，以提高输液的澄明度；⑤在输液器中安置终端过滤器（**0.8μm孔径的薄膜**），可解决使用过程中微粒污染问题。

3. DE 羟乙基淀粉注射液又名**706代血浆**，是将淀粉经酸水解后再在碱性条件下与环氧乙烷反应（羟乙基化）而成。右旋糖酐是一种葡萄糖聚合物，是目前最佳的血浆代用品之一。

4. ACE 冻干制剂常见问题：含水量偏高、喷瓶、产品外观不饱满或萎缩。

5. ABCDE 注射用浓溶液是指原料药物与适宜辅料制成的供临用前稀释后静脉滴注用的无菌浓溶液。注射用浓溶液的特点：①适用于水溶液中不稳定和（或）水溶液中溶解度低的药物；②注射用浓溶液可解决水的引入导致的药物异构化或者有关物质增多的问题；③可以扩大药物在临床上的适用范围。注射用浓溶液稀释后应符合注射液的要求。

6. ABD 营养输液用于不能口服吸收营养的患者，主要用来补充供给体内热量、蛋白质和人体必需的脂肪酸和水分等，如**葡萄糖注射液、氨基酸输液、脂肪乳剂输液**等。

7. ABDE 微粒产生的原因如下：①原料与附加剂质量问题；②胶塞与输液容器质量问题；③工艺操作中的问题；④医院输液操作以及静脉滴注装置的问题；⑤还有丁基胶塞的硅油污染问题等。

8. DE 静脉注射脂肪乳是一种浓缩的高能量肠外营养液，可供静脉注射，能完全被机体吸收，它具有体积小、能量高、对静脉无刺激等优点。因此本品可供不能口服食物和严重缺乏营养的（如外科手术后或大面积烧伤或肿瘤等）患者使用。静

脉注用脂肪乳处方中，精制大豆油是油相，也是主药，精制大豆磷脂是乳化剂，注射用甘油是等渗调节剂。

9. ABC　原料一般选用植物油，如大豆油、麻油、红花油等。乳化剂常用的有卵磷脂、豆磷脂及普朗尼克 F－68 等。一般以卵磷脂为好。

10. ABD　电解质输液用于补充体内水分、电解质，纠正体内酸碱平衡等，如**氯化钠注射液、复方氯化钠注射液、乳酸钠注射液**等。

11. ABCDE　通常在以下情况需使用注射剂：①患者存在吞咽困难或明显的吸收障碍（如呕吐、严重腹泻、胃肠道病变、手术后不能进食），一般使用注射剂；②口服生物利用度低的药物，如口服吸收较差的庆大霉素，除治疗胃肠道相关疾病外，一般使用注射剂；③患者疾病严重、病情进展迅速的紧急情况下，注射剂能较快地发挥药效；④没有合适的口服剂型的药物，如氨基酸类或胰岛素制剂。

12. ABCDE　注射剂的注意事项：①由于药物配成溶液后的稳定性受到很多因素影响，所以一般提倡临用前配制以保证疗效和减少不良反应。②应尽可能减少注射次数，应积极采取序贯疗法（即畸形或紧急情况下先用注射剂，病情控制后马上改为口服给药）。③应尽量减少注射剂联合使用的种类，以避免不良反应和配伍禁忌的出现。在不同注射途径的选择上，能够肌内注射的就不静脉注射。④应严格掌握注射剂量和疗程。

13. ABCDE　输液的特点：①输液能够**补充营养、热量和水分**，纠正体内电解质代谢紊乱；②**维持血容量以防治休克**；③调节体液酸碱平衡；④解毒用以稀释毒素、促使毒物排泄；⑤**抗生素、强心药、升压药等多种注射液加入输液中静脉滴注**，起效迅速，疗效好，且可避免高浓度药液静脉推注对血管的刺激。

14. ABCDE　输液剂的质量要求：无菌、无热原或细菌内毒素、不溶性微粒等项目必须符合规定，pH 与血液相近；**渗透压应为等渗或偏高渗；不得添加任何抑菌剂**，并在贮存过程中质量稳定；使用安全，不引起血液一般检测或血液常规检测的任何变化，不引起过敏反应，不损害肝、肾功能。

15. ABCDE　输液中的微粒包括炭黑、碳酸钙、氧化锌、纤维素、纸屑、黏土、玻璃屑、细菌、真菌、真菌芽孢和结晶体等。

第三节　微粒制剂

一、最佳选择题

1. C　挥发油等制成微囊能够防止其挥发，提高了制剂的物理稳定性。

2. D　包封率＝［脂质体中的药量/（介质中的药量＋脂质体中的药量）］×100%，通常要求脂质体的药物包封率达80%以上。

3. B　药物被脂质体包封后具有以下特点：①靶向性和淋巴定向性；②缓释和长效性；③细胞亲和性与组织相容性；④降低药物毒性；⑤提高药物稳定性。

4. B　缓释和长效性是脂质体特点之一，可将药物制备成脂质体因减少了肾排泄和代谢而延长药物在血液和靶组织中的滞留时间，延长了药效。

5. A　磷脂氧化指数：氧化指数＝

A_{233nm}/A_{215nm}；一般规定磷脂氧化指数应小于0.2。

6. B 易氧化药物β-胡萝卜素、易水解药物阿司匹林，制成微囊化制剂后能够在一定程度上避免光线、湿度和氧的影响，防止药物的分解，提高药物的化学稳定性；挥发油等制成微囊能够防止其挥发，提高了制剂的物理稳定性。

7. A 聚酯类是应用最广的可生物降解的合成高分子，如聚碳酯、聚氨基酸、聚乳酸（PLA）、丙交酯-乙交酯共聚物（PLGA）、聚乳酸-聚乙二醇嵌段共聚物等。其中，PLA和PLGA是被FDA批准的可降解材料，而且已有产品上市。

8. D 微球的质量要求包括：**粒子大小与粒度分布、载药量、有机溶剂残留检查、体外释放度**。

9. E 半合成高分子囊材多系纤维素衍生物，如羧甲基纤维素、醋酸纤维素酞酸酯，其特点包括毒性小、黏度大、成盐后溶解度增大。

10. D 聚酯类是应用最广的可生物降解的合成高分子，如聚碳酯、聚氨基酸、聚乳酸（PLA）、丙交酯乙交酯共聚物（PLGA）、聚乳酸-聚乙二醇嵌段共聚物等。其中，PLA和PLGA是被FDA批准的可降解材料，而且已有产品上市。

11. E 静脉注射给药是微球被动靶向的给药方式，主要是通过控制微球的粒径来实现药物的靶向性。

12. A 常用囊材形成的囊壁释药速率依次如下：明胶>乙基纤维素>苯乙烯-马来酸酐共聚物>聚酰胺。

13. B 注射给药脂质体的粒径应小于**200nm**，且分布均匀，呈正态性，跨距宜小。

14. E 利培酮为主药，PLGA为生物可降解载体材料。利培酮是抗精神病药物的代表药，注射用利培酮微球具有长效缓释作用，可以减少用药次数，便于临床用药。用于治疗急性和慢性精神分裂症以及其他各种精神病性状态的明显的阳性症状（如幻觉、妄想、思维紊乱、敌视、怀疑）和明显的阴性症状（如反应迟钝、情绪淡漠及社交淡漠、少语）。可减轻与精神分裂症有关的情感症状（如抑郁、负罪感、焦虑）。

15. D 由于结构上类似生物膜，脂质体又被称为"人工生物膜"。

二、配伍选择题

[1-2] E、B 二棕榈酸磷脂和二硬脂酸磷脂按一定比例混合制成的是甲氨蝶呤热敏脂质体。故1题正确答案是E。**免疫脂质体，脂质体表面联接抗体**，对靶细胞进行识别，提高脂质体的靶向性。故2题正确答案是B。

[3-4] C、D 脂质体的膜材主要由磷脂与胆固醇构成。故3题正确答案是C。PEG修饰可增加脂质体的柔顺性和亲水性，从而降低与单核巨噬细胞的亲和力，延长循环时间，称为长循环脂质体。故4题正确答案是D。

[5-7] A、C、B 脂质体的质量要求：形态、粒径及其分布；包封率；载药量；脂质体的稳定性。载药量即为制剂中所含药物量。故5题正确答案是A。脂质体的化学稳定性有磷脂氧化指数、磷脂量的测定、防止氧化的措施。故6题正确答案是C。脂质体的物理稳定性主要用渗漏率表示，即在贮存期间脂质体的包封率变化情况。故7题正确答案是B。

[8-12] B、A、C、E、D 本处方中，阿霉素作为主药，HSPC和胆固醇是脂质体的组成材料；MPEG2000-DSPE使脂质体发挥长循环的作用，增加脂质体

的稳定性，延长脂质体在体内循环时间，有利于阿霉素药效的发挥；用硫酸铵梯度法制备脂质体时，用硫酸铵水化后用蔗糖透析介质。注射用水为溶剂。

[13-14] C、B　聚酯类是应用最广的可生物降解的合成高分子，如聚碳酯、聚氨基酸、聚乳酸（PLA）、丙交酯乙交酯共聚物（PLGA）、聚乳酸-聚乙二醇嵌段共聚物等。故13题正确答案是C。半合成高分子囊材，如羧甲基纤维素盐、醋酸纤维素酞酸酯（CAP）、乙基纤维素、羟丙基甲基纤维素、羟丙基甲基纤维素。故14题正确答案是B。

三、综合分析选择题

1. E　16-妊娠双烯醇酮是主药，大豆油和蛋黄卵磷脂E-80是乳化剂，泊洛沙姆是助乳化剂。

2. B　该处方中，维生素E是抗氧化剂，甘油为等渗调节剂。

3. E　氢化大豆卵磷脂与二硬脂酰磷脂酰甘油为脂质体制备材料。

4. C　胆固醇用于改善脂质体膜流动性，提高制剂稳定性。

5. D　维生素E为抗氧化剂。

6. B　六水琥珀酸二钠用作缓冲剂。

四、多项选择题

1. ABCDE　药物微囊化的特点：提高药物的稳定性、掩盖药物的不良臭味、防止药物在胃内失活，减少药物对胃的刺激性、控制药物的释放、使液态药物固态化、减少药物的配伍变化、使药物浓集于靶区。

2. ABCE　影响微囊中药物释放速度的因素包括：药物的理化性质、囊材的类型及组成、微囊的粒径、囊壁的厚度、工艺条件、释放介质。

3. BCE　天然高分子囊材有明胶、阿拉伯胶、海藻酸盐、壳聚糖。

4. ABCD　根据靶向性原理可分为普通注射微球、栓塞性微球、磁性微球、生物靶向性微球。

5. ABDE　微囊的质量要求包括微囊的囊形、粒径、载药量与包封率、微囊中药物释放速率。

6. ABCDE　脂质体与细胞之间存在吸附、脂交换、内吞、融合、渗漏和扩散等相互作用，该作用与粒径大小、表面性质、给药途径密切相关。

第四节　其他注射剂

一、最佳选择题

1. D　目前生物技术药物制剂主要是以注射剂为主。

2. E　中药注射剂由于受其原料的影响，允许有一定的色泽，但同一批号成品的色泽必须保持一致，在不同批号的成品之间，应控制在一定的色差范围内。

二、配伍选择题

[1-2] D、E　胰岛素注射液以中性胰岛素为主药，氯化锌为络合剂，与胰岛素反应生成水不溶的锌络合物，甘油为等渗调节剂，氢氧化钠和盐酸为pH调节剂，间甲酚为抑菌剂。故1题正确答案是D。复方柴胡注射液处方中北柴胡、细辛为主药，吐温80是增溶剂，增加挥发油在水中的溶解度。氯化钠起到调节等渗的作用。故2题正确答案是E。

[3-4] A、B　中药注射剂是指将饮片经提取、纯化等过程制得的可注入人体内的溶液、乳状液及临用前配成溶液的无

菌粉末或浓缩液的无菌制剂。故 3 题正确答案是 A。溶液型注射剂指药物溶解于适宜溶剂中制成稳定的、可供注射给药的澄清液体制剂，包括水溶液、胶体溶液和油溶液。故 4 题正确答案是 B。

三、综合分析选择题

1. A 本处方中，中性胰岛素为主药，氯化锌为络合剂，与胰岛素反应生成水不溶的锌络合物。

2. E 本处方中，中性胰岛素为主药，氯化锌为络合剂，与胰岛素反应生成水不溶的锌络合物，甘油为等渗调节剂，氢氧化钠和盐酸为 pH 调节剂，间甲酚为抑菌剂。胰岛素注射液用于糖尿病的治疗。复方柴胡注射液用于感冒、流行性感冒等上呼吸道感染。

四、多项选择题

1. ABCDE 市售的并且销售量比较好的有：伊那西普冻干粉针剂、英夫利昔单抗冻干粉针剂、贝伐珠单抗注射液、利妥昔单抗注射液、阿达木单抗注射液、阿法依伯汀注射液、曲妥珠单抗冻干粉针剂、甘精胰岛素注射液、培非司亭注射液等。

第六章　皮肤和黏膜给药途径制剂与临床应用

第一节　皮肤给药制剂

一、最佳选择题

1. D　皮肤疾病急性期有大量渗液时，用溶液湿敷促进其炎症消退，如3%硼酸洗剂有散热、消炎、清洁作用。

2. E　软膏剂、糊剂应遮光密闭贮存；乳膏剂应避光密封，置25℃以下贮存，不得冷冻。

3. D　油脂性基质软膏剂主要用于：①保护、滋润皮肤，并对皮肤有保温作用。②保护创面、促进肉芽生长、恢复上皮和消炎收敛作用，适用于分泌物不多的浅表性溃疡。③防腐杀菌、软化痂皮。忌用于糜烂渗出性及分泌物较多的皮损。水溶性基质软膏剂多用于润湿及糜烂创面，也常用作腔道黏膜给药途径制剂。

4. E　贴剂通常由含有活性物质的支撑层和背衬层以及覆盖在药物释放表面上的保护层组成。背衬层主要由不易渗透的铝塑复合膜、玻璃纸、尼龙或醋酸纤维素等材料制成，用来防止药物的挥发和流失。

5. A　复方苯海拉明搽剂为绿色溶液，在该复方制剂中，盐酸苯海拉明为抗组胺药，可缓解组胺所致的变态反应；苯佐卡因属于局部麻醉药，有止痛、止痒作用；薄荷脑、樟脑能促进血液循环，有消炎、止痒、止痛作用。临床上多与其他药物组成复方制剂，用于过敏性皮炎，皮肤瘙痒症的治疗。

6. C　贴剂中的控释膜可分为均质膜和微孔膜。用作均质膜的高分子材料主要有乙烯－醋酸乙烯共聚物和聚硅氧烷等。微孔膜有聚丙烯拉伸微孔膜等。

7. D　贴剂的质量要求包括材料及敷料、外观、残留溶剂含量测定、黏附力测定、释放度测定、含量均匀度测定、贮存条件，无崩解时限要求。

8. E　涂膜剂常用的成膜材料有聚乙烯醇、聚乙烯吡咯烷酮、乙基纤维素和聚烯醇缩甲乙醛等。

9. A　冲洗剂系指用于冲洗开放性伤口或腔体的无菌溶液。搽剂系指原料药用乙醇、油或适宜的溶剂制成的溶液、乳状液或混悬液，供无破损皮肤揉擦用的液体制剂。栓剂系指药物与适宜基质等制成供腔道给药的固体外用制剂。洗剂系指含原料药的溶液、乳状液、混悬液，供清洗或涂抹无破损皮肤或腔道用的液体制剂。

10. C　涂膜剂用时涂布于患处，有机溶剂迅速挥发，形成薄膜保护患处，并缓慢释放药物起治疗作用。涂膜剂一般用于无渗出液的损害性皮肤病等。

11. E　吲哚美辛软膏处方中，吲哚美辛为主药；PEG4000为透皮吸收促进剂；SDB－L400是一种高吸水性树脂材料，具有保湿、增稠、皮肤浸润等作用；甘油为保湿剂；苯扎溴铵为杀菌防腐剂。

12. C　搽剂用时可加在绒布或其他柔软物料上，轻轻涂裹患处，所用的绒布或其他柔软物料须洁净。

二、配伍选择题

[1－3]　B、C、D　甘油可作为保湿剂。故1题正确答案是B。**乳膏剂主要组**

分有水相、油相和乳化剂。常用的油相基质有硬脂酸、石蜡、蜂蜡、高级脂肪醇、凡士林、液状石蜡、植物油等。故2题正确答案是C。常用的乳化剂可分为O/W型和W/O型。O/W型乳化剂有钠皂、三乙醇胺皂类、脂肪醇硫酸（酯）钠类（十二烷基硫酸钠）和聚山梨酯类等；W/O型乳化剂有钙皂、羊毛脂、单硬脂酸甘油酯、脂肪醇等。故3题正确答案是D。

[4-5] C、D 皮肤疾病急性期，皮肤有大量渗出液时，用溶液湿敷促使炎症消退，如3%硼酸洗剂有散热、消炎、清洁作用。故4题正确答案是C。皮肤疾病慢性期，浸润增厚为主时，可选用乳膏剂及软膏剂；苔藓样变为主时，可选用软膏剂、酊剂等。故5题正确答案是D。

三、综合分析选择题

1. B 水杨酸乳膏处方中，十二烷基硫酸钠及硬脂酸甘油酯（1:7）为混合乳化剂。

2. E 加入水杨酸时，基质温度宜低，以免水杨酸挥发损失，而且温度过高，当本品冷凝后常会析出粗大药物结晶。还应避免与铁或其他重金属器皿接触，以防水杨酸变色。

四、多项选择题

1. ACD 压敏胶，即压敏性胶黏材料，系指一类在轻微压力下（例如指压）即可实现粘贴同时又容易剥离的胶黏材料，起着保证释药面与皮肤紧密接触的作用，有时又作为药物的贮库或载体材料，用于调节药物的释放速率。压敏胶有聚异丁烯类、聚丙烯酸类和硅橡胶类三类。

2. ABC 贴剂的优点：①避免了口服给药可能发生的肝首关效应及胃肠灭活，药物可长时间持续扩散进入血液循环，提高了治疗效果；②维持恒定有效的血药浓

度，增强治疗效果，减少胃肠道给药的副作用；③延长作用时间，减少用药次数，改善患者用药顺应性；④患者可以自行用药，适用于婴幼儿、老人和不宜口服给药及需长期用药的患者；⑤发现副作用可随时中断给药。贴剂的局限性：①由于起效慢，不适合要求起效快的药物；②大面积给药，可能会对皮肤产生刺激性和过敏性；③存在皮肤的代谢与储库作用；④药物吸收的个体差异和给药部位的差异较大。

3. ABCDE 软膏剂常用的油脂性基质有凡士林、石蜡、液状石蜡、硅油、蜂蜡、硬脂酸、羊毛脂等。

4. ABCD 软膏剂中的水溶性基质主要有聚乙二醇、卡波姆、甘油、明胶等。

5. ABCE 软膏剂可根据需要加入抗氧剂、防腐剂、保湿剂、透皮促进剂等附加剂。

6. ABCD 糊剂多用于痂皮脓疱性、鳞屑性皮肤病，以及亚急性或慢性炎症性皮肤损害。不宜用于毛皮较长较多处，也不宜用于渗液较多的皮损。

7. ABCDE 贴剂的质量要求及检查包括：①材料及辅料：贴剂所用材料及辅料应符合国家标准有关规定，并应考虑到对贴膏剂局部刺激性和药物性质的影响。②外观：应完整光洁，有均一的应用面积，冲切口应光滑，无锋利的边缘。③残留溶剂含量测定：使用有机溶剂涂布的贴剂应照《中国药典》残留溶剂测定方法检查，应符合规定。④黏附力测定：贴剂为贴敷于皮肤表面的制剂，首先要求对皮肤具有足够的黏附力，以利于通过皮肤将药物输送到体内循环系统中。⑤释放度测定：除另有规定或来源于动植物多组分且难以建立测定方法的贴剂外，照《中国药典》释放度测定方法测定，应符合规定。⑥含量均匀度测定：除另有规定或来源于动植物

多组分且难以建立测定方法的贴剂外，照《中国药典》含量均匀度测定方法测定，应符合规定。⑦贮存条件：除另有规定外，贴剂应密封贮存。

8. ABCDE　贴剂使用时应注意：①给药部位应当为清洁、干燥、几乎无毛发的皮肤，避免使用皮肤洗剂。②贴剂使用前不可撕破或割破单位剂量。③透皮贴剂应当贴在不被衣服经常摩擦或移动的位置。④透皮贴剂应根据产品说明书所示的推荐使用时间，到时应立即除去。⑤如果对透皮贴剂有过敏、不能耐受或有较强的皮肤刺激时，应当暂时中断使用。⑥贴剂不可切割使用。

9. ABCDE　凝胶膏剂系指原料药物与适宜的亲水性基质混匀后涂布于背衬材料上制成的贴膏，**常用基质有聚丙烯酸钠、羧甲基纤维素钠、明胶、甘油和微粉硅胶等。**

10. ABCDE　橡胶膏剂系指原料药物与橡胶等基质混匀后涂布于背衬材料制成的贴膏剂，**常用基质有橡胶、热可塑性橡胶、松香、松香衍生物、凡士林、羊毛脂和氧化锌等。**

11. ACDE　贴膏剂可用在皮肤上，起固定敷料，保护创伤的作用。用于全身治疗作用，主要是通络止痛、祛风散寒，多用于治疗跌打损伤、风湿痹痛等。

12. BD　贴剂或称经皮给药系统常用的防黏材料有聚乙烯、聚苯乙烯、聚丙烯、聚碳酸酯等高聚物的膜材。

13. ABCDE　经皮给药制剂又称贴剂，通常由含有活性物质的支撑层和背衬层以及覆盖在药物释放表面上的保护层组成。**大致可分以下五层：背衬层、药物贮库层、控释膜、胶黏膜和保护层。**

14. ADE　凝胶剂系指原料药物与能形成凝胶的辅料制成的具凝胶特性的稠厚液体或半固体制剂。根据分散系统可分为单相凝胶与两相凝胶，单相凝胶又可分为水性凝胶与油性凝胶。根据形态不同可分为：混悬型凝胶剂（氢氧化铝凝胶）、乳胶剂、胶浆剂。凝胶剂基质属单相分散系统，有水性与油性之分。水性凝胶基质一般由水、甘油或丙二醇与纤维素衍生物、卡波姆和海藻酸盐、西黄蓍胶、明胶、淀粉等构成。凝胶剂具有良好的生物相容性，对药物释放具有缓释、控释作用，制备工艺简单且形状美观，易于涂布使用，局部给药后易吸收、不污染衣物，稳定性较好。

15. ABCE　凝胶剂基质有水性与油性之分。水性凝胶基质一般由水、甘油或丙二醇与纤维素衍生物、卡波姆和海藻酸盐、西黄蓍胶、明胶、淀粉等构成；油性凝胶基质由液状石蜡与聚乙烯或脂肪油与胶体硅或铝皂、锌皂等构成。

第二节　黏膜给药制剂

一、最佳选择题

1. C　可可豆脂是从植物可可树种仁中得到的一种固体脂肪，主要组分为硬脂酸、棕榈酸、油酸、亚油酸和月桂酸等的甘油酯。常温下为白色或淡黄色、脆性蜡状固体，无刺激性，可塑性好，相对密度为0.990～0.998，熔点30℃～35℃，10℃～20℃时易碎成粉末，是较适宜的栓剂基质，但由于其同质多晶型及含油酸具有不稳定性，已渐渐被半合成或合成油脂性基质取代。

2. A　舌下片系指置于舌下能**迅速溶**

化，药物经舌下黏膜吸收**发挥全身作用**的片剂。

3. C 若单一的抑菌剂效果不理想，可采用复合抑菌剂增强抑菌效果，如**少量的依地酸钠能增强其他抑菌剂对铜绿假单胞菌的抑制作用**，适用于眼用液体制剂。

4. E 气雾剂比雾化剂容易准备，治疗时间短，**吸收迅速，无首关效应；良好的剂量均一性**；若患者无法正确使用，就会造成肺部剂量较低和（或）不均一；阀门系统对药物剂量有所限制，无法递送大剂量药物；大多数现有的 MDIs 没有剂量计数器。

5. D 局部作用的栓剂药物通常不需要吸收，将栓剂置入直肠或乙状结肠内，药物与直肠或结肠黏膜密切接触，并在病灶维持较高的药物浓度，可以起到滑润、收敛、抗菌消炎、杀虫、止痒、局麻等作用。例如用于通便的甘油栓和用于治疗阴道炎的蛇黄栓均为局部作用的栓剂。

6. A 二相气雾剂一般指溶液型气雾剂，由气－液两相组成。气相是由抛射剂所产生的蒸气，液相为药物与抛射剂所形成的均相溶液。

7. C 气雾剂系指原料药物或原料药和附加剂与适宜的抛射剂共同装封于具有特制阀门系统的耐压容器中，使用时借助抛射剂的压力将内容物呈雾状物喷出，**用于肺部吸入或直接喷至腔道黏膜及皮肤的制剂**。

8. C 栓剂系指药物与适宜基质等制成供腔道给药的固体外用制剂。

9. B 基质主要分油脂性基质和水溶性基质两大类。水溶性基质有甘油明胶、聚乙二醇、泊洛沙姆。

10. C 吸入气雾剂系指使用时将内容物呈雾状喷出并吸入肺部的气雾剂，可发挥局部或全身治疗作用。

11. E 栓剂作用于全身的主要途径是直肠栓，通过与直肠黏膜接触发挥解热、镇痛、镇静、兴奋、扩张支气管和血管、抗菌等作用，如吗啡栓、苯巴比妥钠栓等。

12. E 舌下片在 **5min 内全部崩解或溶化**。

13. C 鼻用粉雾剂中药物及所用附加剂的粉末粒径大多应在 $30\sim150\mu m$ 之间。

14. B 口腔黏膜给药制剂起效快，适用于急诊的治疗。

15. C 含漱片系指临用前溶解于水中用于含漱的片剂，如复方硼砂片。

16. D 除另有规定外，多剂量包装的**耳用制剂在开启后使用期最多不超过 4 周**。

17. B 奥磺酸钠是主药；聚乙烯醇是成膜剂，无毒、无刺激且不易被微生物污染；甘油是增塑；液状石蜡是脱模剂。

18. E 栓剂的质量要求：①药物与基质应混合均匀，栓剂外形应完整光滑，无刺激性。②塞入腔道后，应能融化、软化或溶解，并与分泌液混合，逐渐释放出药物，产生局部或全身作用。③有适宜的硬度，以免在包装或贮存时变形。④供制备栓剂用的固体药物，应预先用适宜的方法制成细粉或最细粉。根据使用腔道和使用目的的不同，制成各种适宜的形状。⑤栓剂所用内包装材料应无毒性，并不得与原料药物或基质发生生理化作用。⑥阴道膨胀栓内芯应符合有关规定，以保证其安全性。⑦除另有规定外，栓剂应进行重量差异、融变时限的检查；阴道膨胀栓应进行膨胀值的检查；栓剂的微生物限度应符合规定。

19. C 喷雾剂系指原料药物或与适宜辅料填充于特制的装置中，使用时借助手动泵的压力或其他方法将内容物呈雾状物释出，**用于肺部吸入或直接喷至腔道黏膜及皮肤等的制剂**。

20. B 在混合溶剂中各溶剂达到一定

比例时，药物的溶解度出现极大值，这种现象称为潜溶，这种混合溶剂称为潜溶剂。潜溶剂为提高难溶性药物的溶解度常使用的混合溶剂。**常与水形成潜溶剂的有乙醇、丙二醇、甘油和聚乙二醇等。**

21. E　粉雾剂按用途可以分为吸入粉雾剂、非吸入粉雾剂和外用粉雾剂。吸入粉雾剂系指微粉化药物或与载体以胶囊、泡囊或多剂量贮库形式，采用特制的干粉吸入装置，由患者主动吸入雾化药物至肺部的制剂。

22. A　甘油能防止栓剂干燥，通常用**水：明胶：甘油 = 10：20：70 的配比。**

23. A　**芬太尼**是脂溶性物质，一般建议**贴在**毛细血管丰富或者脂肪组织较丰富，容易吸收的部位。**首选部位为上臂外侧，**其他部位比如上臂内侧、腹部（肚脐禁贴）、前胸、后背、大腿外侧、内侧等。

24. D　**眼用制剂**贮存应密封遮光，启用后最多可用 **4** 周。

25. E　若单一的抑菌剂效果不理想，可采用复合抑菌剂增强抑菌效果，如少量的依地酸钠能增强其他抑菌剂对铜绿假单胞菌的抑制作用，适用于眼用液体制剂。

二、配伍选择题

[1-2]　D、E　羟苯乙酯为防腐剂。故 1 题正确答案是 D。甘油为保湿剂。故 2 题正确答案是 E。

[3-4]　B、A　常与水形成潜溶剂的有乙醇、丙二醇、甘油和聚乙二醇等。故 3 题正确答案是 B。**抛射剂一般可分为氯氟烷烃**（俗称氟利昂，已不用）、**氢氟烷烃、碳氢化合物及压缩气体四大类作为抛射剂。**故 4 题正确答案是 A。

[5-6]　D、A　可作为栓剂抗氧剂的有叔丁基羟基茴香醚（BHA）、2,6 - 二叔丁基对甲酚（BHT）、没食子酸酯类等。

故 5 题正确答案是 D。可作为**栓剂硬化剂的有**白蜡、鲸蜡醇硬脂酸、巴西棕榈蜡等。故 6 题正确答案是 A。

[7-8]　B、D　通过与阴道或直肠接触而起全身治疗作用的栓剂，可以用**非离子型表面活性剂、脂肪酸、脂肪醇和脂肪酸酯类、尿素、水杨酸钠、苯甲酸钠、羟甲基纤维素钠、环糊精类衍生物等作为药物的吸收促进剂，**以增加药物的吸收。故 7 题正确答案是 B。**常用作增稠剂的物质有氢化蓖麻油、单硬脂酸甘油酯、硬脂酸铝等。**故 8 题正确答案是 D。

[9-12]　C、E、A、B　鼻用制剂临床应用：主要用于鼻腔急、慢性鼻炎和鼻窦炎，如麻黄素滴鼻液等。故 9 题正确答案是 C。用于镇痛与解热镇痛药、心血管病、激素代谢紊乱等疾病的治疗，如舒马曲坦鼻腔喷雾剂治疗急性偏头痛。故 10 题正确答案是 E。萎缩性鼻炎、干性鼻炎，如复方薄荷滴鼻剂、复方硼酸软膏等。故 11 题正确答案是 A。过敏性鼻炎，如倍氯米松滴鼻液、左卡巴斯汀鼻喷剂、布地奈德鼻喷剂等。故 12 题正确答案是 B。

[13-16]　D、E、C、A　**含漱片系指临用前溶解于水中用于含漱的片剂。**故 13 题正确答案是 D。口腔贴膜系指贴于口腔，药物溶出经黏膜吸收后起局部或全身作用的膜状柔软固体。故 14 题正确答案是 E。口腔贴片系指贴于口腔，药物溶出经黏膜吸收后起局部或全身作用的片剂。故 15 题正确答案是 C。含片系指含在口腔或颊膜内缓缓溶解而不吞下，产生局部或全身作用的片剂。故 16 题正确答案是 A。

[17-18]　A、E　**调整 pH 的附加剂：常用的缓冲液有磷酸盐缓冲液、硼酸缓冲液、硼酸盐缓冲液。**故 17 题正确答案是 A。**调整渗透压的附加剂：常用的包括氯化钠、葡萄糖、硼酸、硼砂等。**故 18 题正

确答案是 E。

[19－20] B、E 滴眼剂每个容器的装量不得超过 **10ml**。故 19 题正确答案是 B。洗眼剂每个容器的装量应不得超过 200ml。故 20 题正确答案是 E。

[21－22] D、A 喷雾剂用于呼吸系统疾病或经呼吸道黏膜吸收治疗全身性疾病，药物是否能达到或留置在肺泡中，亦或能否经黏膜吸收，主要取决于雾粒的大小。对肺的局部作用，其雾化粒子以 3～10μm 大小为宜。故 21 题正确答案是 D。若要迅速吸收发挥全身作用，其雾化粒径最好为 0.5～5μm 大小。故 22 题正确答案是 A。

[23－24] C、C 按处方组成分类：气雾剂可分为二相气雾剂和三相气雾剂，**二相气雾剂一般指溶液型气雾剂，由气－液两相组成；三相气雾剂指混悬型和乳剂型气雾剂**。故 23 题正确答案是 C，24 题正确答案是 C。

[25－26] D、C 油脂性基质：可可豆脂、半合成或全合成脂肪酸甘油酯（椰油酯、棕榈酸酯、混合脂肪酸甘油酯）。故 25 题正确答案是 D。**水溶性基质有甘油明胶、聚乙二醇、泊洛沙姆**。故 26 题正确答案是 C。

三、综合分析选择题

1. A 硝酸甘油为主药，微晶纤维素、乳糖作为稀释剂，聚维酮为稳定剂，乙醇为溶剂。

2. B 硝酸甘油舌下片可直接松弛血管平滑肌，减少心肌耗氧量。用于防治心绞痛。

四、多项选择题

1. ABCDE 抛射剂为适宜的低沸点液体，对抛射剂的要求：①**在常温下的蒸气压力大于大气压**；②无毒、无致敏反应

和刺激性；③惰性，不与药物发生反应；④不易燃、不易爆；⑤无色、无臭、无味；⑥价廉易得。但一个抛射剂不可能同时满足以上所有要求，应根据用药目的适当的选择。

2. ABC 栓剂的油脂性基质：可可豆脂、半合成或全合成脂肪酸甘油酯（椰油酯、棕榈酸酯、混合脂肪酸甘油酯）。

3. ABCD 口腔用液体制剂：用于口腔、咽喉清洗、消炎的液体制剂，具有清洗、防腐、去臭、杀菌、消毒及收敛等作用，如复方硼砂漱口液。

4. ABCDE 口腔用片（膜）剂主要包括：含片、舌下片、含漱片、口腔贴片、口腔贴膜。

5. ABCE 耳用半固体制剂有耳用软膏剂、耳用乳膏剂、耳用凝胶剂、耳塞等；耳用固体制剂有耳用散剂、耳用丸剂等。

6. ABCDE 口腔黏膜给药剂型：口腔用液体制剂、口腔用片（膜）剂、口腔用喷雾剂、口腔用软膏剂。

7. BCD 耳用液体制剂包括：滴耳剂、洗耳剂、耳用喷雾剂等。

8. CE 鼻用制剂可分为**鼻用液体制剂**（滴鼻剂和洗鼻剂），**鼻用气溶胶制剂**（鼻用气雾剂、鼻用粉雾剂和鼻用喷雾剂）。

9. ABD 鼻用制剂可分为**鼻用半固体制剂**（鼻用软膏剂、鼻用乳膏剂、鼻用凝胶剂），**鼻用固体制剂**（鼻用散剂和鼻用棒剂）。

10. ABCDE 耳用制剂一般常以水、乙醇、甘油为溶剂，也有以丙二醇、聚乙二醇、己烯二醇为溶剂。

11. ABCDE 鼻用制剂的特点：①**药物吸收迅速，起效快**；②药物由鼻腔毛细血管进入体循环，不经门静脉进入肝脏，可避免肝首关效应，可提高某些药物的生物利用度；③给药方便，免除了药物对胃

肠道的刺激，患者的顺应好，适于急救、自救；④一部分药物可经嗅觉神经绕过血-脑屏障直接进入脑组织，有利于中枢神经系统疾病的治疗；⑤制剂可能会对鼻黏膜造成刺激；⑥鼻腔给药的体积较小，限制了单次用药剂量。

12. ABCD　气雾剂的优点：①简洁、便携、耐用、方便、多剂量；②比雾化器容易准备，治疗时间短，吸收迅速，无首关效应；③良好的剂量均一性；④气溶胶形成与病人的吸入行为无关；⑤所有**MDIs**的操作和吸入方法相似；⑥高压下的内容物可防止病原体侵入。

13. ABCE　除另有规定外，滴眼剂、洗眼剂和眼内注射溶液应与泪液等渗，选项 A 正确；使用混悬型滴眼剂前需充分混匀，选项 B 正确；适当增加滴眼剂的黏度，既可延长药物与作用部位的接触时间，又能降低药物对眼的刺激性，有助于药物发挥作用，选项 C 正确；眼内注射溶液、眼内插入剂、供外科手术用和急救用的眼用制剂，均不得加入抑菌剂或抗氧剂或不适当的附加剂，且应采用一次性使用包装，选项 D 错误；结合药物的溶解度、稳定性、刺激性等多方面确定眼用溶液剂的 pH，为了避免刺激性和使药物稳定，常选用适当的缓冲液作溶剂，使眼用溶液剂的 pH 稳定在一定的范围内，选项 E 正确。

14. ABC　按分散系统分类：气雾剂可分为溶液型、混悬型和乳剂型气雾剂。

15. CD　按给药途径分类：气雾剂分为吸入气雾剂、非吸入气雾剂。

16. ADE　可可豆脂由于其同质多晶型及含油酸具有**不稳定性**，已渐渐被半合成或合成油脂性基质取代。半合成或全合成脂肪酸甘油酯系由天然植物油经水解、分馏所得 C12～C18 游离脂肪酸，部分氢化后再与甘油酯化而成。这类基质具有适宜

的熔点，不易酸败，为目前取代天然油脂的较理想的栓剂基质。半合成或全合成脂肪酸甘油酯有椰油酯、棕榈酸酯、混合脂肪酸甘油酯。

17. ABCDE　喷雾剂的质量要求：①喷雾剂应在相关品种要求的**环境配制**，如一定的洁净度、灭菌条件和低温环境等。②根据需要可加入助溶剂、抗氧剂、抑菌剂、表面活性剂等附加剂。所加附加剂对皮肤或黏膜应无刺激性。抑菌剂的抑菌效力应符合抑菌效力检查法的规定。③喷雾剂装置中各组成部件均应采用无毒、无刺激性、性质稳定，与药物不起作用的材料制备。④**溶液型喷雾剂的药液应澄清**；乳状液型喷雾剂的液滴在液体介质中应分散均匀；混悬型喷雾剂应将药物细粉和附加剂充分混匀、研细，制成稳定的混悬液。⑤**吸入喷雾剂应为无菌制剂**，应进行微细粒子剂量、递送剂量均一性、每瓶总喷数和每喷药物含量的检查。

18. ABCE　尽量单独使用一种滴眼剂，若有需要需间隔 10 分钟以上再使用两种不同的滴眼剂。若同时使用眼膏剂和滴眼剂需先使用滴眼剂。

19. ABCDE　喷雾剂的特点：①药物呈细小雾滴能直达作用部位，局部浓度高，起效迅速；②**给药剂量准确**，给药剂量比注射或口服小，因此毒副作用小；③**药物呈雾状直达病灶**，形成局部浓度，可减少疼痛，且使用方便。喷雾剂的品种越来越多，既可作局部用药，亦可治疗全身性疾病。

20. ABDE　吸入粉雾剂中药物粒度大小应控制在 **10μm** 以下，其中**大多数应在 5μm 以下**。

21. ABCDE　粉雾剂的特点：①无胃肠道降解作用；②无肝脏首关效应；③药物吸收迅速，给药后起效快；④大分子药

物的生物利用度可以通过吸收促进剂或其他方法的应用来提高；⑤小分子药物尤其适用于呼吸道直接吸入或喷入给药；⑥药物吸收后直接进入体循环，达到全身治疗的目的；⑦可用于胃肠道难以吸收的水溶性大的药物；⑧顺应性好，特别适用于原需进行长期注射治疗的患者；⑨起局部作用的药物，给药剂量明显降低，不良反应小。

22. ABCD 胶囊型、泡囊型吸入粉雾剂应标明：①每粒胶囊或泡囊中药物含量；②胶囊应置于吸入装置中吸入，而非吞服；③有效期；④贮藏条件。多剂量贮库型吸入粉雾剂应标明：①每瓶总吸次；②每吸主药含量。

23. CDE 栓剂按制备工艺与释药特点分类可分为：①双层栓、②中空栓、③缓、控释栓。

24. BCDE 栓剂基质在室温下应有适当的硬度，塞入腔道时不致变形或碎裂，在体温下易软化、融化或溶解，熔点与凝固点的差距小。

第七章　生物药剂学与药代动力学

第一节　药物体内过程的基本原理

一、最佳选择题

1. B 药物的扩散速度取决于膜两侧药物的浓度梯度、药物的脂水分配系数及药物在膜内的扩散速度。

2. B 一些生命必需物质（如 K^+、Na^+ 等）和有机酸、碱等弱电解质的离子型化合物等，能通过主动转运吸收。

3. C 细胞通过膜动转运摄取液体称为胞饮，摄取的是微粒或大分子物质称吞饮，大分子物质从细胞内转运到细胞外称为胞吐。

4. B 易化扩散是指一些物质在细胞膜载体的帮助下，由膜的高浓度一侧向低浓度一侧转运的过程。

5. E 表观分布容积是体内药量与血药浓度间的一个比例常数，用"V"表示，其单位通常是"体积"或"体积/千克体重"，如 **L、ml** 或 **L/kg、ml/kg**。

6. E 主动转运具有结构特异性，还有部位特异性。例如胆酸和维生素 B_2 的主动转运只在小肠上段进行，维生素 B_{12} 在回肠末端部位吸收。

7. A 被动转运是物质从高浓度区域向低浓度区域的转运。转运速度与膜两侧的浓度差成正比，转运过程**不需要载体，不消耗能量**。膜对通过的物质**无特殊选择性**，不受共存的其他物质的影响，即**无饱和现象**和**竞争抑制现象**，一般也无部位特异性。药物大多数以这种方式通过生物膜。被动转运**包括滤过和简单扩散**。

8. B 药物通过生物膜转运时，借助载体或酶促系统，可以从膜的低浓度一侧向高浓度一侧转运，这种过程称为**主动转运**。主动转运有如下特点：①**逆浓度梯度转运**；②**需要消耗机体能量**，能量的来源主要由细胞代谢产生的 ATP 提供；③**转运速度与载体量有关**，往往可出现饱和现象；④**可与结构类似的物质发生竞争现象**；⑤**受抑制剂的影响**，如抑制细胞代谢的二硝基苯酚、氟化物等物质可以抑制主动转运；⑥**具有结构特异性**，如单糖、氨基酸、嘧啶及某些维生素都有本身独立的主动转运特性；⑦**主动转运还有部位特异性**，例如胆酸和维生素 B_2 的主动转运只在小肠上段进行，维生素 B_{12} 在回肠末端部位吸收。一些生命必需物质（如 K^+、Na^+、I^-、单糖、氨基酸、水溶性维生素）和有机酸、碱等弱电解质的离子型化合物等，能通过主动转运吸收。

9. C 生物膜有一定的流动性，通过**主动变形**，膜凹陷吞没液滴或微粒，将某些物质摄入细胞内或从细胞内释放到细胞外，此过程称**膜动转运**。

10. E 生物半衰期指体内药量或血药浓度降低一半所需要的时间，常以 $t_{1/2}$ 表示，单位是"时间"，如 **min、h** 等。与 k 相似，$t_{1/2}$ 仍然表示药物从体内消除的快慢。**代谢快、排泄快的药物，其 $t_{1/2}$ 小；代谢慢，排泄慢的药物，其 $t_{1/2}$ 大**。同样，$t_{1/2}$ 也是药物的特征参数，不因药物剂型、给药途径或剂量而改变。药物的 $t_{1/2}$ 改变则表明消除器官的功能有变化，肝、肾功能低下时 $t_{1/2}$ 会延长，此时用药应注意剂量调整。采用排除法可得答案。

11. E 生物膜具有一定的**流动性**，它可以**通过主动变形**，膜凹陷吞没液滴或微粒，将某些物质摄入细胞内或从细胞内释放到细胞外，此过程称**膜动转运**。细胞通过膜动转运摄取液体称为**胞饮**，摄取的是微粒或大分子物质称**吞饮**，大分子物质从细胞内转运到细胞外称为**胞吐**。**膜动转运是蛋白质和多肽的重要吸收方式**，并且有一定的部位特异性（如蛋白质在小肠下段的吸收最为明显）。

12. B 药物的吸收、分布和排泄过程统称为转运，而分布、代谢和排泄过程称为处置。

13. E 胞吐需要受体参与也需要消耗能量。

14. A 临床上肝功能通常用转氨酶（如谷丙转氨酶、谷草转氨酶等）的活性等指标来反映。

15. B 生物半衰期指药物在体内的量或血药浓度降低一半所需要的时间。

16. D 生物半衰期指药物在体内的量或血药浓度降低一半所需要的时间，$(1/2)^{10} < 0.001$。

17. D **主动转运**是药物通过生物膜转运时，**借助载体或酶促系统**，可以从膜的**低浓度一侧向高浓度一侧转运**，这种过程称为**主动转运**。**易化扩散又称中介转运**，是指一些物质在细胞膜**载体**的帮助下，由膜的**高浓度一侧向低浓度一侧转运**的过程。

18. E 对于药物制剂，除静脉注射等血管内给药途径以外，非血管内给药途径（如口服给药、肌内注射、吸入给药、透皮给药等）都存在吸收过程。

19. A 除起局部治疗作用的药物外，吸收是药物发挥治疗作用的先决条件，药物只有吸收进入体循环，才能产生疗效。

二、配伍选择题

[1-2] D、E 药物从给药部位进入体循环的过程指的是药物的吸收。故1题正确答案是D。药物进入体循环后向各组织、器官或者体液转运的过程是指分布。故2题正确答案是E。

[3-5] A、C、B 药物通过生物膜转运时，借助载体或酶促系统，可以从膜的低浓度一侧向高浓度一侧转运，这种过程称为主动转运（消耗机体能量）。故3题正确答案是A。易化扩散（不消耗能量）又称中介转运，是指一些物质在细胞膜载体的帮助下，由膜的高浓度一侧向低浓度一侧转运的过程。故4题正确答案是C。药物大多数以简单扩散通过生物膜，药物的扩散速度取决于膜两侧药物的浓度梯度、药物的脂水分配系数及药物在膜内的扩散速度。故5题正确答案是B。

[6-8] A、D、C 表观分布容积是体内药量与血药浓度间的一个比例常数。故6题正确答案是A。生物利用度是指药物被吸收进入血液循环的速度与程度。故7题正确答案是D。生物半衰期是指体内药量或血药浓度下降一半所需要的时间。故8题正确答案是C。

[9-11] C、D、E 细胞通过膜动转运摄取液体称为胞饮，摄取的是微粒或大分子物质称吞饮。大分子物质从细胞内转运到细胞外称为胞吐。

三、多项选择题

1. DE 药物的代谢与排泄过程合称为消除。

2. ABD 药物的吸收、分布和排泄过程统称为转运。

3. ACD 主动转运有如下特点：①逆浓度梯度转运；②需要消耗机体能量，能量的来源主要由细胞代谢产生的 ATP 提供；③转运速度与载体量有关，往往可出现饱和现象；④可与结构类似的物质发生竞争现象；⑤受抑制剂的影响；⑥具有结构特异性；⑦主动转运还有部位特异性。

4. AC 被动转运是物质从**高浓度**区域向**低浓度**区域的转运。转运速度与膜两侧的浓度差成正比，转运过程**不需要载体，不消耗能量**。膜对通过的物质无特殊选择性，不受共存的其他物质的影响，即无饱和现象和竞争抑制现象，一般也无部位特异性。药物大多数以这种方式通过生物膜。被动转运包括滤过和简单扩散。

5. ACDE 表观分布容积是体内药量与血药浓度间的一个比例常数，用"**V**"表示，其单位通常是"**体积**"或"**体积/**千克体重"，如 L、ml 或 L/kg、ml/kg，后者考虑了体重与分布容积的关系。**血液中水溶性或极性大**的药物通常不易进入细胞内或脂肪组织中，血药浓度较高，**表观分布容积较小**；**亲脂性药物**在血液中浓度较低，**表观分布容积通常较大**，往往超过体液总体积。此外，分布容积还与其他因素有关，如不同组织中的血流分布、药物在不同类型组织的分配系数、药物的血浆蛋白结合率等。例如，**肥胖者脂肪多，亲脂性药物在其中分布亦多，血药浓度降低，V 值较大**；血浆蛋白结合率高的药物，在白蛋白血症患者的血中药物浓度升高，则 **V 值减少**。

第二节 药物的吸收

一、最佳选择题

1. C 不同口服剂型，药物从制剂中的释放速度不同，其吸收的速度和程度也往往相差很大。一般认为口服剂型药物的生物利用度的顺序为：**溶液剂 > 混悬剂 > 胶囊剂 > 片剂 > 包衣片**。

2. A 胃蛋白酶和胰蛋白酶消化食物，也可降解多肽与蛋白类药物，使它们口服无效。许多药用辅料可能具有"活性"固体表面或吸附剂的作用，因而可能影响药物的吸收。

3. D 不同口服剂型，药物从制剂中的释放速度不同，其吸收的速度和程度也往往相差很大。一般认为口服剂型药物的生物利用度的顺序为：**溶液剂 > 混悬剂 > 胶囊剂 > 片剂 > 包衣片**。

4. E 药物在胃肠道中的稳定性不是影响药物胃肠道吸收的生理因素。

5. C **鼻黏膜给药的优点**有：①鼻黏膜内的丰富血管和鼻黏膜的渗透性大有利于吸收；②**可避开肝脏首关效应**，消化道黏膜代谢和药物在胃肠液中的降解；③某些药物吸收程度和**吸收速度有时可与静脉注射相当**；④**鼻腔内给药方便易行**。表面活性剂和胆酸盐能够增大药物的鼻黏膜渗透能力。

6. C 食物可延长胃排空时间，增加**吸收量**。

7. D 某种药物带有溶剂而构成的结晶称为溶剂化物。溶剂为水则称为水合物，不带水的称为无水物。多数情况下在水中的溶解度和溶解的速度是以**水合物 < 无水物 < 有机溶剂化物**的顺序增加。

8. C 从胃排出的酸性液到了十二指肠后，被胰腺分泌的胰液（pH 7.6 ~ 8.2）中的碳酸氢根离子中和，小肠的 pH 较胃液高得多，通常为 5 ~ 7，有利于弱碱性药物的吸收。

9. A 应用到皮肤上的药物，先从制剂中释放到皮肤表面，溶解的药物分配进入角质层，扩散通过角质层到达活性表皮，继续扩散到达真皮，被毛细血管吸收进入血液循环。

10. E 药物进入体循环前的降解或失活称为"首关代谢"或"首关效应"。

11. B 影响胃肠道吸收的剂型因素包括：①溶出速度；②脂溶性和解离度。胃肠道 **pH**、**胃排空速率**、**血液循环**、**胃肠道分泌物**属于非药物因素。

12. C 胃肠道主要包括胃、小肠和大肠三部分，大多数药物的最佳吸收部位是十二指肠或小肠上部，药物可以通过**被动扩散**途径吸收，小肠也是药物主动转运吸收的特异性部位。小肠液的 pH 5～7，是弱碱性药物吸收的理想环境。胃黏膜表面虽然有许多皱襞，但由于缺乏绒毛，故吸收面积有限，除一些弱酸性药物有较好吸收外，大多数药物吸收较差。从胃排出的酸性液到了十二指肠后，受胰腺分泌的胰液（pH 7.6～8.2）中的碳酸氢根离子中和，小肠的 pH 较胃液高得多，通常为 5～7，有利于弱碱性药物的吸收。大肠黏膜分泌的肠液的 pH 更高，为 8.3～8.4。主动转运的药物是在特定部位由载体或酶促系统进行吸收的，一般不受消化道 pH 变化的影响。

13. B 动脉内注射将药物或诊断药直接输入靶组织或器官。如抗肿瘤药经动脉作区域性滴注，用于肿瘤治疗，可提高疗效和降低毒性。

14. C 药物应用于皮肤上后，可以**渗透通过皮肤进入血液循环**。大部分药物经皮渗透速度很小，只能起到皮肤局部的治疗作用。当药物治疗剂量小，经皮渗透速度大时，有可能产生全身治疗作用或副作用。

15. E 巨大的肺泡表面积、丰富的毛细血管和极小的转运距离，决定了肺部给药的迅速吸收，吸收后的药物直接进入血液循环，不受肝首关效应的影响。呼吸道上皮细胞为类脂膜，药物的脂溶性（脂水分配系数）影响药物的吸收。小分子药物吸收快，大分子药物吸收相对慢。分子量小于 1000 时，分子量对吸收速率的影响不明显。

16. D 颊黏膜受口腔中唾液冲洗作用影响小，能够在黏膜上保持相当长时间，有利于多肽、蛋白质类药物吸收，有利于控释制剂的释放。

17. E 食物可以降低卡托普利的吸收速率与吸收量。

18. D 固体分散体将药物以分子状态或极细微粒分散到水溶性高分子化合物中，是一种能增加溶解度和溶出速度的方法。

19. B 常用的经皮给药剂型有凝胶、乳膏、涂剂和透皮贴片等，药物从这些剂型中的释放速度往往有显著差异。

20. E 口腔黏膜给药可发挥局部或全身治疗作用，口腔黏膜吸收能够避免胃肠道中的酶解和酸解作用，也可避开肝脏的首关效应。

21. E 身体各部位皮肤渗透性的大小为**阴囊＞耳后＞腋窝区＞头皮＞手臂＞腿部＞胸部**。

22. A 各种注射剂中药物的释放速率按以下次序排列：**水溶液＞水混悬液＞油溶液＞O/W 型乳剂＞W/O 型乳剂＞油混悬液**。

23. B 注射部位的血流状态影响药物的吸收快慢，血流丰富部位药物吸收快。三角肌、大腿外侧肌、臀部的血流量依次减小，吸收速度也依次减慢。

24. D 皮内注射是将药物注射到真皮中，此部位血管稀且小，吸收差，只用于诊断与过敏试验，注射量在 0.2ml 以内。

25. A　胃排空速率快对药物吸收可能产生的影响：①主要在胃吸收的药物吸收会减少，例如水杨酸盐；②主要在肠道吸收的药物吸收会加快或增多，如阿司匹林、地西泮、左旋多巴等。

26. C　需立即产生作用的药物，如止痛药，胃排空延迟会影响药效的及时发挥。

二、配伍选择题

[1-3] B、A、E　肺部给药中巨大的肺泡表面积、丰富的毛细血管和极小的转运距离，决定了肺部给药的迅速吸收，吸收后的药物直接进入血液循环，不受肝首关效应的影响。故 1 题正确答案是 B。静脉注射药物直接进入血液循环，无吸收过程，生物利用度为 100%。故 2 题正确答案是 A。肌内注射有吸收过程，药物经结缔组织扩散，再由毛细血管和淋巴吸收进入血液循环。故 3 题正确答案是 E。

[4-5] B、E　经肺部吸收的药物是通过吸入给药，剂型有吸入气雾剂、供雾化用的液体制剂和吸入粉雾剂等。故 4 题正确答案是 B。阴道给药制剂多为局部作用，如阴道栓、膜剂。故 5 题正确答案是 E。

[6-8] A、E、B　皮内注射只用于诊断与过敏试验。故 6 题正确答案是 A。动脉内注射将药物或诊断药直接输入靶组织或器官。如抗肿瘤药经动脉作区域性滴注，用于肿瘤治疗，可提高疗效和降低毒性。故 7 题正确答案是 E。药物皮下注射的吸收较肌内注射慢，一些需延长作用时间的药物可采用皮下注射，如治疗糖尿病的胰岛素。故 8 题正确答案是 B。

三、多项选择题

1. ABCDE　影响药物胃肠道吸收的因素分为生理因素和药物剂型因素。药物的脂溶性和解离度、药物溶出速度、药物在胃肠道中的稳定性属于药物的剂型因素。胃肠液的成分与性质、胃排空速率属于生理因素。

2. BD　药物的溶出速度的影响因素：①粒子大小：药物粒子大小和溶出速度有一定关系。药物颗粒的表面积与颗粒直径成反比。相同重量的药物粉末，其表面积随粉末粒子直径的减少而增加。药物粒子越小，则与体液的接触面积越大，药物的溶出速度增大，吸收也加快。②湿润性：疏水性药物接触角大，表面难以被水润湿，有效溶出表面积小，影响药物的溶出。③多晶型：吸收快慢顺序为不稳定型＞亚稳定型＞稳定晶型；无定形药物溶解速度比结晶形快。④溶剂化物：多数情况下在水中的溶解度和溶解的速度是以水合物＜无水物＜有机溶剂化物的顺序增加。

3. ABCDE　影响眼部吸收的因素有角膜的通透性、制剂角膜前流失、药物理化性质、制剂的 pH 和渗透压。

4. DE　影响胃排空速率的因素：①胃排空速率与食物的物理性状和化学组成有关。②胃内容物的黏度、渗透压也会影响胃排空速度，随着内容物的黏度和渗透压增高，胃排空速率减小，胃内滞留时间延长。③服药时饮用大量水，也可促进胃排空而有利于药物的吸收。④一些药物能影响胃排空速率，如抗胆碱药溴丙胺太林、麻醉药吗啡、解热镇痛药阿司匹林、β 肾上腺素能药异丙肾上腺素等能减小胃排空速率，而 β 受体拮抗药普萘洛尔能增加胃排空速率。

5. ABDE　影响药物吸收的物理化学因素有：脂溶性和解离度、溶出速度、药物在胃肠道中的稳定性。

6. ABCDE　影响肺部药物吸收的因素包括生理因素（上呼吸道气管壁上的纤毛的运动、呼吸道的直径等）、药物的理化性质（药物的脂溶性、粒子大小等）、**制剂因素**（制剂的处方组成、吸入装置的结构等）等。

7. AC 胃排空速率快对药物吸收可能产生的影响：①主要在胃吸收的药物吸收会减少；②主要在肠道吸收的药物吸收会加快或增多；③在胃内易破坏的药物破坏减少，吸收增加；④作用点在胃的药物，作用时间会缩短，疗效可能下降；⑤需要胃内溶解的药物和某些难以溶解的药物吸收会减少；⑥在肠道特定部位吸收的药物，由于入肠过快，缩短它们在肠中特定部位的吸收时间，会导致吸收减少。

8. ABCD 药物溶出速度公式：（dC/dt）$= KS（C_s - C）$，$dC/dt = KSC_s$。式中，D 为溶解药物的扩散系数；S 为固体药物

的表面积；C_s 为药物在饱和层的浓度，相当于药物的溶解度。因此，药物的溶出速度与溶解药物的扩散系数、药物的表面积、药物的溶解度成正比。药物粒子越小，则与体液的接触面积越大，药物的溶出速度增大，吸收也加快。一般稳定型的结晶熵值最小、熔点高、溶解度小、溶出速度慢；无定型却与此相反，但易于转化成稳定型。制成盐可增加药物的溶解度，也可增加难溶性药物的吸收。药物与溶剂缔合形成结晶称为溶剂化物，当溶剂为水时称为水合物，不带水的称为无水物。多数情况下在水中的溶解度和溶解的速度是以水合物 < 无水物 < 有机溶剂化物的顺序增加。

9. ABD 胃壁内侧由黏膜、肌层和浆膜层组成。

第三节　药物的分布、代谢和排泄

一、最佳选择题

1. C 药物代谢产物的极性一般比原药大，但是也有一些药物代谢产物的极性降低。

2. E 多巴胺、胰岛素、胍乙啶、米帕林都是经肾小管分泌的有机弱碱类，乙酰唑胺是经肾小管分泌的有机弱酸类。

3. E 药物的亲脂性是药物易透过血－脑屏障的决定因素，故最易透过血－脑屏障的物质是脂溶性药物。

4. C 氯霉素是肝药酶抑制剂，具有抑制肝微粒体酶的作用，能抑制甲苯磺丁脲的代谢，引起低血糖昏迷。甲苯海拉明、氯醛比林、苯巴比妥、苯妥英钠均为肝药酶诱导剂。

5. E 甲基转移酶主要存在部位是肝细胞质、内质网、线粒体以及许多器官组织的细胞质。

6. D 药物分布是可逆的过程，当药物对某些组织有很强的亲和性时，药物从该组织中返回血液循环的速度比进入该组织的速度慢，连续应用时该组织中的药物浓度逐渐升高，这种现象称为蓄积。

7. A 某些化学物质能提高肝药酶活性，增加自身或其他药物的代谢速率，此现象称酶诱导。

8. E 胆汁是由肝细胞不断生成的，生成后由肝管流出，经总胆管流至十二指肠，或由肝管转运入胆囊管而贮存于胆囊，当消化时再由胆囊排出至十二指肠上部。成年人一昼夜分泌胆汁 800~1000ml。

9. D 药物在吸收过程或进入体循环后，受体内酶系统的作用，结构发生转变的过程称代谢。药物及其代谢产物排出体外的过程称排泄。

10. E 药物由循环系统送至体内各脏器组织的过程称为药物分布。

11. B　醇脱氢酶存在于肝细胞质中，主要参与醇氧化反应。

12. C　药物的脂溶性影响肾小管的重吸收。在尿液中，药物的解离数受 pK_a 和尿液 pH 影响，继而影响重吸收。血浆蛋白结合率影响肾小球滤过。尿量、合并用药及疾病等也会影响肾排泄。

13. A　淋巴循环可使药物不通过肝脏从而避免首关效应；脂肪和蛋白质等大分子物质转运依赖淋巴系统；传染病、炎症、癌转移等使淋巴系统成为靶组织时，药物需向淋巴系统转运。毛细淋巴管的通透性大，透过血管的小分子容易转运至淋巴液中，位于组织间隙的大分子难以进入毛细血管而转入淋巴系统进行转运。淋巴管转运药物的方式随给药途径不同而有差异。静脉注射时药物进入血液，药物由毛细血管进入组织液，其后进入淋巴管。药物需要经过血管壁和淋巴管壁两个屏障，其透过性能取决于孔径较小的血管壁。肌内注射、皮下注射时，药物可通过组织液进入毛细血管或毛细淋巴管，组织液内的蛋白等大分子物质难以进入血管，但易进入毛细淋巴管。利用脂质体、微球、毫微粒、乳剂等载体，能够将包载的药物带入淋巴系统中发挥作用。

14. D　血液与脑组织之间存在屏障，脑组织对外来物质有选择地摄取的能力称为血－脑屏障。血－脑屏障的作用在于保护中枢神经系统，使其具有稳定的化学环境。药物的亲脂性是药物透过血－脑屏障的决定因素。脑内的药物不能直接从脑内排出体外，须先从中枢神经系统向血液排出，才能通过体循环排出至体外。药物从脑脊液向血液中排出，主要通过蛛网膜绒毛滤过方式进行。

15. B　药物代谢所涉及的化学反应通常可分为两大类：第 I 相反应与第 II 相反应。第 I 相反应是引入官能团的反应，通常是脂溶性药物经氧化、还原、水解和异构化，引入羟基、氨基或羧基等极性基团。第 II 相反应是结合反应，含极性基团的原型药物或第 I 相反应生成的代谢产物与机体内源性物质结合生成结合物，增加药物的极性和水溶性，有利于药物的排泄。

16. B　肾小管分泌是主动转运过程，可分两类，即有机酸转运系统和有机碱转运系统，分别转运弱酸性药物和弱碱性药物。

17. A　药物与血浆蛋白结合是可逆过程，有饱和现象，游离型和结合型之间存在着动态平衡关系。血浆药物浓度通常指血浆中的药物总浓度，即包括游离药物与结合药物，但药物的疗效取决于其游离型浓度。

18. B　与蛋白质结合的药物和血浆中的全部药物的比例，称血浆蛋白结合率。药物与蛋白质结合后，不能透过血管壁向组织转运，不能由肾小球滤过，也不能经肝脏代谢。因此，血浆蛋白结合率高，药物难以透过血管壁向组织分布。

19. B　受孕后的 3～12 周是胎儿器官形成期，对药物损害敏感，易影响器官形成，引致器官畸形。

20. D　有的药物对某一药物是诱导剂，对另一药物却可能是抑制剂；如保泰松对洋地黄毒苷等药物的代谢起诱导作用，而对甲苯磺丁脲、苯妥英钠起抑制作用。

二、配伍选择题

[1-4] B、C、D、A　药物及其代谢产物可以通过肾脏、胆汁、消化道、呼吸系统、汗腺、唾液腺、乳汁、泪腺等途径排泄，但肾脏是人体排泄药物及其代谢物的最重要器官。故 1 题正确答案是 B。吸入气雾剂是典型的肺部给药剂型。故 2 题正确答案是 C。根据肠－肝循环的定义可

知是对胆汁的重吸收。故3题正确答案是D。**药物代谢的主要器官是肝脏**。故4题正确答案是A。

[5-7] B、A、E **肠-肝循环是指随胆汁排入十二指肠的药物或其代谢物，在肠道中重新被吸收，经门静脉返回肝脏，重新进入血液循环的现象。**故5题正确答案是B。胃排空是单位时间内胃内容物的排出量，是一级速率过程，即胃排空速率与胃内容物体积呈比例。故6题正确答案是A。吸收是药物从给药部位进入体循环的过程。故7题正确答案是E。

[8-9] D、E 维生素A、D、E、B_{12}、**性激素、甲状腺激素**及这些药物的代谢产物都有从胆汁排泄。故8题正确答案是D。吸入麻醉剂主要从肺泡吸收并**经肺呼气排出**，其排泄量视肺活量及吸收的气体的湿度而异。故9题正确答案是E。

三、多项选择题

1. BCD 非经胃肠道给药的剂型是指除胃肠道给药途径以外的其他所有剂型，包括：①**注射给药**：如注射剂；②**皮肤给药**：如外用溶液剂、洗剂、软膏剂、贴剂、凝胶剂等；③**口腔给药**：如漱口剂、含片、舌下片剂、膜剂等；④**鼻腔给药**：如滴鼻剂、喷雾剂、粉雾剂等；⑤**肺部给药**：如气雾剂、吸入制剂；⑥**眼部给药**：如滴眼剂、眼膏剂、眼用凝胶、植入剂等；⑦**直肠、阴道和尿道给药**：如灌肠剂、栓剂等。

2. ABCDE 为避免首关效应，常采用注射、舌下、鼻腔、肺部、直肠下部给药或经皮给药，药物吸收过程不经肝脏，直接进入体循环，从而减少首关效应的损失。

3. ABCDE 影响药物与蛋白结合的因素包括药物的理化性质、给药剂量、药物与蛋白质的亲和力及药物相互作用、生理因素（包括物种差异、性别差异、年龄、生理和病理状态）。

4. ABCE 影响药物分布的因素包括药物与组织的亲和力、血液循环系统、药物与血浆蛋白结合的能力、微粒给药系统。

5. BCDE 药物分布与药物和血浆蛋白结合的能力有关，所以A项说法错误。其他选项都是影响药物分布的因素，且说法正确。

6. ADE 药物的肾排泄是指肾小球滤过、肾小管分泌和肾小管重吸收的总和。

7. ABCDE 影响药物代谢的因素包括给药途径和剂型、给药剂量、代谢反应的立体选择性、酶诱导作用和抑制作用、基因多态性、生理因素。

第四节 药代动力学模型及应用

一、最佳选择题

1. B 根据公式，达峰时间：$T_{max} = \dfrac{2.303}{k_a - k} lg \dfrac{k_a}{k}$、峰浓度：$C_{max} = \dfrac{FX_0}{V} e^{-kT_{max}}$ 可知，药物的 T_{max} 由 k_a、k 决定，与剂量大小无关。而 C_{max} 与 X_0 成正比。

2. B 本题可用公式 $n = -3.32 lg (1 - f_{ss})$ 计算。f_{ss} 为 **75%**，经计算 **n = 2**。

3. E 对同一药物而言，如给药间隔越小，其蓄积程度越大；在相同的给药间隔下，半衰期较大的药物更容易产生蓄积。若已知药物的 $t_{1/2}$ 和 τ，则可计算该药在体内的蓄积系数。

4. D 本题可用公式 $V = X_0 / C_0$ 计算，式中 V 为表观分布容积，X_0 为静注剂量，C_0 为初始浓度。故 $V = 60mg / 15\mu g/ml = 4L$。

5. D 欲滴注达稳态浓度的 **99%**，需滴注 **6.64** 个半衰期；滴注 **3.32** 个半衰期，

达坪浓度为 **90%**。

6. E 本题可用公式 $n = -3.32\lg(1-f_{ss})$ 计算。$n = \mathbf{6.64}$，经计算 f_{ss} 为 **99%**。

7. E 由上图可知，**血管外给药的药-时曲线呈现浓度先上升后下降的特点**。

8. E 根据公式 $V = X/C$，X 为体内药物量，V 是表观分布容积，C 是血药浓度。可得到 $X = 3\text{mg/L} \times 2.0\text{L/kg} \times 60\text{kg} = 360\text{mg}$。

9. B 由公式 $t_{1/2} = \mathbf{0.693}/k$ 可得 $t_{1/2} = 0.693/0.095\text{h}^{-1} = 7.3\text{h}$。

10. C $k \ll k_a$，**且 t 足够大，单室模型口服给药可以用残数法求 k_a**。

11. D 静脉推注的稳态血药浓度计算，静脉推注可以看作是静脉注射重复给药，根据、题干中给予的参数可以得知该题是求解具有单室模型特征的静脉注射多次给药的平均稳态血药浓度，根据公式 $C_{ss} = X_0/Vk\tau$ 可得 $C_{ss} = 50\text{mg/L}$。

12. B 非线性药代动力学中，当 C 远大于 K_m 时，药物浓度下降的速度与药物浓度无关。

13. D 静脉滴注单室模型药物的稳态血药浓度 $C_{ss} = k_0/kV$，从式中可以看出，稳态血药浓度与静滴速度 k_0 成正比。静脉滴注单室模型药物的稳态血药浓度主要决定于 k_0。

14. B 在临床应用中为了能迅速达到或接近**稳态血药浓度 C_{ss} 以便快速发挥药效**，在静脉滴注开始时往往需要静脉注射一个负荷剂量，同时联合静脉滴注来维持 C_{ss}。**负荷剂量亦称为首剂量，常用 X_0^* 表示**，可用式 $X_0^* = C_{ss}VX_0^* = C_{ss}V$ 求得。

15. D **双室模型假设身体由两部分组成，即药物分布速率比较大的中央室与分布较慢的周边室。中央室包括血液及血流供应充沛的组织如心、肝、肾、肺、内分泌腺及细胞外液；周边室代表血流供应较**少的组织，**如肌肉、皮肤、脂肪组织，药**物在这些组织中的分布比较缓慢。药物进入体循环后，能很快地分布在整个中央室并迅速达到平衡，同时药物在中央室和周边室之间进行可逆转运；一定时间后，中央室和周边室的药物才达到动态平衡。

16. C C 选项显示了非线性药动学药物静脉注射后血药浓度-时间曲线。曲线 A 为低剂量给药后呈线性动力学消除的药-时曲线；曲线 B 为高剂量给药后呈非线性动力学特征的药-时曲线，开始时药物消除较慢，随着血药浓度的降低，消除加快，药物在体内消除一定时间后，曲线末端血药浓度较低，呈现与曲线 A 平行的具线性动力学特征的药-时曲线。

17. E **统计矩分析则是一种非房室分析方法**，是根据统计矩原理研究药物在体内吸收、分布、代谢及排泄过程。**血药浓度-时间曲线下面积**（时间从零到无限大）**定义为药-时曲线的零阶矩**。药-时曲线的一阶矩定义为时间与血药浓度的乘积-时间曲线下的面积。**平均滞留时间是指所有药物分子在体内滞留的平均时间**，即单次给药后所有药物分子在体内滞留时间的平均值。

18. C 单室模型特征药物的平均稳态血药浓度为：$C_{av} = \dfrac{FX_0}{kV\tau}$，由于正常人的清除率 Cl 是一个确定值，因此，根据平均稳态血药浓度设计给药方案，主要是调整给药剂量 X_0 和给药间隔 τ。

19. A 清除率又称为体内总清除率（TBCL），**常用"Cl"表示**。Cl 是表示从**血液或血浆中清除药物的速率或效率的药动学参数**，即机体在单位时间内清除的含有药物的血浆体积。单位用"体积/时间"表示，如 L/min、ml/min、L/h 等。总清除率等于总的消除速度与血药浓度之比，计算公式为：$Cl = \dfrac{\mathrm{d}X_E/\mathrm{d}t}{C}$；总清除率与消除速率常数 k 和表观分布容积 V 之间的关系为：$Cl = kV$；清除率也是重要的药动学特征参数，对某一正常个体，清除率是一定的（常数），当机体的肝脏或肾脏功能出现障碍时，Cl 会变小，用药时应注意剂量调整。

20. D 房室并不代表特定的解剖组织或器官，它是为区分各种分布特征而设置的抽象概念。

21. A 临床上常将药物的有效治疗浓度设定为稳态血药浓度，但**药物接近稳态浓度一般需要 4～5 个半衰期**。在临床应用中为了能迅速达到或接近稳态血药浓度 C_{ss} 以便快速发挥药效，在静脉滴注开始时往往需要静脉注射一个负荷剂量，同时联合静脉滴注来维持 C_{ss}。

22. A 清除率是表示机体对药物消除能力的参数，主要由**肝脏代谢和肾排泄能力决定，与药物吸收没有关系**。

23. C 单室模型药物静脉滴注的稳态血药浓度 $C_{ss} = \dfrac{k_0}{kV}$，故 $k_0 = kVC_{ss}$，由药物 $t_{1/2} = 9\mathrm{h}$，可得药物的消除速率常数 $k = 0.693/1.9 = 0.365\mathrm{h}^{-1}$，若 $C_{ss} = 3\mu\mathrm{g/ml}$，$k_0 \approx 109.42\mathrm{mg/h}$。

24. A 具有非线性动力学特征药物的体内过程有以下特点：①**药物的消除不呈现一级动力学特征，遵从米氏方程**；②**当剂量增加时，药物消除消除速率常数变小、半衰期延长、清除率减小**；③**AUC 和平均稳态血药浓度与剂量不成正比**；④**原药与代谢产物的组成比例随剂量改变而变化**；⑤**其他可能竞争酶或载体系统的药物，影响其动力学过程**。

二、配伍选择题

[1-4] B、E、D、A 生物半衰期简写为 $t_{1/2}$，曲线下的面积简写为 AUC，表观分布容积简写为 V，清除率简写为 Cl。

[5-7] E、A、D $C = \dfrac{k_a F X_0}{V(k_a - k)}(e^{-kt} - e^{-k_a t})$ 表示单室模型血管外给药，体内药量随时间变化的表达式，故 5 题正确答案是 E。$C = \dfrac{k_0}{kV}(1 - e^{-kt})$ 是静脉滴注血药浓度 C 与时间 t 的关系式，故 6 题正确答案是 A。$\lg C = -\dfrac{k}{2.303}t + \lg C_0$ 为单室模型静脉注射给药血药浓度随时间变化的指数函数表达式，故 7 题正确答案是 D。

[8-10] E、D、C 血药浓度－时间曲线下面积（时间从零到无限大）定义为药－时曲线的零阶矩（AUC），故 8 题正确答案是 E。药－时曲线的一阶矩定义为时间与血药浓度的乘积－时间曲线下的面积（AUMC），故 9 题正确答案是 D。在药物进入体循环之前的所有时间称为平均吸收时间（MAT），故 10 题正确答案是 C。

[11-13] D、E、A $C = Ae^{-\alpha t} + Be^{-\beta t}$ 表示双室模型静脉注射给药血药浓度时间关系式，故 11 题正确答案是 D。$C = N \cdot e^{kd t} + L \cdot e^{-\alpha t} + M \cdot e^{-\beta t}$ 表示双室模型血管外给药血药浓度与时间的关系式，故 12 题正确答案是 E。$-\dfrac{\mathrm{d}C}{\mathrm{d}t} = \dfrac{V_m \cdot C}{K_m + C}$ 是米氏方程，表示非线性动力学体内药物变化速度，故 13 题正确答案是 A。

[14-15] B、A 正确答案是达到稳态血药浓度时，药物的消除速度等于药物的滴注速度，$C_{ss} = \dfrac{k_0}{kV}$，故 14 题正确答案是 B。药物在体内的平均滞留时间（MRT）即一阶矩可用下式定义：**MRT = AUMC/AUC**，故 15 题正确答案是 A。

[16-18] A、C、E 清除率是表示从

血液或血浆中清除药物的速率或效率的药动学参数。故16题正确答案是A。**双室模型假设身体由两部分组成，即药物分布速率比较大的中央室与分布较慢的周边室。**故17题正确答案是C。按照房室概念建立起来的、用以说明药物在体内吸收、分布、代谢、排泄过程特征的模型，称为房室模型。故18题正确答案是E。

[19－20] B、A C_{ss}为稳态血药浓度；K_m为米氏常数；k_0为零级静脉滴注速度；V_m为米氏过程的理论最大下降速度。故19题正确答案是B，20题正确答案是A。

[21－22] E、D 临床上多次口服给药是很常见的给药方式，其血药浓度－时间曲线如21题图所示。不同于多次静脉注射中每次给药时（$t=0$）的药物浓度最大，多次口服给药中每次给药时（$t=0$）的浓度等于上次给药后的最小浓度，随着时间延长，药物浓度逐渐增至最大，达到该给药间隔内的最大浓度（C'_{max}），对应时间为达峰时间（t'_{max}）。与多次静脉注射类似，多次口服给药后经历一个给药间隔 τ 时的药物浓度最低。故21题正确答案是E。单室模型药物连续静脉注射多次，其血药浓度－时间曲线如22题图所示。每次静脉给药时（即每次给药后经过的时间 $t=0$

时），药物浓度均为该次给药的最大浓度（C_{max}）；经过一个时间间隔 τ 后，药物浓度达到该次给药的最小浓度（C_{min}）。故22题正确答案是D。

三、综合分析选择题

1. B $k_0 = C_{ss}kV = 117.30\text{mg/h}$。

2. A $X_0 = C_0 V = 255\text{mg}$。

四、多项选择题

1. ACDE 分别静脉注射高、中、低三个剂量的药物，得到各剂量下的血药浓度－时间数据，可按如下方法识别非线性药动学：①通过 $\lg C - t$ 图形进行观察：若 $\lg C - t$ 曲线呈明显的上凸形状时，可视为非线性药动学。②不同剂量的 $\lg C - t$ 曲线相互平行，表明在该剂量范围内为线性动力学过程，反之则为非线性动力学过程。③以剂量对相应的血药浓度进行归一化，得到单位剂量下的血药浓度，将其对时间作图，所得的曲线如明显不重叠，则可能存在非线性过程。④AUC 分别除以相应的剂量，如果所得比值明显不同，则可能存在非线性过程。⑤将每个剂量的血药浓度－时间数据按线性动力学模型处理，若所求得的动力学参数（$t_{1/2}$、k、Cl 等）明显地随剂量大小而改变，则可能存在非线性过程。

第五节 给药方案设计与个体化给药

一、最佳选择题

1. C TDM 的临床意义：指导临床合理用药、提高治疗水平；确定合并用药的原则。临床上合并用药引起药源性疾病或导致药物中毒的报道不少，开展 TDM 研究药物的相互作用，对确定合并用药原则具有重要意义；用于药物过量中毒的诊断。开展 TDM 对防止药物过量中毒和药物急性

过量中毒的诊断具有重要意义；作为医疗差错或事故的鉴定依据及评价患者用药依从性的手段。

2. B 当给药间隔 $\tau = t_{1/2}$时，药物按一定剂量多次给药后，体内**药物浓度经5～7个半衰期达到稳态水平**。临床上常采用首次剂量加大，即采用负荷剂量使血药浓度迅速达到有效治疗浓度。当首剂量等

于维持剂量的 2 倍时（即将首次剂量增加 1 倍），血药浓度迅速能够达到稳态血药浓度。

3. D　并不是所有药物都需要进行血药浓度监测，在血药浓度－效应关系已经确立的前提下，只有部分情况需进行血药浓度监测。

4. A　对于在治疗剂量即表现出非线性动力学特征的药物，剂量的微小改变，可能会导致治疗效果的显著差异，甚至会产生严重毒副作用，此类药物也需要制定个体化给药方案。

5. B　治疗指数小、毒性反应强的药物，如强心苷类药、茶碱、锂盐、普鲁卡因胺等需要进行血药浓度监测。治疗指数大，毒性反应小的药物则不需进行。

二、配伍选择题

[1-2]　B、A　根据半衰期制定给药方案：在多次给药总药剂量相同情况下，当 $\tau > t_{1/2}$ 时，血药浓度波动相对较大；在多次给药每次给药剂量相同情况下，当 $\tau < t_{1/2}$ 时，药物在体内可能会有较大蓄积。

[3-4]　E、C　肌酐清除率是判断肾小球滤过功能的指标。肾功能正常的成年男性肌酐清除率为 100~120ml/min，轻度肾功能减退者为 50~80ml/min，中度肾功能减退者肌酐清除率可降至 10~50ml/min，

严重肾功能减退者 <10ml/min。

三、多项选择题

1. ABCDE　当首剂量等于维持剂量的 2 倍时，血药浓度迅速能够达到稳态血药浓度。当给药间隔 $\tau = t_{1/2}$ 时，药物按一定剂量多次给药后，体内药物浓度经 5~7 个半衰期达到稳态水平。根据半衰期制定给药方案不适合半衰期过短或过长的药物。根据平均稳态血药浓度制定给药方案必须选择最佳给药间隔，一般药物给药间隔为 1~2 个半衰期。对于治疗窗非常窄的药物，必须以小剂量多次给药，或采用静脉滴注方式给药。

2. ABCD　安全范围广的药物不需要严格的给药方案，对于治疗指数小的药物，需要制定个体化给药方案，对于表现出非线性动力学特征的药物，需要制定个体化给药方案，给药方案设计和调整，常需要进行血药浓度监测。

3. ACD　影响给药方案的因素有：药物的药理活性、药动学特性和患者的个体因素等。

4. ABDE　除治疗指数大、毒性反应弱的药物外，其他四种药物需进行血药浓度监测。

5. ABD　给药方案个体化方法包括：比例法、一点法和重复一点法等。

第六节　生物利用度与生物等效性

一、最佳选择题

1. B　血药浓度法是生物利用度研究最常用的方法，通过测量给药后不同时间下的血药浓度来进行研究。

2. B　相对生物利用度是以其他非静脉途径给药的制剂为参比制剂获得的药物活性成分吸收进入血液循环的相对量。

3. E　生物利用度是指药物被吸收进入血液循环的速度与程度。可分绝对生物利用度与相对生物利用度。制剂的生物利用度应该用 C_{max}、T_{max} 和 AUC 三个指标全面地评价，它们也是制剂生物等效性评价的三个主要参数。生物利用度包括两方面内容：药物吸收速度与药物吸收程度。吸收

程度，即药物进入血液循环的多少，可用血药浓度 – 时间曲线下面积 AUC 来表示，它与药物吸收总量成正比。

4. D　生物等效性是评价药物或制剂质量的重要指标，它侧重于与预先确定的等效标准和限度进行比较，保证含同一药物活性成分的不同制剂体内行为的一致性，用以判断新研发产品是否可替换已上市药品。

二、配伍选择题

[1-2] E、C　絮凝度是比较混悬剂絮凝程度的重要参数，故 1 题正确答案是 E。相对生物利用度是以其他非静脉途径给药的制剂为参比制剂获得的药物活性成分吸收进入血液循环的相对量，用于剂型之间或同种剂型不同制剂之间的比较。绝对生物利用度是以静脉制剂为参比制剂获得的药物活性成分吸收进入血液循环的相对量，通常用于原料药和新剂型的研究。故 2 题正确答案是 C。

[3-4] C、E　生物等效性是指在相似的试验条件下，单次或多次给予相同剂量的试验药物后，受试制剂中药物的吸收速度和吸收程度与参比制剂的差异在可接受范围内，反映两者吸收程度和速度的主要药动学参数无统计学差异。故 3 题正确

答案是 C。生物利用度是指药物被吸收进入血液循环的速度与程度，它是新药开发与研究的基本内容，是反映药物及其制剂临床治疗效果内在质量的重要指标；它强调反映药物活性成分到达体循环的相对量和速度，是新药研究过程中选择合适给药途径和确定用药方案的重要依据之一。故 4 题正确答案是 E。

三、多项选择题

1. BCDE　影响生物利用度的因素包括：①药物本身的理化性质；②药物制剂因素；③生理因素；④药物在胃肠道内的代谢分解；⑤肝脏首关效应。

2. ACE　制剂的生物利用度应该用 C_{max}、T_{max} 和 AUC 三个指标全面地评价，它们也是制剂生物等效性评价的三个主要参数。

3. BCDE　A、B、C 三种制剂具有相同的 AUC，但制剂 A 吸收快，达峰时间短，峰浓度大，已超过最小中毒浓度，临床上可能会出现中毒反应。制剂 B 达峰比制剂 A 稍慢，血药浓度有较长时间落在最小中毒浓度与最小有效浓度之间，因此可以得到较好的疗效。制剂 C 的血药浓度一直在最小有效浓度以下，在临床上可能无效。

第八章　药物对机体的作用

第一节　药物作用的两重性

一、最佳选择题

1. E　对因治疗指用药后能消除原发致病因子，治愈疾病的药物治疗。例如，使用抗生素杀灭病原微生物从而控制感染性疾病。

2. B　停药反应是指患者长期应用某种药物，突然停药后出现原有疾病加剧的现象，又称回跃反应或反跳。例如，长期应用 β 受体拮抗药普萘洛尔治疗高血压、心绞痛等，可使 β 受体密度上调而对内源性去甲肾上腺素能神经递质的敏感性增高，如突然停药，则会出现血压升高或心绞痛发作。

3. C　变态反应是指机体受药物刺激所发生的异常免疫反应，引起机体生理功能障碍或组织损伤，也称过敏反应。

4. E　毒性反应是指剂量过大或药物在体内蓄积过多时发生的危害性反应。毒性反应通常比较严重，一般也是可以预知的，应该避免发生。短期内过量用药引起的毒性称急性毒性反应，多损害循环、呼吸及神经系统功能。长期用药时由于药物在体内蓄积而逐渐发生的毒性称为慢性毒性，多损害肝、肾、骨髓、内分泌等功能。致癌、致畸胎和致突变反应也属于慢性毒性范畴。

5. A　我国《药品不良反报告和监测管理办法》对药物不良反应的定义为：指合格药品在正常用法用量下出现的与用药目的无关的或意外的有害反应。该定义排除了治疗失败、药物过量、药物滥用、不依从用药和用药差错的情况。

6. C　生理依赖性又称躯体依赖性，是指中枢神经系统对长期使用的药物所产生的一种身体适应状态。

7. B　停药反应是指患者长期应用某种药物，突然停药后出现原有疾病加剧的现象，又称回跃反应或反跳。临床对这类药物，如需停药，应逐步减量以免发生危险。

8. E　生理依赖性又称躯体依赖性，是指中枢神经系统对长期使用的药物所产生的一种身体适应状态；一旦停药，将发生一系列生理功能紊乱，称为戒断综合征。

9. C　现已知道特异质反应多是先天遗传异常所致的反应。例如，先天性葡萄糖－6－磷酸脱氢酶（G－6－PD）缺乏的疟疾患者服用伯氨喹后，容易发生急性溶血性贫血和高铁血红蛋白血症；假性胆碱酯酶缺乏者，应用骨骼肌松驰药琥珀胆碱后，由于延长了肌肉松弛作用而常出现呼吸暂停反应。

10. D　影响药物作用的因素包括药物方面和机体方面的因素。药物方面影响药物作用的因素，包括药物的理化性质、药物剂量、给药时间和方法、疗程、药物剂型和给药途径等。

二、配伍选择题

[1-2] D、C　后遗效应是指在停药后，血药浓度已降至最小有效浓度以下时残存的药理效应。故 1 题正确答案是 D。副作用是指在药物按正常用法用量使用时，出现的与治疗目的无关的不适反应。例如，

阿托品用于解除胃肠痉挛时，会引起口干、心悸、便秘等副作用。故 2 题正确答案是 C。

[3-4] B、E　先天性葡萄糖-6-磷酸脱氢酶缺乏的疟疾患者服用伯氨喹后，容易发生急性溶血性贫血和高铁血红蛋白血症。故 3 题正确答案是 B。新生儿肝脏葡萄糖醛酸结合能力尚未发育，应用氯霉素可导致灰婴综合征。故 4 题正确答案是 E。

三、综合分析选择题

1. B　阿托品特异性地拮抗 **M 胆碱受体**，但其药理效应**选择性并不高**，对心脏、血管、平滑肌、腺体及中枢神经系统都有影响，而且有的兴奋、有的抑制。

2. E　药物作用选择性的基础有以下几方面：药物在体内的分布不均匀、机体组织细胞的结构不同、生化机能存在差异等。

3. C　继发反应是继发于药物治疗作用之后的不良反应，是治疗剂量下治疗作用本身带来的间接结果。例如，**长期应用广谱抗生素**，使敏感细菌被杀灭，而非敏感菌（如厌氧菌、真菌）大量繁殖，造成二重感染。

4. E　药物不良反应的定义为：指合格药品在正常用法用量下出现的与用药目的无关的或意外的有害反应。

四、多项选择题

1. ABCDE　在药物治疗过程中所发生的任何不良医学事件可称为药物不良事件。药物不良事件不一定与药物治疗有因果关系，包括药物不良反应、药物标准缺陷、药物质量问题、用药失误和药物滥用等。

2. ABCDE　依赖性是在长期应用某种药物后所造成的一种强迫要求连续或定期使用该药的行为或其他反应，其目的是感受药物的精神效应，或避免由于停药造成身体不适。依赖性可分为**生理依赖性和精神依赖性**。生理依赖性又称躯体依赖性，是指中枢神经系统对长期使用的药物所产生的一种身体适应状态；一旦停药，将发生一系列生理功能紊乱，称为**戒断综合征**。精神依赖性是指多次用药后使人产生欣快感，导致药者在精神上对所用药物有一种渴求连续不断使用的强烈欲望，继而引发强迫用药行为，以获得满足和避免不适感，也称为**成瘾性**。

3. ABDE　**变态反应**是指机体受药物刺激所发生的异常免疫反应，引起机体生理功能障碍或组织损伤，也称**过敏反应**。非肽类药物作为半抗原与机体蛋白结合为全抗原后，经过接触 10 天左右的敏感化过程而发生变态反应。某些生物制品则是全抗原，从而引起变态反应。变态反应常见于过敏体质患者，反应性质与药物原有效应和剂量无关，用药理性拮抗药解救无效；反应的严重程度差异很大，从轻微的皮疹、发热至造血系统抑制、肝肾功能损害、休克等；可能只有一种症状也可能多种症状同时出现；停药后反应逐渐消失，再用时可能再发。

4. ABCD　我国《药品不良反应报告和监测管理办法》对药物不良反应的定义为：指合格药品在正常用法用量下出现的与用药目的无关的或意外的有害反应。该定义排除了治疗失败、药物过量、药物滥用、不依从用药和用药差错的情况。**药物不良事件不一定与药物治疗有因果关系，包括药物不良反应、药物标准缺陷、药物质量问题、用药失误和药物滥用等。**

第二节　药物作用的量－效和时－效规律与评价

一、最佳选择题

1. A　质反应一般以阳性或阴性、全或无的方式表示，如存活与死亡、惊厥与不惊厥、睡眠与否等，研究对象为一个群体。

2. A　药物的安全性一般与其 LD_{50} 的大小成正比，与 ED_{50} 成反比，故常以药物 LD_{50} 与 ED_{50} 的比值表示药物的安全性，称为治疗指数。

3. C　在效应为 16%～84% 区域，量－效曲线几乎呈直线，其与横坐标夹角的正切值，称为量－效曲线的斜率。斜率大的药物，药量微小的变化即可引起效应的明显改变；反之亦然。**斜率大小在一定程度上反映了临床用药的剂量安全范围，斜率较陡的提示药效较剧烈，较平坦的则提示药效较温和。**

4. B　从时－效曲线衍生出的药理学基本概念主要有起效时间、最大效应时间、疗效维持时间、作用残留时间等。最小有效量是量反应和质反应的两种量－效曲线衍生出的药理学基本概念。

5. A　作用残留时间是指曲线从将到有效效应以下到作用完全消失的时间，此段时间内第二次给药，则须考虑前次用药的残留作用。在前次给药的"作用残留时间"内即进行第二次给药则可产生药物作用蓄积。

6. C　疗效维持时间指从起效时间开始到时－效曲线下降到与有效效应线再次相交点之间的时间，这一参数对连续多次用药时选择用药的间隔时间有参考意义。

二、配伍选择题

[1-2] B、C　效能反映了药物的内在活性，故 1 题正确答案是 B。**效价强度是指能引起等效反应（一般采用 50% 效应量）的相对剂量或浓度。**故 2 题正确答案是 C。

[3-4] C、E　起效时间是指给药至时－效曲线与有效效应线首次相交点的时间，代表药物发生疗效以前的潜伏期。故 3 题正确答案是 C。疗效维持时间指从起效时间开始到时－效曲线下降到与有效效应线再次相交点之间的时间。故 4 题正确答案是 E。

[5-6] B、A　最小有效量是指引起药理效应的最小药物剂量，也称阈剂量。故 5 题正确答案是 B。半数有效量是指引起 50% 阳性反应（质反应）或 50% 最大效应（量反应）的浓度或剂量。故 6 题正确答案是 A。

三、综合分析选择题

1. C　在一定范围内，增加药物剂量或浓度，其效应随之增加，但效应增至一定程度时，若继续增加剂量或浓度而效应不再继续增强，此药理效应的极限称为最大效应，也称效能。

2. B　药物的安全性一般与其 LD_{50} 的大小成正比，与 ED_{50} 成反比。故常以药物 LD_{50} 与 ED_{50} 的比值表示药物的安全性，称为治疗指数。

四、多项选择题

1. BCD　质反应一般以阳性或阴性、全或无的方式表示，如存活与死亡、惊厥与不惊厥、睡眠与否等，研究对象为一个群体。

2. BC　临床上最容易发生蓄积中毒的药物是口服抗凝药和洋地黄类，需特别注意。

3. ADE 药理效应的强弱呈连续性量的变化，可用数量或最大反应的百分率表示，称为量反应。例如血压、心率、尿量、血糖浓度等，研究对象为单一的生物个体。

4. BCDE 效能是指在一定范围内，增加药物剂量或浓度，其效应强度随之增加，但效应增至最大时，继续增加剂量或浓度，效应不能再上升，此效应为一极限，**又称最大效应**。本图中呋塞米的效能是最

强的，其他三种药效能相同。

5. ABCD 此图中 A 药和 B 药的量 – 效曲线在 ED_{50} 和 LD_{50} 处重合，又**治疗指数为药物 LD_{50} 与 ED_{50} 的比值**，故 A 药和 B 药的治疗指数相等。A 药在 95% 和 99% 有效量时（ED_{95} 和 ED_{99}）没有动物死亡，而 B 药在 ED_{95} 和 ED_{99} 时，则分别有 10% 或 20% 死亡。说明 A 药比 B 药安全，A 药的安全范围较大。两药治疗指数一致。

第三节 药物的作用机制与受体

一、最佳选择题

1. D 改变细胞周围环境的理化性质：有些药物是通过简单的化学反应或物理作用而产生药理效应。例如，口服氢氧化铝、三硅酸镁等抗酸药中和胃酸，可用于治疗胃溃疡。

2. E 有些药物并无特异性作用机制，而主要与理化性质有关。例如，消毒防腐药对蛋白质有变性作用，因此只能用于体外杀菌或防腐，不能内服。另外，还有酚类、醇类、醛类和重金属盐类等蛋白沉淀剂。有些药物利用自身酸碱性，产生中和反应或调节血液酸碱平衡，如碳酸氢钠、氯化铵等。

3. E 受体的特性：饱和性、特异性、可逆性、灵敏性及多样性。

4. D NO 生成后不仅能对自身细胞，也能对邻近细胞中的靶分子发生作用，发挥细胞或突触的信息传递作用。因此，**NO 是一种既有第一信使特征，也有第二信使特征的信使分子**。

5. B 激动药是指既有亲和力又有内在活性的药物。

6. D 竞争性拮抗药使激动药的量 –

效曲线平行右移，但其最大效应不变。例如，阿托品是乙酰胆碱的竞争性拮抗药，可使乙酰胆碱的量 – 效曲线平行右移，但不影响乙酰胆碱的效能。

7. A 作用于受体：大多数药物作用于受体发挥药理作用。例如，胰岛素激活胰岛素受体；阿托品拮抗副交感神经末梢支配效应器细胞上的 M 胆碱受体；肾上腺素激活 α、β 受体等。

8. B 亲和力是指药物与受体结合的能力。内在活性是指药物与受体结合后产生效应的能力。

9. E 抗人类免疫缺陷病毒（HIV）药齐多夫定是通过抑制核苷逆转录酶，抑制 DNA 链的增长，阻碍 HIV 病毒的复制，治疗艾滋病。

10. A M 胆碱受体、肾上腺素受体、多巴胺受体、5 – HT 受体、前列腺素受体等都属于 G – 蛋白偶联受体。

11. B 受体是一类介导细胞信号转导的功能蛋白质，能识别周围环境中的某些微量化学物质，首先与之结合，并通过中介的信息放大系统，触发后续的生理反应或药理效应。

12. A 药理性拮抗是指当一种药物与

特异性受体结合后，阻止激动药与其结合，从而降低药效。

13. E 内在活性是指药物与受体结合后产生效应的能力。

14. D 受体与配体所形成的复合物可以解离，也可被另一种特异性配体所置换。少数配体与受体结合是通过共价键结合，后者形成的结合难以逆转。

15. B 第三信使是指负责细胞核内外信息传递的物质，包括生长因子、转化因子等。

二、配伍选择题

[1-2] C、B 特异性：受体对其配体有高度识别能力，对配体的化学结构与立体结构具有很高的专一性，特定的受体只能与其特定的配体结合，产生特定的生物学效应。故1题正确答案是C。饱和性：受体数量有限，能与其结合的配体量也有限，因此受体具有饱和性，在药物的作用上反映为最大效应。故2题正确答案是B。

[3-5] A、C、E 受体脱敏是指在长期使用一种激动药后，组织或细胞的受体对激动药的敏感性和反应性下降的现象。故3题正确答案是A。受体增敏是指长期应用拮抗药，造成受体数量或敏感性提高。故4题正确答案是C。同源脱敏是指只对一种类型的受体激动药的反应下降，而对其他类型受体激动药的反应性不变，因此又称特异性脱敏。故5题正确答案是E。

[6-8] A、C、B 激动药是指既有亲和力又有内在活性的药物。完全激动药对受体有很高的亲和力和内在活性（$\alpha=1$）。故6题正确答案是A。部分激动药是对受体有很高的亲和力，但内在活性不强（$\alpha<1$）。故7题正确答案是C。拮抗药是指能与受体结合，具有较强亲和力而无内在活性（$\alpha=0$）的药物。竞争性拮抗药使激

动药的量-效曲线平行右移，但其最大效应不变。故8题正确答案是B。

[9-11] D、A、B 内在活性用α表示。故9题正确答案是D。亲和力是指药物与受体结合的能力，K_D表示药物与受体的亲和力，其值等于EC_{50}。K_D越大，表示药物与受体的亲和力越小，即两者成反比。将K_D的负对数（$-\lg K_D$）称为亲和力指数（pD_2），其值与亲和力成正比。故10题正确答案是A。pA_2值的大小反映竞争性拮抗药对其激动药的拮抗强度，药物的pA_2值越大，其拮抗作用越强。故11题正确答案是B。

[12-13] C、E 喹诺酮类抗菌药通过抑制细菌DNA螺旋酶和拓扑异构酶IV发挥抗菌作用，药物作用机制属于影响酶活性。故12题正确答案是C。免疫抑制药环孢素，通过影响机体免疫功能发挥疗效，用于器官移植的排斥反应。故13题正确答案是E。

三、多项选择题

1. ABCE 根据受体蛋白结构、信息转导过程、受体位置和效应性质等特点，受体大致可分为以下几类：G-蛋白偶联受体、配体门控离子通道受体、酪氨酸激酶受体、细胞核激素受体。

2. BCDE 第二信使包括环磷酸腺苷（cAMP）、环磷酸鸟苷（cGMP）、三磷酸肌醇（IP_3）、二酰甘油（DAG）和Ca^{2+}等。

3. ABCDE 药物的作用机制包括：作用于受体、影响酶的活性、影响细胞膜离子通道、干扰核酸代谢、补充体内物质、改变细胞周围环境的理化性质、影响生理活性物质及其转运体、影响机体免疫功能、非特异性作用。

第四节 药效学方面的药物相互作用

一、最佳选择题

1. B 增强作用是指两药合用时的作用大于单用时的作用之和，或一种药物虽无某种生物效应，却可增强另一种药物的作用。例如，磺胺甲噁唑与甲氧苄啶合用，其抗菌作用增加 10 倍，由抑菌作用变成杀菌作用。

2. C 相加作用是指两药合用的作用是两药单用时的作用之和。例如，在高血压的治疗中，常采用两种作用环节不同的药物合用，可使降压作用相加，而各药剂量减少，不良反应降低，如 β 受体拮抗药阿替洛尔与利尿药氢氯噻嗪合用。

二、配伍选择题

[1-3] C、B、D 药物效应的拮抗作用包括生理性拮抗、生化性拮抗、化学性拮抗和药理性拮抗。生理性拮抗是指两个激动药分别作用于生理作用相反的两个特异性受体。故 1 题正确答案是 C。生化性拮抗是指两药联合用药时一个药物通过诱导生化反应而使另外一个药物的药效降低。故 2 题正确答案是 B。药理性拮抗是指是指当一种药物与特异性受体结合后，阻止激动药与其结合，从而降低药效。故 3 题正确答案是 D。

三、多项选择题

1. ABC 受体脱敏为长期使用一种激动药后，组织或细胞的受体对激动药的敏感性和反应性下降的现象，分为同源脱敏和异源脱敏。受体脱敏仅涉及受体数量或密度的变化，则称为受体下调。磺酰脲类可使胰岛素受体增敏。

2. ABCE 药物相互作用的药动学机制主要涉及吸收、分布、生物转化（代谢）、排泄四个方面。

第五节 遗传药理学与临床合理用药

一、最佳选择题

1. B 遗传因素对药效学的影响主要改变药物作用靶点（包括受体）对药物的反应性或敏感性以及下游信号分子的遗传多态性对药物效应的影响，而不影响作用部位药物的浓度。

2. C 在人类基因组的三种遗传多态性中，单核苷酸多态性是分布最广泛、含量最丰富、最稳定的一种可遗传的变异，广泛分布于基因的外显子、内含子或基因间区，通过影响基因的表达水平或所编码蛋白的氨基酸组成和功能而发挥作用。

3. D 通过 N - 乙酰基转移酶进行乙酰化代谢的药物还包括磺胺二甲嘧啶、苯乙肼、普鲁卡因胺、甲基硫氧嘧啶、肼苯哒嗪、氨苯砜等。

4. D 受体合成障碍是指某些突变导致受体 mRNA 水平降低，包括无义突变、内含子和外显子接点突变、核苷酸缺失引起移码突变。

二、配伍选择题

[1-2] B、E 快代谢者血中异烟肼 $t_{1/2}$ 为 45 ~ 110 分钟；慢代谢者血中异烟肼 $t_{1/2}$ 为 2 ~ 4.5 小时。

[3-4] A、E 慢代谢者有 80% 发生多发性神经炎，而快代谢者仅 20% 有此不

良反应。这是由于**异烟肼**在体内可与**维生素B₆**反应，使后者失活，从而导致维生素B₆缺乏性神经损害，故一般服异烟肼需同时服用维生素B₆以减轻此不良反应。

三、多项选择题

1. ABCDE 人类基因组多态性通过影响药物在体内的吸收、分布、代谢、排泄以及药物与作用靶点的相互作用，从药动学和药效学两方面影响药物的反应性。导致的药动学的差异有乙酰化作用、水解作用、氧化作用、葡萄糖－6－磷酸脱氢酶缺乏、乙醛脱氢酶与乙醇脱氢酶异常。

2. ABCD 乙醛脱氢酶缺乏者饮酒后血中乙醛水平明显升高，导致儿茶酚胺介导的血管扩张以及营养障碍症状，出现面部潮红、心率增快、出汗、肌无力等不良反应。

3. ABC 基因多态性导致的**药效学差异**主要有**华法林活性降低、胰岛素耐受性、血管紧张素Ⅰ转换酶抑制药疗效降低**。

第六节　时辰药理学与临床合理用药

一、最佳选择题

1. E 大多数机体功能如心排血量、各种体液分泌的速度及pH、胃肠运动、肝肾血流量、药物代谢酶活性等都有昼夜节律。

2. B 铁剂的吸收有明显的昼夜节律，在其他条件相同的情况下，19：00服用较07：00服用的吸收率增加一倍，因此为保证吸收，**铁剂的服用选择在19：00比较合理**。

3. D 呼吸道对组胺反应的敏感性在0：00～02：00最高，因此，**哮喘患者易在凌晨发作**。

4. C 放射配体结合法研究发现，正常人外周白细胞糖皮质激素受体呈现晨高晚低的昼夜节律特征，而此受体反应性的昼夜节律与血中的糖皮质激素浓度无关。

5. C 糖尿病患者尿钾排泄较多，其昼夜节律的峰值时间较正常人约延迟2小时，有视网膜病变的并发症患者还要再延迟2小时，在用胰岛素控制住血糖后4～5天此昼夜节律才能恢复正常。因此主张用胰岛素控制血糖后，继续用药观察，以尿钾排泄节律恢复正常作为指标。

二、配伍选择题

[1-2] E、A 应用**糖皮质激素**治疗疾病时，**08：00时1次予以全天剂量比1天多次给药效果好，不良反应也少**；皮质激素治疗肾上腺性征异常症，早晨不给药而中午给以小剂量，下午给予1次大剂量，夜间给予最大剂量，这种方法既可避免由于每日剂量过多而产生的不良反应，又可将对脑垂体的抑制作用提到最高。

[3-4] E、C 呼吸道对组胺反应的**敏感性在0：00～02：00最高**，因此，哮喘患者易在凌晨发作。故3题正确答案是E。**皮肤对组胺或过敏原在19：00～23：00敏感性最高**。故4题正确答案是C。

三、综合分析选择题

1. B β₂受体激动药可采取剂量晨低夜高的给药方法，有利于药物在清晨呼吸道阻力增加时达到较高血浓度。

2. C 特布他林08：00时口服5mg，20：00时服10mg，可使该药的血药浓度昼夜保持相对稳定，有效控制哮喘发作。

四、多项选择题

1. ABD 药物作用**昼夜节律机制**主要有组织敏感性机制、受体机制、药动学机制。

2. ABCE 常见药物中与**时辰药理学**关系密切相关的有心血管药物、平喘药物、糖皮质激素类药物、胰岛素、抗肿瘤药物。

第七节 药物应用的毒性问题

一、最佳选择题

1. B 四环素通过干扰肝细胞的代谢过程，抑制三酰甘油从肝内析出，抑制脂肪受体蛋白的合成而导致肝内脂肪堆积形成脂肪肝。

2. B **磺胺类、伯氨喹**等药物可使红细胞中的血红蛋白转变成高铁血红蛋白引起**高铁血红蛋白血症**，红细胞内血红蛋白的再生跟不上，导致血液携氧能力明显降低。

3. A 影响药物毒性作用中机体方面的因素主要有营养条件、年龄、性别、遗传因素、种族差异的影响、病理状态。药物的结构与理化性质是药物方面的因素。

4. D 常见引起**消化系统毒性**作用的药物有非甾体类抗炎药，抗肿瘤药物甲氨蝶呤、氟尿嘧啶等，糖皮质激素类药物，抗凝药，抗贫血药硫酸亚铁，抗菌药物头孢菌素类、喹诺酮类、甲硝唑等，利尿药呋塞米等，磺酰脲类降糖药，抗高血压药利血平、胍乙啶等，抗酸药，抗癫痫药丙戊酸钠等。

5. B Ⅰ型变态反应为速发型变态反应，Ⅱ型变态反应又称溶细胞型或细胞毒性反应，Ⅲ型变态反应又称免疫复合物型或血管炎型反应；Ⅳ型变态反应又称迟发型变态反应。

6. A **绿色呕吐物**显示含有从小肠反流的胆汁；亮绿色或黄色呕吐物提示含有经过消化的药物或其他毒物；亮红色或黑色、咖啡色呕吐物显示含有在胃部潴留的血液。

7. B 引起肾小管坏死或急性肾小管损伤的药物中以**氨基糖苷类**最为常见。

8. A 引起慢性间质性肾炎最为常见的药物是非甾体类抗炎药。

9. D 脂肪肝常见的诱发药物有乙醇、丙戊酸钠、甲氨蝶呤、四环素、α-甲基多巴、胺碘酮。维生素 A 常引起肝硬化及肝纤维化。

10. A 许多肝脏毒物能引起肝坏死，根据其范围及严重程度可分为局部性和弥漫性，局部性多见，其中多数引起肝小叶**中央区坏死**，如对乙酰氨基酚；有些也可出现在**中间区**，如大剂量利尿药呋塞米可引起肝小叶中间区坏死；少数可引起周边区坏死，如硫酸亚铁。乙醇引起肝硬化的特点是早期出现脂肪变和肝肿大，然后随着病理过程的发展，肝脏逐渐缩小。

11. B 由于垂体分泌的促肾上腺皮质激素（ACTH）长期不足，肾上腺皮质萎缩。肾上腺皮质功能的恢复时间与糖皮质激素的剂量、用药时间长短和个体差异等相关。停用激素后，垂体分泌促肾上腺皮质激素的功能一般需要 3~5 个月才能恢复。

二、配伍选择题

[1-2] B、E 可卡因抑制 Na^+ 的摄取而使骨骼肌血管 α 受体过度兴奋，这是引发可卡因误服者心肌梗死的主要原因。洋地黄毒苷抑制 Na^+, K^+ - ATP 酶，增加心肌细胞 Na^+ 浓度，通过 Na^+/Ca^{2+} 交换而导致心肌细胞 Ca^{2+} 浓度积聚，增加心肌收缩性和兴奋性，甚至造成严重心律失常。

[3-6] A、C、D、B 氨基糖苷类抗生素和抗恶性肿瘤药对肾脏的损害主要是

近曲小管；**解热镇痛抗炎药**的主要靶部位是**肾小球**；头孢菌素类、万古霉素、别嘌醇的主要靶部位是**髓袢**；溴隐亭、甲氨蝶呤的主要靶部位是**集合管**。

三、综合分析选择题

1. **C**　其发生机制是通过作用于相应的**G－蛋白偶联受体**，激活腺苷酸环化酶，使cAMP产生增多，同时可**抑制磷酸二酯酶**，从而产生中枢兴奋作用。

2. **E**　药物对神经系统的毒性作用主要表现为对神经系统的结构和功能的损害，包括神经元损害、轴突损害、髓鞘损害和影响神经递质功能。

四、多项选择题

1. **ABCDE**　影响药物毒性作用的因素：药物方面的因素有药物的结构和理化性质、药物的剂量、剂型与给药途径；机体方面的因素有营养条件、年龄、性别、遗传因素、种族差异的影响、病理状态。

2. **ABCDE**　药物的毒性通常是在治疗疾病时（或者误服、自杀服用等）因用药剂量过高、用药时间过长或用药者为过敏体质、遗传异常时才会出现毒性作用。

3. **ABCDE**　可引起哮喘的抗结核病药物有利福平、异烟肼、乙胺丁醇、吡嗪酰胺、对氨基水杨酸等。

4. **ABCD**　药物对消化系统的毒性作用包括上消化道毒性作用、胃毒性作用、肠毒性作用、肝功能损害等。

5. **ABCDE**　药物对肾脏的毒性作用主要包括急性肾小管损伤或坏死、急性间质性肾炎、慢性间质性肾炎、肾小球肾炎、梗阻性急性肾功能衰竭、慢性肾功能衰竭、肾血管损害等。

6. **ABCDE**　药物引起的肝损害类型主要包括脂肪肝、肝坏死、胆汁淤积、纤维化及肝硬化及慢性坏死性肝炎。

7. **ABC**　粒细胞缺乏症和嗜酸性粒细胞增多症属于药物对白细胞的毒性作用，故选项 D 和 E 不符合题意。

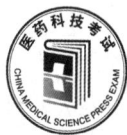

2024 国家执业药师职业资格考试
通关特训 **1200** 题

药学专业知识（一）
通关试题

吴春虎　主编

中国健康传媒集团

中国医药科技出版社

内 容 提 要

本书是"国家执业药师职业资格考试通关特训1200题"系列之一，由具有丰富考前辅导经验的专家、讲师以新版国家执业药师职业资格考试大纲和指南为依据，在研习了往年考试真题和考试命题趋势的基础上编创而成。书中试题高度仿真，针对性强，题题解析，精练透彻，答疑解惑。随书附赠配套数字化资源，包括黄金40分课程、历年真题、考生手册、思维导图、考点速报、复习规划、高频考点、考前速记等，使考生复习更加高效、便捷；赠线上模拟试卷，方便考生系统复习后自查备考。本书可供参加2024国家执业药师职业资格考试的考生复习使用。

图书在版编目（CIP）数据

药学专业知识. 一/吴春虎主编. —北京：中国医药科技出版社，2023.12

2024国家执业药师职业资格考试通关特训1200题

ISBN 978 - 7 - 5214 - 4213 - 7

Ⅰ. ①药… Ⅱ. ①吴… Ⅲ. ①药物学 - 资格考试 - 习题集 Ⅳ. ①R9 - 44

中国国家版本馆CIP数据核字（2023）第207185号

美术编辑 陈君杞

责任编辑 李红日

版式设计 友全图文

出版 **中国健康传媒集团** | 中国医药科技出版社

地址 北京市海淀区文慧园北路甲22号

邮编 100082

电话 发行：010 - 62227427 邮购：010 - 62236938

网址 www.cmstp.com

规格 787 × 1092mm $\frac{1}{16}$

印张 12 $\frac{3}{4}$

字数 320千字

版次 2023年12月第1版

印次 2023年12月第1次印刷

印刷 北京盛通印刷股份有限公司

经销 全国各地新华书店

书号 ISBN 978 - 7 - 5214 - 4213 - 7

定价 **49.00元**

获取新书信息、投稿、为图书纠错，请扫码联系我们。

出版说明

自 2020 年始，国家药品监督管理局执业药师资格认证中心发布了《国家执业药师职业资格考试大纲》（第八版），对各科目的内容做出了大幅度调整。透过近几年考试真题的命题思路来看，执业药师考试的特点是内容覆盖全面、考点细化突出、难度平稳适中、思路以用定考。那么如何帮助考生在把握复习重点内容的同时掌握大纲所要求的考点，达到复习、备考一体化的目标呢？"以考定学"的特色理念是我们近年来在组织策划编写执业药师考试用书过程中一直在思考的问题。

国家执业药师职业资格考试实行全国统一大纲、统一命题、统一组织的考试制度，采用笔试、闭卷考试形式。每科试卷满分为 120 分，共 120 道考题。题型包括最佳选择题（只有 1 个最符合题意）、配伍选择题（备选项可重复选用，也可不选用）、综合分析选择题（每组题基于同一个案例，只有 1 个最符合题意）、多项选择题（有 2 个或 2 个以上符合题意）。执业药师资格考试已经历了 20 余年的风雨路程，其所积累下来的题目着实是我们复习备考道路上的一大助力。为了适应新版大纲的要求，我们组织编写了这套"国家执业药师职业资格考试通关特训 1200 题"系列，包括 7 个科目分册。

本丛书的编写团队由具有多年从事执业药师考试考前辅导经验的老师组成。这些题目均是编者根据多年的辅导经验，认真遴选出的对于今年考试具有预测性的题目，与新指南也有高度的吻合性，能够突出我们"以考定学"的特色编写理念。所有题目均配有解析，解析均出自指南原文原句，同时标注重点词句，一目了然，能帮助考生将孤立的知识点系统地串联起来。我们相信考生通过研习这些题目能够达到很好的复习效果。

为使考前复习更加高效、便捷，随书附赠配套数字化资源，包括黄金 40 分课程、历年真题、考生手册、思维导图、考点速报、复习规划、高频考点、考前速记等，并赠线上模拟试卷，便于考生熟悉题型，模拟考场，自查备考。获取步骤详见图书封底。

本丛书是国家执业药师资格考试复习演练阶段难能可贵的一套具有同步复习备战功效的题库，相信本丛书一定能够有效地帮助考生扫除偏题、怪题、超纲题的困扰，让考生复习事半功倍，应试成竹在胸。

在此，祝各位考生顺利通过考试！

中国医药科技出版社
2023 年 12 月

C 目录

CONTENTS

第一章　药品与药品质量标准

第一节　药物与药物制剂

一、最佳选择题

1. 药物的化学降解途径是影响药物稳定性的因素之一，部分药物在滴注过程中药液必须避光。下列注射液中，遇光会脱羧而需避光的是
   A. 注射用对氨基水杨酸钠
   B. 注射用长春新碱
   C. 注射用尼莫地平
   D. 注射用头孢曲松
   E. 注射用培氟沙星

2. 影响药物制剂稳定性的处方因素不包括
   A. pH 值　　　　B. 广义酸碱催化
   C. 光线　　　　D. 溶剂
   E. 离子强度

3. 制剂中药物的化学降解途径不包括
   A. 水解　　　　B. 氧化
   C. 异构化　　　D. 结晶
   E. 脱羧

4. 考查药物稳定性的影响因素试验包括
   A. 高温试验、高湿试验、强光照射试验
   B. 高温试验、高压试验、高湿度试验
   C. 高湿试验、高酸度试验、强光照射试验
   D. 高湿试验、高碱度试验、强光照射试验
   E. 高温试验、高酸度试验、高湿试验

5. 下列剂型中，既可内服又能外用的是
   A. 肠溶片剂　　　B. 颗粒剂
   C. 胶囊剂　　　　D. 混悬剂
   E. 糖浆剂

6. 对于易水解的药物制剂生产中原料的水分一般控制在
   A. 0.5% 以下　　　B. 1.0% 以下
   C. 2.0% 以下　　　D. 3.0% 以下
   E. 4.0% 以下

7. 药用辅料的作用不包括
   A. 提高药物稳定性
   B. 赋予药物形态
   C. 提高药物疗效
   D. 改变药物作用性质
   E. 增加病人用药的顺应性

8. 关于药物氧化降解反应表述正确的是
   A. 维生素 C 的氧化降解反应与 pH 无关
   B. 酚类药物较易氧化
   C. 药物的氧化反应与光线无关
   D. 金属离子不可催化氧化反应
   E. 芳胺类药物不易氧化

9. 一般药物的有效期是
   A. 药物的含量降解为原含量的 10% 所需要的时间
   B. 药物的含量降解为原含量的 70% 所需要的时间
   C. 药物的含量降解为原含量的 80% 所需要的时间
   D. 药物的含量降解为原含量的 90% 所需要的时间
   E. 药物的含量降解为原含量的 95% 所需要的时间

10. 以下药物中易水解的是
    A. 酚类　　　　B. 酰胺类
    C. 烯醇类　　　D. 六碳糖

E. 芳胺类

11. 若测得某一级降解的药物在25℃时，k为0.02108/h，则其有效期为

    A. 50h   B. 20h

    C. 5h   D. 2h

    E. 7h

12. 下列哪种抗氧剂可使氯霉素失去活性

    A. 叔丁基对羟基茴香醚

    B. 维生素E

    C. 半胱氨酸

    D. 硫代硫酸钠

    E. 亚硫酸氢盐

13. 有关药物剂型中无菌制剂的分类方法是

    A. 按给药途径分类

    B. 按分散系统分类

    C. 按制法分类

    D. 按形态分类

    E. 按药物种类分类

14. 盐酸普鲁卡因降解的主要途径是

    A. 水解   B. 氧化

    C. 光学异构化   D. 脱羧

    E. 聚合

15. 有关药品包装材料的叙述，错误的是

    A. 药品的包装材料可分别按使用方式、材料组成及形状进行分类

    B. Ⅰ类药包材指直接接触药品且直接使用的药品包装用材料、容器

    C. Ⅱ类药包材指直接接触药品，但便于清洗，在实际使用过程中，经清洗后需要并可以消毒灭菌的药品包装用材料、容器

    D. 输液瓶铝盖、铝塑组合盖属于Ⅱ类药包材

    E. 塑料输液瓶或袋属于Ⅰ类药包材

16. 关于药物制剂稳定性的说法，错误是

A. 运用化学动力学原理可以研究制剂中药物的降解速度

B. 药物制剂稳定性影响因素试验包括高温试验、高湿试验和强光照射试验

C. 药物制剂稳定性只研究药物制剂的物理稳定性

D. 加速试验实验条件：温度40℃±2℃、相对湿度75%±5%的条件下放置6个月

E. 长期试验在温度25℃±2℃、相对湿度60%±10%的条件（北方气候）下放置12个月，或在温度30℃±2℃、相对湿度65%±5%的条件（南方气候）下放置12个月

17. 下列药物易氧化的是

    A. 硫酸阿托品   B. 氢溴酸后马托品

    C. 氯霉素   D. 左旋多巴

    E. 头孢菌素类

18. 通过化学方法得到的小分子化合物为

    A. 化学药   B. 天然药物

    C. 生物制品   D. 中成药

    E. 原料药

19. 下列不属于固体制剂的是

    A. 散剂   B. 颗粒剂

    C. 胶囊剂   D. 片剂

    E. 乳剂

20. 下列剂型中，既可以通过口腔给药，也可以通过鼻腔、皮肤或肺部给药的是

    A. 软膏剂   B. 含片

    C. 舌下含片   D. 喷雾剂

    E. 植入剂

21. 属于化学不稳定性的是

    A. 药物光解、异构化

    B. 药物颗粒结块、结晶生长

    C. 乳剂的分层、破裂

D. 胶体制剂的老化

E. 片剂崩解度、溶出速度的改变

22. 药品生产日期为 2016 年 10 月 20 日，有效期两年，则有效期标注为有效期至

    A. 有效期至 2018 年 10 月 19 日

    B. 有效期至 2018 年 10 月 20 日

    C. 有效期至 2018 年 10 月 21 日

    D. 有效期至 2018 年 09 月 19 日

    E. 有效期至 2018 年 09 月 20 日

二、配伍选择题

[1–2]

    A. 孕甾烷　　　　B. 吩噻嗪环

    C. 二氢吡啶环　　D. 鸟嘌呤环

    E. 喹啉酮环

1. 阿昔洛韦（）的母核结构是

2. 醋酸氢化可的松（）的母核结构是

[3–4]

    A. 药物剂型　　　B. 药物制剂

    C. 药剂学　　　　D. 调剂学

    E. 方剂

3. 将原料药物按照某种剂型制成一定规格并具有一定质量标准的具体品种称为

4. 适合于疾病的诊断、治疗或预防的需要而制备的不同给药形式称为

[5–6]

    A. $K = Ae^{-E/RT}$

    B. $\lg K = \lg K_\infty - \dfrac{K' Z_A Z_B}{\varepsilon}$

    C. $\lg K = \lg K_{H^+} - pH$

    D. $\lg K = \lg K_0 + 1.02 Z_A Z_B \sqrt{\mu}$

    E. $\lg K = \lg K_{OH^-} + \lg K_W + pH$

5. 说明溶剂的介电常数对离子与带电荷药物间反应的影响的方程式为

6. 说明溶液的离子强度对降解速度影响的方程式为

[7–9]

    A. 水解　　　　　B. 氧化

    C. 异构化　　　　D. 聚合

    E. 脱羧

7. 维生素 A 转化为 2,6 位顺式异构体，属于

8. 氯霉素在 pH 7 以下生成氨基物和二氯乙酸，属于

9. 肾上腺素颜色变红，属于

[10–11]

    A. 乳剂分层、混悬剂结晶生长、片剂溶出速度改变

    B. 药物水解、结晶生长、颗粒结块

    C. 药物氧化、颗粒结块、溶出速度改变

    D. 药物降解、乳剂分层、片剂崩解度改变

    E. 药物水解、药物氧化、药物异构化

10. 三种现象均属于药物制剂化学稳定性变化的是

11. 三种现象均属于药物制剂物理稳定性变化的是

[12–14]

    A. 采用棕色玻璃瓶密封包装

    B. 冷冻干燥

    C. 制备过程中充入氮气

    D. 处方中加入 EDTA 钠盐

    E. 调节溶液的 pH

12. 所制备的药物溶液对热极为敏感

13. 为避免氧气的存在而加速药物的降解

14. 光照射可加速药物的氧化

[15-18]

    A. 弱酸性溶液　　B. 乙醇溶液

    C. 碱性溶液　　D. 强酸性溶液

    E. 油溶性药物

15. 焦亚硫酸钠适用于

16. 亚硫酸氢钠适用于

17. 硫代硫酸钠适用于

18. BHA 适用于

[19-20]

    A. 真溶液类　　B. 胶体溶液类

    C. 固体分散类　　D. 气体分散类

    E. 微粒类

19. 糖浆剂按分散体系分类属于

20. 纳米粒按分散体系分类属于

[21-22]

    A. 药品　　B. 药品名称

    C. 药品化学名　　D. 药品商品名

    E. 药品通用名

21. 世界卫生组织（WHO）推荐使用的药品名称是

22. 每个企业应有的，不得冒用、顶替别人的药品名称是

[23-24]

    A. 异构化　　B. 水解

    C. 聚合　　D. 脱羧

    E. 氧化

23. 对氨基水杨酸钠转化为间氨基酚属于

24. 氨苄西林钠的水溶液在贮存过程中失效属于

[25-26]

    A. 口腔给药　　B. 眼部给药

    C. 注射给药　　D. 皮肤给药

    E. 呼吸道给药

25. 舌下片剂的给药途径属于

26. 滴眼剂的给药途径属于

[27-28]

    A. 按给药途径分类

    B. 按分散体系分类

    C. 按制法分类

    D. 按形态分类

    E. 按药物种类分类

27. 与临床使用密切结合的分类方法是

28. 利用物理化学等理论对有关问题进行研究的分类方法

[29-31]

    A. 氯化钠　　B. 硫酸镁

    C. 依沙吖啶　　D. 舒林酸

    E. 氨茶碱

29. 口服剂型用作泻下药，但 5% 注射液静脉滴注，能抑制大脑中枢神经，具有镇静、解痉作用的药物是

30. 1% 注射液用于中期引产，但 0.1%~0.2% 溶液局部涂敷有杀菌作用的药物是

31. 有引起心跳加快的毒副作用，若改成栓剂则可消除该种不良反应的药物是

[32-33]

    A. 降低药物分解速度使注射液稳定性提高

    B. 防止药物析出沉淀

    C. 防止药物被氧化

    D. 降低离子强度使药物稳定

    E. 调节 pH 和渗透压

32. 苯巴比妥钠注射剂中加 60% 丙二醇的目的是

33. 维生素 C 制成微囊的目的是

[34-36]

    A. 肾上腺素　　B. 维生素 C

    C. 利多卡因　　D. 氯丙嗪

    E. 氨苄西林钠

34. 属于酰胺类药物，由于空间效应，不易水解的是

35. 药物水溶液在贮存过程中能发生聚合反应的是

36. 药物分子中含有烯醇基，极易发生氧化反应的是

[37-39]

    A. 水解　　　　　B. 氧化

    C. 异构化　　　　D. 聚合

    E. 脱羧

37. 盐酸普鲁卡因在酯键处断开，分解成对氨基苯甲酸与二乙氨基乙醇属于药物化学降解途径中的

38. 维生素 B 族、地西泮、碘苷等药物的降解属于药物化学降解途径中的

39. 毛果芸香碱在碱性 pH 时，生成异毛果芸香碱属于药物化学降解途径中的

三、综合分析选择题

[1-2]

    药品的包装系指选用适当的材料或容器、利用包装技术对药物制剂的半成品或成品进行分（灌）、封、装、贴签等操作，为药品提供质量保护、签定商标与说明的一种加工过程的总称。

1. 根据在流通领域中的作用可将药品包装分为

    A. 内包装和外包装

    B. 商标和说明书

    C. 保护包装和外观包装

    D. 纸质包装和瓶装

    E. 口服制剂包装和注射剂包装

2. 下列不属于药品包装材料质量要求的是

    A. 材料的确认（鉴别）

    B. 材料的化学性能检查

    C. 材料、容器的使用性能检查

    D. 材料、容器的生物安全检查

    E. 材料的药理活性检查

四、多项选择题

1. 注射剂在灌封前后可在溶液中和容器空间通入的常用气体有

    A. 空气　　　　　B. O_2

    C. CO_2　　　　D. N_2

    E. H_2S

2. 药物剂型的重要性主要表现在

    A. 可改变药物的作用性质

    B. 可调节药物的作用速度

    C. 可降低（或消除）药物的不良反应

    D. 可产生靶向作用

    E. 可影响疗效

3. 按照分散体系进行分类，药物剂型可分为

    A. 真溶液类　　　B. 胶体溶液类

    C. 固体分散类　　D. 乳剂类

    E. 混悬液类

4. 提高药物制剂稳定性的方法有

    A. 制成稳定的衍生物

    B. 制成盐类、酯类

    C. 制成固体制剂

    D. 制成微囊

    E. 制成包合物

5. 影响药物制剂稳定性的因素包括

    A. 温度　　　　　B. 光线

    C. 空气　　　　　D. 金属离子

    E. 湿度

6. 下列辅料中，属于油溶性抗氧剂的有

    A. 焦亚硫酸钠

    B. 维生素 E

    C. 叔丁基对羟基茴香醚

    D. 2,6-二叔丁基对甲酚

    E. 硫代硫酸钠

7. 下列属于药用辅料作用的是

    A. 使制备过程顺利进行

    B. 增加新的药理作用

    C. 调节药物作用

    D. 降低药物不良反应

E. 降低药物疗效

8. 药物剂型可按下列哪些方法进行分类
   A. 按给药途径分类
   B. 按分散体系分类
   C. 按制法分类
   D. 按形态学分类
   E. 按作用时间分类

9. 药用辅料的一般要求应包括
   A. 必须符合药用要求
   B. 对人体无毒害作用
   C. 化学性质稳定，不与主药及其他辅料发生作用
   D. 残留溶剂、微生物限度应符合要求
   E. 注射用药用辅料的热原或细菌内毒素、无菌等应符合要求

10. 药物制剂稳定化的方法有
    A. 遮光
    B. 驱逐氧气
    C. 加入抗氧剂
    D. 加金属离子络合剂
    E. 选择适宜的包装材料

11. 药品包装的作用包括
    A. 阻隔作用
    B. 缓冲作用
    C. 标签作用
    D. 便于取用和分剂量
    E. 商品宣传

12. 属于固体剂型的有
    A. 散剂   B. 丸剂
    C. 糊剂   D. 栓剂
    E. 气雾剂

13. 非胃肠道给药的剂型有
    A. 注射给药剂型
    B. 鼻腔给药剂型
    C. 皮肤给药剂型
    D. 眼部给药剂型

E. 阴道给药剂型

14. 药物制剂中金属离子的主要来源有
    A. 容器
    B. 分析试剂
    C. 溶剂
    D. 操作过程中使用的工具
    E. 原辅料

15. 药物制剂稳定化的方法中，属于改进剂型与生产工艺的方法的是
    A. 制成固体制剂   B. 制成微囊
    C. 直接压片   D. 制成稳定衍生物
    E. 制成包合物

16. 经口腔给药的有
    A. 糖浆剂   B. 栓剂
    C. 含片   D. 舌下片剂
    E. 橡胶膏剂

17. 属于物理不稳定性的是
    A. 氧化   B. 结晶生长
    C. 异构化   D. 乳剂的分层
    E. 微生物污染

18. 临床上，生理盐水可用作
    A. 注射剂   B. 滴眼剂
    C. 滴鼻剂   D. 灌肠剂
    E. 喷雾剂

19. 下列属于 I 类药品包装材料的有
    A. 塑料输液瓶或袋
    B. 固体或液体药用塑料瓶
    C. 玻璃输液瓶
    D. 玻璃口服液瓶
    E. 输液瓶铝盖

20. 下列属于 II 类药品包装材料的有
    A. 塑料输液瓶或袋
    B. 输液瓶胶塞
    C. 玻璃输液瓶
    D. 玻璃口服液瓶
    E. 输液瓶铝盖

21. 下列属于Ⅲ类药品包装材料的有
    A. 塑料输液瓶或袋
    B. 输液瓶胶塞
    C. 铝塑组合盖
    D. 玻璃口服液瓶
    E. 输液瓶铝盖

22. 金属离子是影响药物制剂稳定性的外界因素之一，下列可促进氧化的金属离子是
    A. 铜　　　　　　　B. 铁
    C. 钴　　　　　　　D. 锌
    E. 铅

23. 一般多用于急救的剂型有
    A. 丸剂　　　　　　B. 植入剂
    C. 缓控释制剂　　　D. 注射剂

　　E. 吸入气雾剂

24. 按制法分类，下列剂型属于浸出制剂的有
    A. 喷雾剂　　　　　B. 酊剂
    C. 流浸膏剂　　　　D. 注射剂
    E. 滴眼剂

25. 下列属于经胃肠道给药的剂型有
    A. 软膏剂　　　　　B. 糖浆剂
    C. 胶囊剂　　　　　D. 颗粒剂
    E. 凝胶剂

26. 下列不属于经胃肠道给药的剂型有
    A. 软膏剂　　　　　B. 含片
    C. 舌下片剂　　　　D. 颗粒剂
    E. 凝胶剂

第二节　药品质量标准

一、最佳选择题

1. 对《中国药典》规定的项目与要求的理解，错误的是
   A. 如果注射剂规格为"1ml：10mg"，是指每支装药量为 1ml，含有主药 10mg
   B. 如果片剂规格为"0.1g"，是指每片中含有主药 0.1g
   C. 贮藏条件为"密闭"，是指将容器密闭，以防止尘土及异物进入
   D. 贮藏条件为"遮光"，是指用不透光的容器包装
   E. 贮藏条件为"在阴凉处保存"，是指贮藏处温度不超过 10℃

2. 《中国药典》中对药品质量指标的检测方法或原则作统一规定的是
   A. 凡例　　　　　　B. 正文
   C. 附录　　　　　　D. 索引
   E. 通则

3. 马来酸氯苯那敏的熔点为 131.5℃ ~ 135℃，该项收载于《中国药典》的
   A. 性状　　　　　　B. 鉴别
   C. 检查　　　　　　D. 含量测定
   E. 附加事项

4. 对照品是指
   A. 用于生物检定或效价测定的标准物质
   B. 用于抗生素中含量测定的物质
   C. 采用理化方法进行鉴别、检查或含量测定时所用的标准物质
   D. 用于生物检定中含量或效价的测定的物质
   E. 用于生化药品中效价测定的标准物质

5. 高效液相色谱法用于定量的参数是
   A. 峰面积　　　　　B. 保留时间
   C. 保留体积　　　　D. 峰宽
   E. 死时间

6. 《中国药典》（二部）中，"贮藏"项下的冷处是指

A. 不超过20℃

B. 避光并不超过20℃

C. 0℃~5℃

D. 2℃~10℃

E. 10℃~30℃

7. 与药品质量检定有关的共性问题的统一规定收载在《中国药典》的

A. 通则　　　　B. 索引

C. 前言　　　　D. 凡例

E. 正文

8. 《中国药典》的英文名称缩写是

A. BP　　　　B. INN

C. USP　　　　D. CADN

E. ChP

9. 国家药品标准中原料药的含量（%）如未规定上限时，系指不超过

A. 98.0%　　　　B. 99.0%

C. 100.0%　　　　D. 101.0%

E. 102.0%

10. 《中国药典》中通过气体生成反应来进行鉴别的药物是

A. 吗啡　　　　B. 尼可刹米

C. 阿司匹林　　　　D. 苯巴比妥

E. 肾上腺素

11. 用于鉴别的色谱法主要是高效液相色谱法（HPLC），该法的鉴别依据是

A. t_0　　　　B. t_R

C. W　　　　D. h

E. σ

12. 根据《中国药典》，测定旋光度时，除另有规定外，测定温度和测定管长度分别为

A. 15℃，1dm　　　　B. 20℃，1cm

C. 20℃，1dm　　　　D. 25℃，1cm

E. 25℃，1dm

二、配伍选择题

[1-3]

A. JP　　　　B. USP

C. ChP　　　　D. EP

E. LF

1. 美国药典的缩写是

2. 欧洲药典的缩写是

3. 日本药典的缩写是

[4-5]

A. 前言　　　　B. 索引

C. 通则　　　　D. 凡例

E. 正文

4. 对药品质量指标的检测方法或原则做出统一规定的是

5. 为《中国药典》标准主体，以《中国药典》二部收载品种的标准为例的是

[6-7]

A. 氯化物　　　　B. 细菌内毒素

C. 有关物质　　　　D. 结晶性

E. 熔点

6. 药品质量标准中属于一般杂质检查的项目是

7. 药品质量标准中属于药物特性检查的项目是

三、多项选择题

1. 《中国药典》规定的标准品是指

A. 用于鉴别、检查、含量测定的标准物质

B. 除另有规定外，均按干燥品（或无水物）进行计算后使用

C. 用于生物检定或效价测定的标准物质

D. 其特性量值一般按效价单位或重量单位计

E. 其特性量值一般按纯度计

2. 以下为左氧氟沙星的部分结果

检验项目	标准	检验结果
【鉴别】		
液相色谱	主峰保留时间应与对照品保留时间一致	主峰保留时间与对照品保留时间一致
紫外光谱	226、294nm 波长处有最大吸收，263nm 波长处有最小吸收	226、294nm 波长处有最大吸收，263nm 波长处有最小吸收
【检查】		
有关物质	杂质 A≤0.3%	0.3%
	其他杂质≤0.3%	0.2%
	其他总杂质≤0.7%	0.8%
【含量测定】	应为标示量的 90.0%～110.0%	110.1%

以下合格的项目有

A. 紫外光谱　　　　B. 杂质 A

C. 其他杂质　　　　D. 其他总杂质

E. 含量测定

3. 红外光谱的构成及在药物分析中的应用，描述正确的有

A. 由基频区、指纹区等构成

B. 不同化合物红外光谱不同，具有指纹性

C. 多用于鉴别

D. 采用对照品法或标准图谱法进行鉴别

E. 通过测定物质的红外光谱进行分析

4.《中国药典》通则规定的高效液相色谱仪系统适用性试验包括

A. 理论板数　　　　B. 分离度

C. 灵敏度　　　　　D. 拖尾因子

E. 重复性

5.《中国药典》性状项下记载了药品的

A. 外观　　　　　　B. 臭（味）

C. 溶解度　　　　　D. 熔点

E. 比旋度

6. 关于《中国药典》中规定的药物贮藏条件，说法正确的有

A. 重组人胰岛素要求在 −10℃ 以下保存

B. 在凉暗处贮藏，系指贮藏处避光且温度不超过20℃

C. 严封系指容器可防止风化、吸潮、挥发或异物进入

D. 当未规定贮藏温度时，一般系指在常温贮藏

E. 常温系指温度为 10℃～30℃

7. 色谱法的优点包括

A. 高灵敏度　　　　B. 高选择性

C. 高效能　　　　　D. 应用范围广

E. 费用低

8. 抗生素微生物检定法包括

A. 管碟法　　　　　B. 免热法

C. 外标法　　　　　D. 浊度法

E. 内标法

第三节　药品质量保证

一、最佳选择题

1. 对于棕榈氯霉素的表述，错误的是

A. 具有 A、B 和 C 三种晶型

B. A 晶型为稳定晶型，在肠道中难被酯酶水解、生物活性低

C. B 晶型为亚稳晶型，易被酯酶水解，

生物活性高

　　D. C 晶型为不稳定晶型，可以转化为 A 晶型

　　E. 《中国药典》采用 IR 法检查棕榈氯霉素混悬液中 A 晶型含量，限度为 30%

2. 下列对引湿性特征描述与引湿性增重的界定错误的是

　　A. 有引湿性指引湿增重小于 15% 但不小于 2%

　　B. 极具引湿性指引湿增重不小于 15%

　　C. 略有引湿性指引湿增重小于 2% 但不小于 0.2%

　　D. 潮解指吸收少量水分形成液体

　　E. 无或几乎无引湿性指引湿增重小于 0.2%

3. 关于杂质的表述，错误的是

　　A. 药品生产企业变更生产工艺或原辅料，并由此带进新的杂质对原质量标准的修订，均应依法向有关药品监督管理部门申报批准

　　B. 特殊杂质是指在特定药物的生产和贮藏过程中引入的杂质，多指有关物质

　　C. 任何影响药品纯度的物质均称为杂质

　　D. 杂质按特性分类可分为一般杂质和特殊杂质

　　E. 药品质量标准中的杂质不包括变更生产工艺或变更原辅料而产生的新的杂质，也不包括掺入或污染的外来物质

4. 注射剂安全性检查不包括

　　A. 异常毒性　　　B. 细菌外毒素

　　C. 降压物质　　　D. 过敏反应

　　E. 溶血与凝聚

5. 关于药品稳定性试验的说法错误的是

　　A. 药品稳定性试验包括影响因素试验、加速试验与长期试验

　　B. 影响因素试验包括高温试验、高湿试验与强光照射试验

　　C. 低密度聚乙烯制备的输液袋应在温度 40℃ ±2℃、相对湿度 25% ±5% 的条件进行试验

　　D. 长期试验目的是考察制剂处方的合理性与生产工艺及包装条件

　　E. 影响因素试验可用于考察药物与药物、药物与辅料、药物与其直接接触的包装容器间的相容性试验

6. 下列不属于创新药质量研究指导原则的是

　　A. 药品特性检查指导原则

　　B. 药品杂质分析指导原则

　　C. 注射剂安全性检查指导原则

　　D. 药物溶出度评价指导原则

　　E. 药品稳定性试验指导原则

7. 关于药物溶出度评价表述错误的是

　　A. 确定药物主成分稳定的前提下，除水之外，至少还应选择 3 种 pH 的溶出介质进行溶出曲线考察

　　B. 采用相似因子（f_2）法在完全相同的条件下对试验制剂和参比制剂的溶出曲线进行测定

　　C. 对于高溶解性和高渗透性的药物制剂，当参比制剂在 15 分钟时，平均溶出量不低于 85%

　　D. 试验制剂与参比制剂溶出曲线相似性的比较方法，现在多采用非模型依赖法中的相似因子（f_2）法

　　E. 采用相似因子（f_2）法比较溶出曲线相似性时，除另有规定外，两条溶出曲线相似因子（f_2）数值不小于 60，可认为具有相似性

8. 生物等效性研究方法按照研究方法评价效力，其优先顺序为

　　A. 药代动力学研究、药效动力学研究、临床研究和体外研究

B. 药效动力学研究、药代动力学研究、临床研究和体外研究

C. 临床研究、体外研究、药代动力学研究和药效动力学研究

D. 体外研究、临床研究、药代动力学研究和药效动力学研究

E. 药代动力学研究、药效动力学研究、体外研究和临床研究

9. 生物样品中的药物分析常用的方法是
   A. 滴定分析法
   B. 化学分析法
   C. 紫外 – 可见分光光度法
   D. 红外分光光度法
   E. 色谱分析法

10. 以下具有很高选择性和很低检出限的方法是
    A. 免疫分析法
    B. TLC
    C. 紫外分光光度法
    D. 红外分光光度法
    E. 柱色谱法

11. 检查对象明确为某一物质，以该杂质的化学名作为项目名称，氯贝丁酯中的杂质为
    A. 吗啡　　　　　B. 对氯酚
    C. 哌啶苯丙酮　　D. 糜蛋白酶
    E. 酮体

12. 将采集的全血置内含抗凝剂的试管中，混匀后，以约 $1500 \times g$ 离心力离心 5 ~ 10 分钟，分取上清液得到的是
    A. 血浆　　　　　B. 血清
    C. 血小板　　　　D. 红细胞
    E. 血红蛋白

二、配伍选择题

[1-3]
   A. 有机杂质、无机杂质、有机挥发性杂质

   B. 一般杂质和特殊杂质
   C. 有机杂质和信号杂质
   D. 毒性杂质和信号杂质
   E. 特殊杂质和毒性杂质

1. 按杂质化学类别和特性分类可分为
2. 按来源分类可分为
3. 按毒性分类可分为

[4-6]
   A. 温度 40℃ ±2℃、相对湿度 75% ± 5% 的条件下放置 6 个月

   B. 温度 30℃ ±2℃、相对湿度 35% ± 5% 的条件下放置 6 个月

   C. 温度 25℃ ±2℃、相对湿度 60% ± 5% 的条件下进行，时间为 6 个月

   D. 在温度 5℃ ±3℃ 的条件下放置 12 个月

   E. 温度 25℃ ±2℃、相对湿度 60% ± 10% 的条件（北方气候）下放置 12 个月

4. 通常情况下，加速试验的实验条件为
5. 对温度特别敏感的药物制剂进行加速试验的实验条件为
6. 对温度特别敏感的药品进行长期试验的实验条件为

三、多项选择题

1. 以下属于抗凝剂的有
   A. 肝素　　　　　B. EDTA
   C. 枸橼酸盐　　　D. 干扰素
   E. 草酸盐

2. 检验报告书上必须含有哪些项目才能保证有效
   A. 检验者签章　　B. 复核者签章
   C. 部门负责人签章　D. 公司法人签章
   E. 检验机构公章

3. 药物结构确证工作分为
   A. 一般项目　　　B. 手性药物

C. 药物晶型　　　D. 药物构效

E. 结晶溶剂

4. 在药物结构确证工作中，采用有机光谱分析法时常用的分析测试项目包括
   A. 元素分析
   B. 紫外－可见分光光度法
   C. 红外分光光度法
   D. 核磁共振波谱法
   E. 热分析法

5. 下列属于仿制药质量一致性评价的是

A. 药物晶型与杂质模式研究

B. 药品杂质分析

C. 注射剂安全性检查

D. 药物溶出度评价

E. 人体生物等效性试验

6. 免疫分析法可用于测定
   A. 抗原　　　　　　　B. 抗体
   C. 半抗原　　　　　　D. 阿司匹林含量
   E. 氧氟沙星含量

第二章 药物的结构与作用

第一节 药物结构与作用方式对药物活性的影响

一、最佳选择题

1. 盐酸普鲁卡因与生物大分子的键合形式不包括
   A. 范德华力
   B. 疏水性相互作用
   C. 共价键
   D. 偶极－偶极作用
   E. 静电引力

2. 对吸入全身麻醉药的药效影响最大的因素是
   A. 电子云密度
   B. 立体效应
   C. 脂水分配系数
   D. 键合特性
   E. 解离

3. 药物和生物大分子作用时，不可逆的结合形式有
   A. 范德华力
   B. 共价键
   C. 电荷转移复合物
   D. 偶极－偶极相互作用
   E. 氢键

4. 分子中的碳原子由于羰基极化作用形成偶极，与氨基氮原子的孤对电子形成离子－偶极作用，从而产生与哌替啶相似的空间构象，该药物为
   A. 氯贝胆碱
   B. 青霉素
   C. 水杨酸甲酯

   D. 美沙酮
   E. 氯喹

二、配伍选择题

[1-3]
   A. 共价键
   B. 氢键
   C. 离子－偶极和偶极－偶极相互作用
   D. 范德华引力
   E. 疏水性相互作用

1. 羰基类化合物形成的主要键合类型是
2. 烷化剂环磷酰胺与DNA鸟嘌呤碱基形成的主要键合类型是
3. 磺酰胺类利尿药与碳酸酐酶结合形成的主要键合类型是

[4-5]
   A. 吉非贝齐   B. 氟伐他汀
   C. 非诺贝特   D. 氯贝丁酯
   E. 洛伐他汀

4. 结构中含有3,5－二羟基羧酸的结构片段的药物是
5. 结构中含有的是3－羟基－δ－内酯环的结构片段的药物是

三、多项选择题

1. 药物与受体之间的可逆的结合方式有
   A. 疏水键
   B. 氢键
   C. 静电引力
   D. 范德华力
   E. 偶极相互作用

第二节 药物结构与性质对药物活性的影响

一、最佳选择题

1. 酸性药物在体液中的解离程度可用公式 $\lg \dfrac{[HA]}{[A^-]} = pK_a - pH$ 来计算。已知苯巴比妥的 pK_a 约为 7.4，在生理 pH 为 7.4 的情况下，其以分子形式存在的比例是
   - A. 30%
   - B. 40%
   - C. 50%
   - D. 75%
   - E. 90%

2. 改变药物的化学结构，有时会对药物的解离常数产生较大的影响，从而影响生物活性。巴比妥酸 5 位双取代以后可进入中枢神经系统而起作用，在生理条件下，其解离常数大约为多少
   - A. 1.2 ~ 2.5
   - B. 2.2 ~ 3.2
   - C. 6.1 ~ 6.9
   - D. 7.0 ~ 8.5
   - E. 9.8 ~ 11.2

3. 有机药物多数为弱酸或弱碱，在体液中只能部分解离，已解离的形式和非解离的形式同时存在于体液中，当 $pH = pK_a$ 时，分子型和离子型药物所占的比例分别为
   - A. 90% 和 10%
   - B. 10% 和 90%
   - C. 50% 和 50%
   - D. 33.3% 和 66.7%
   - E. 66.7% 和 33.3%

4. 在药物分子中引入哪种基团可使其亲脂性增加
   - A. 羟基
   - B. 烃基
   - C. 氨基
   - D. 羧基
   - E. 磺酸基

5. 在脂肪链上可使活性和毒性下降，在芳环上被取代可使分子解离度增加，也会有利于和受体的碱性基团结合，使活性和毒性增强的取代基为

   - A. 醚
   - B. 羟基
   - C. 巯基
   - D. 卤素
   - E. 烃基

6. 药物与受体结合时采取的构象为
   - A. 最低能量构象
   - B. 反式构象
   - C. 优势构象
   - D. 扭曲构象
   - E. 药效构象

7. 药物的亲脂性与生物活性的关系是
   - A. 增强亲脂性，有利于吸收，活性增强
   - B. 降低亲脂性，不利于吸收，活性下降
   - C. 增强亲脂性，使作用时间缩短
   - D. 降低亲脂性，使作用时间延长
   - E. 亲脂性的过高或过低都对药效产生不利的影响

8. 药物立体结构对药效的影响不包括
   - A. 几何异构
   - B. 药物的手性
   - C. 构象异构
   - D. 结构异构
   - E. 光学异构

9. 手性药物对映异构体之间的生物活性有时存在很大差别，下列药物中，一个异构体具有利尿作用，另一个对映异构体具有抗利尿作用的是
   - A. 苯巴比妥
   - B. 米安色林
   - C. 氯胺酮
   - D. 依托唑啉
   - E. 普鲁卡因

10. 作用于中枢神经系统药物，需要
    - A. 较大的水溶性
    - B. 较大的解离度
    - C. 较小的脂溶性
    - D. 较大的脂溶性
    - E. 无影响

11. 羧酸类药物成酯后发生的变化是
    - A. 脂溶性减小，易离子化

B. 脂溶性减小，不易通过生物膜

C. 脂溶性增大，易被吸收

D. 脂溶性增大，刺激性增大

E. 脂溶性减小，与碱性药物作用强

12. 以下关于药物的解离度与吸收的关系，说法正确的是
  A. 酸性药物在胃中解离型药物量吸收增加
  B. 酸性药物在胃中未解离型药物量吸收增加
  C. 碱性药物在胃中吸收增加
  D. 碱性药物在胃中非解离型药物量吸收增加
  E. 酸性药物在小肠吸收增加

13. 以下胺类药物中活性最低的是
  A. 伯胺   B. 仲胺
  C. 叔胺   D. 季铵
  E. 酰胺

14. 可与重金属作用生成不溶性复盐，用于解毒药须引入的基团是
  A. 羟基   B. 羧基
  C. 磺酸基   D. 巯基
  E. 卤素

二、配伍选择题

[1-2]
  A. 溶出度   B. 溶解度
  C. 胃排空速度   D. 解离度
  E. 酸碱度

1. 生物药剂学第 I 类在体内的吸收量取决于

2. 生物药剂学第 II 类在体内的吸收量取决于

[3-6]
  A. 水杨酸   B. 咖啡因
  C. 麻黄碱   D. 胍乙啶
  E. 普萘洛尔

3. 属于弱酸性药物，在胃中易吸收的是

4. 属于碱性极弱药物，在胃中易吸收的是

5. 属于弱碱性药物，在胃中很难吸收的是

6. 属于强碱性药物，在胃中、肠道均难吸收的是

[7-10]
  A. 提高化合物的脂溶性、增加脂水分配系数
  B. 影响药物分子的电荷分布，增加与受体的电性结合作用
  C. 化合物的水溶性和解离度增加，不易通过生物膜，导致生物活性减弱，毒性降低
  D. 一方面增加药物分子的水溶性，另一方面可能会与受体发生氢键结合，增强与受体的结合力，改变生物活性
  E. 一方面显示碱性，易与核酸或蛋白质的酸性基团成盐；另一方面含有未共用电子对氮原子又是较好的氢键接受体，能与多种受体结合，表现出多样的生物活性

7. 药物结构中羟基对生物活性的影响是

8. 药物结构中烃基对生物活性的影响是

9. 药物结构中磺酸基对生物活性的影响是

10. 药物结构中卤素对生物活性的影响是

三、多项选择题

1. 可能影响药效的因素有
  A. 药物的脂水分配系数
  B. 药物的解离度
  C. 药物的酸碱性
  D. 药物的溶解度
  E. 药物的渗透性

2. 手性药物的对映体之间药物活性差异主要有
  A. 具有等同的药理活性和强度
  B. 产生相同的药理活性，但强弱不同

C. 一个有活性，一个没有活性

D. 产生相反的活性

E. 产生不同类型的药理活性

3. 一种对映体具有药理活性，另一种对映体具有毒性作用的药物有

    A. 氯胺酮   B. 米安色林

    C. 异丙肾上腺素   D. 左旋多巴

    E. 甲基多巴

4. 药物结构中不同的官能团（取代基）改变对药物的影响

    A. 会产生毒副作用

    B. 改变整个分子的理化性质、电荷密度

    C. 改变或影响药物与受体的结合

    D. 影响药物的药效

    E. 影响药物在体内的吸收和转运

第三节　药物结构与药物代谢

一、最佳选择题

1. 关于谷胱甘肽的说法，错误的是

    A. 是由谷氨酸 – 半胱氨酸 – 甘氨酸组成的含有巯基的三肽化合物

    B. 分子中的巯基有亲电作用，可以清除亲核性物质

    C. 白消安与谷胱甘肽结合排出体外

    D. 谷胱甘肽与酰卤的反应是体内解毒的反应

    E. 谷胱甘肽具有氧化还原性质

2. 吗啡（ ）可以发生的 II

相代谢反应是

    A. 氨基酸结合反应

    B. 葡萄糖醛酸结合反应

    C. 谷胱甘肽结合反应

    D. 乙酰化结合反应

    E. 甲基化结合反应

3. 不符合药物代谢中的结合反应特点的是

    A. 在酶催化下进行

    B. 无需酶的催化即可进行

    C. 形成水溶性代谢物，有利于排泄

    D. 形成共价键的过程

    E. 形成极性更大的化合物

4. 硫喷妥钠在体内经脱硫代谢生成

    A. 苯巴比妥   B. 异戊巴比妥

    C. 司可巴比妥   D. 巴比妥酸

    E. 戊巴比妥

5. 利多卡因在体内代谢如下，其发生的第 I 相生化转化反应是

    A. O – 脱烷基化   B. N – 脱烷基化

    C. N – 氧化   D. C – 环氧化

    E. S – 氧化

6. 不属于葡萄糖醛酸结合反应的类型是

    A. O – 葡萄糖醛苷化

    B. C – 葡萄糖醛苷化

    C. N – 葡萄糖醛苷化

    D. S – 葡萄糖醛苷化

    E. P – 葡萄糖醛苷化

7. 不属于药物的官能团化反应的是

    A. 醇类的氧化反应

    B. 芳环的羟基化反应

C. 胺类的 N - 脱烷基化反应

D. 氨基的乙酰化反应

E. 醚类的 O - 脱烷基化反应

8. 第 I 相中药物产生的极性基团与体内的内源物质结合形式是

   A. 氢键   B. 范德华力

   C. 静电引力   D. 共价键

   E. 偶极相互作用力

9. 含芳环的药物在体内主要发生

   A. 还原代谢   B. 氧化代谢

   C. 甲基化代谢   D. 开环代谢

   E. 水解代谢

10. 醚类药物在体内主要发生

   A. 还原代谢   B. 水解代谢

   C. 脱烷基代谢   D. 烷基化代谢

   E. 甲基化代谢

11. 含硝基的药物在体内主要发生

   A. 还原代谢   B. 氧化代谢

   C. 甲基化代谢   D. 开环代谢

   E. 水解代谢

12. 具有无苯环氧化的代谢产物，且化学结构如下的药物是

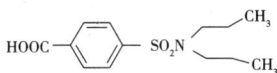

   A. 美洛昔康   B. 磺胺甲噁唑

   C. 丙磺舒   D. 别嘌醇

   E. 芬布芬

二、配伍选择题

[1-2]

   A. 氧化反应   B. 重排反应

   C. 卤代反应   D. 甲基化反应

   E. 乙基化反应

1. 第 I 相生物转化代谢中发生的反应是

2. 第 II 相生物结合代谢中发生的反应是

[3-6]

   A. 还原代谢   B. 水解代谢

C. N - 脱乙基代谢   D. S - 氧化代谢

E. 氧化脱卤代谢

3. 美沙酮可发生

4. 普鲁卡因主要发生

5. 利多卡因主要发生

6. 阿苯达唑可发生

[7-8]

   A. 苯妥英   B. 氯霉素

   C. 舒林酸   D. 利多卡因

   E. 阿苯达唑

7. 体内代谢时，由亚砜转化为硫醚而产生活性的药物是

8. 体内代谢时，由硫醚转化为亚砜，活性提高的药物是

[9-12]

   A. N - 去烷基再脱氨基

   B. 酚羟基的葡萄糖醛苷化

   C. 氧化生成砜类无活性的代谢物

   D. 羟基化与 N - 去甲基化

   E. 双键的环氧化再选择性水解

9. 吗啡的代谢为

10. 地西泮的代谢为

11. 卡马西平的代谢为

12. 舒林酸的代谢为

三、多项选择题

1. 使药物分子水溶性增加的结合反应有

   A. 与氨基酸的结合反应

   B. 乙酰化结合反应

   C. 与葡萄糖醛酸的结合反应

   D. 与硫酸的结合反应

   E. 甲基化结合反应

2. 可发生去烃基代谢的结构类型有

   A. 叔胺类   B. 酯类

   C. 硫醚类   D. 芳烃类

   E. 醚类

3. 属于第 II 相生物转化的反应有

A. 对乙酰氨基酚和葡萄糖醛酸的结合反应

B. 沙丁胺醇和硫酸的结合反应

C. 白消安和谷胱甘肽的结合反应

D. 对氨基水杨酸的乙酰化结合反应

E. 肾上腺素的甲基化结合反应

4. 药物代谢中的第Ⅰ相生物转化包括

A. 氧化反应 　　　　B. 还原反应

C. 水解反应 　　　　D. 结合反应

E. 羟基化反应

5. 参与药物体内官能团转化反应的酶类主要有

A. 细胞色素 P450 酶系

B. 黄素单加氧酶

C. 过氧化酶

D. 单胺氧化酶

E. 水解酶

第四节　药物结构与毒副作用

一、最佳选择题

1. 下列关于细胞色素 P450 的说法不正确的是

A. 主要分布于肝脏

B. 是一组结构和功能相关的超家族基因编码同工酶

C. 50% 以上的药物代谢都要通过肝微粒体酶的细胞色素

D. 哺乳动物组织中的 CYP450 在药物代谢过程中起着重要作用

E. 任何对 CYP450 具有抑制作用的物质都会影响药物代谢

2. 含有毒性基团的药物不包括

A. 氮芥类药物

B. 磺酸酯类药物

C. 含有氮丙啶结构的药物

D. 三氮唑药物

E. 含有醌类结构的药物等

3. 在脑内多巴胺的作用有几条通路

A. 4 条 　　　　B. 6 条

C. 3 条 　　　　D. 5 条

E. 2 条

4. 红霉素在抗菌的同时刺激胃动素的活性，增加了胃肠道蠕动，其产生副作用的原因为

A. 含有毒性基团的药物

B. 药物与非治疗部位的靶标结合产生的副作用

C. 药物与非治疗靶标结合产生的副作用

D. 细胞色素 P450 的作用产生的副作用

E. 药物代谢产物产生的毒副作用

5. 药物引起的肝损害类型不包括

A. 脂肪肝 　　　　B. 肝坏死

C. 胆汁淤积 　　　　D. 损伤性萎缩

E. 纤维化及肝硬化

6. 体内环氧合酶（COX）存在几种同工酶

A. 一 　　　　B. 二

C. 三 　　　　D. 四

E. 五

7. 对于体内环氧合酶的表述错误的是

A. COX-2 存在于大多数组织中，是参与正常生理作用的结构酶

B. COX-2 是一个诱导酶，在生理状态下，体内大多数组织中检测不到 COX-2

C. COX-1 功能是合成前列腺素来调节细胞的正常生理功能，对胃肠道黏膜起保护作用

D. COX-2 在炎症因子的诱导下可以大量表达，继而促进各种前列腺素合

成，介导疼痛、炎症和发热等反应

E. 在体内环氧合酶（COX）存在两种同工酶——COX-1和COX-2

8. 关于血管紧张素转换酶抑制药的表述，错误的是

A. 通过抑制血管紧张素转换酶，阻断血管紧张素Ⅰ向血管紧张素Ⅱ转化

B. 用于治疗高血压、充血性心力衰竭（CHF）等心血管疾病

C. 阻断了缓激肽的分解，增加呼吸道平滑肌分泌前列腺素、慢反应物质以及神经激肽A等

D. 导致血压过高，血钾过少等不良反应

E. 有咳嗽、皮疹、味觉障碍等不良反应

9. ACEI类药物引起的不良反应中发生率较高的是

A. 血压过低　　　　B. 血钾过多

C. 咳嗽　　　　　　D. 味觉障碍

E. 干咳

10. 血管紧张素转换酶抑制药的代表药物不包括

A. 卡托普利　　　　B. 依那普利

C. 齐拉西酮　　　　D. 赖诺普利

E. 培哚普利

11. 关于hERG基因的表述，错误的是

A. 定位于人5号染色体

B. 编码1159个氨基酸残基

C. 分子量约为127kD

D. 所编码的快速延迟整流钾电流IKr的α亚基

E. 产生快速延迟整流钾电流在心肌动作电位复极化过程中发挥着重要作用

12. 细胞色素P450同工酶主要分布在

A. 肝脏　　　　　　B. 小肠

C. 肾　　　　　　　D. 肺

E. 脑

13. 代谢产物产生毒副作用的药物不包括

A. 含有苯胺、苯酚等结构药物

B. 含有杂环结构的药物

C. 含有芳烷酸药物

D. 其他可代谢成活泼基团的药物

E. 含有毒性基团的药物

14. 关于含有杂环结构的药物代谢的表述错误的是

A. 舒多昔康和美洛昔康均为昔康类甾体抗炎药

B. 舒多昔康曾在Ⅲ期临床试验中，因表现出严重的肝脏毒性而被终止开发

C. 美洛昔康未见肝脏毒性，已在临床应用了十多年

D. 舒多昔康和美洛昔康药物的结构差异仅为噻唑环5位的氢和甲基

E. 舒多昔康和美洛昔康二者的毒性差异很大

二、配伍选择题

[1-3]

A. 奎尼丁　　　　　B. 胺碘酮

C. 氯丙嗪　　　　　D. 氟西汀

E. 他莫昔芬

典型的具hERG K+通道抑制作用的药物中

1. 属于抗心律失常药物的是

2. 属于抗抑郁药物的是

3. 属于抗肿瘤药物的是

[4-5]

A. 佐美酸　　　　　B. 普拉洛尔

C. 曲格列酮　　　　D. 舒多昔康

E. 奈法唑酮

4. 在体内的代谢活化首先发生O-去烷基化生成化合物（对乙酰氨基酚），继之氧化生成亚胺-醌式结构化合物的药物是

5. 代谢产物为芳乙酸酰化的葡糖醛酸苷

酯，该结合物在生理条件下具有亲电性，可与肝脏的蛋白分子共价结合的药物是

三、多项选择题

1. 下列属于多巴胺受体拮抗药的有
   - A. 氯丙嗪
   - B. 氯普噻吨
   - C. 氟哌啶醇
   - D. 洛沙平
   - E. 奋乃静

2. 药物产生毒副作用的原因包括
   - A. 药物对 hERG 产生抑制作用
   - B. 药物对肝药酶具有诱导或抑制作用
   - C. 药物代谢物具有明显毒性
   - D. 药物在非治疗部位与靶标结合
   - E. 药物在治疗部位与非靶标结合

3. 非心脏用药物中可抑制 hERG K$^+$ 通道的药物有
   - A. 抗高血压药
   - B. 抗精神失常药
   - C. 抗抑郁药
   - D. 麻醉性镇痛药
   - E. 止吐药和促胃肠动力药

4. 药物对 CYP450 的抑制作用会
   - A. 对其他同时使用的药物的代谢降低和减少
   - B. 导致体内 CYP450 的活性降低
   - C. 放大同服药物的生物活性
   - D. 增加药物的毒副作用
   - E. 产生严重的药物相互作用

5. 特质性药物毒性（IDT）不同于药物的副作用，特点包括
   - A. 剂量－效应关系不明显
   - B. 产生的后果通常比副作用较轻
   - C. 剂量－效应关系明显
   - D. 产生的后果通常比副作用严重
   - E. 并非与药理作用同时发生，一般呈滞后效应

第三章　常用的药物结构与作用

第一节　中枢神经系统疾病用药

一、最佳选择题

1. 属于苯甲酰胺类抗精神病药的是
   - A. 舒必利
   - B. 异戊巴比妥
   - C. 唑吡坦
   - D. 氟西汀
   - E. 氯丙嗪

2. 枸橼酸芬太尼是强效镇痛药，其结构的特征是
   - A. 含有 4 - 苯基哌啶结构
   - B. 含有 4 - 苯氨基哌啶结构
   - C. 含有苯吗喃结构
   - D. 含有吗啡喃结构
   - E. 含有氨基酮结构

3. 具有起效快，体内迅速被酯酶水解，使得维持时间短的合成镇痛药物是

   A.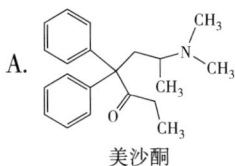
   美沙酮

   B.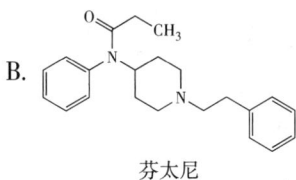
   芬太尼

   C.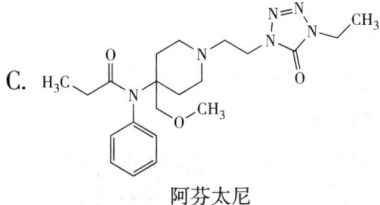
   阿芬太尼

   D.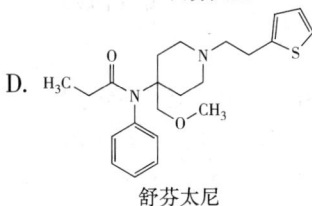
   舒芬太尼

   E.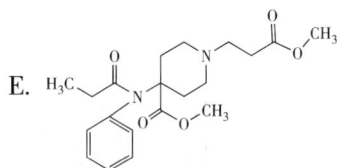
   瑞芬太尼

4. 下列关于利培酮的说法错误的是
   - A. 为非经典抗精神病药
   - B. 主要活性代谢物为帕利哌酮
   - C. 口服吸收完全
   - D. 代谢产物有抗精神病活性
   - E. 属于三环类抗精神病药

5. 关于抗抑郁药氟西汀性质的说法，正确的是
   - A. 氟西汀为三环类抗抑郁药
   - B. 氟西汀为选择性的中枢 5 - HT 再摄取抑制剂
   - C. 氟西汀体内代谢产物无抗抑郁活性
   - D. 氟西汀口服吸收较差
   - E. 氟西汀结构中不具有手性中心

6. 精神病患者在服用盐酸氯丙嗪后，若在日光强烈照射下易发生光毒性变态反应。产生光毒性变态反应的原因是
   - A. 氯丙嗪分子中的吩噻嗪环遇光被氧化后，与体内蛋白质发生反应
   - B. 氯丙嗪分子中的硫原子遇光被氧化成亚砜，与体内蛋白质发生反应
   - C. 氯丙嗪分子中的酮 - 氯键遇光会分解产生自由基，与体内蛋白质发生反应
   - D. 氯丙嗪分子中的侧链碳原子遇光被氧化成羰基，与体内蛋白质发生反应
   - E. 氯丙嗪分子中的侧链氮原子遇光被氧

化成 N 氧化物，与体内蛋白质发生反应

7. 具有如下结构的药物名称是

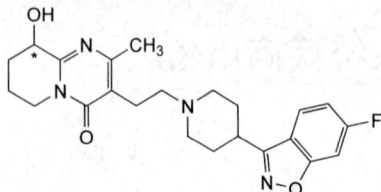

- A. 利培酮
- B. 氟西汀
- C. 氯氮平
- D. 奋乃静
- E. 帕利哌酮

8. 下列药物中属于哌啶类合成镇痛药的是

- A. 盐酸哌替啶
- B. 布桂嗪
- C. 右丙氧芬
- D. 布洛芬
- E. 曲马多

9. 盐酸哌替啶含有

- A. 吗啡喃结构
- B. 苯吗喃结构
- C. 哌啶结构
- D. 氨基酮结构
- E. 环己基胺结构

10. 结构中含有烯丙基，属拮抗药的药物是

- A. 纳洛酮
- B. 硝酸甘油
- C. 右丙氧酚
- D. 卡马西平
- E. 磷酸可待因

11. 结构中含有一个手性碳原子，其 R–对映异构体的镇痛活性是 S–对映异构体的两倍，常作为依赖阿片病人维持治疗的药物是

- A. 哌替啶
- B. 瑞芬太尼
- C. 美沙酮
- D. 可待因
- E. 纳洛酮

12. 艾司唑仑的化学结构式是

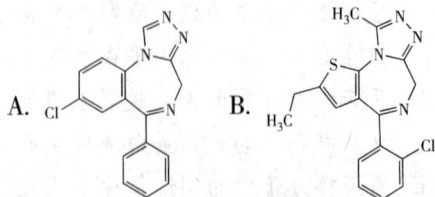

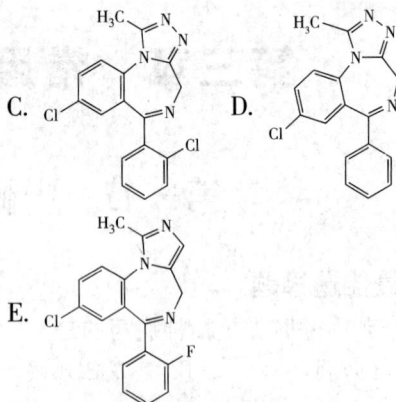

13. 艾司佐匹克隆的化学结构是

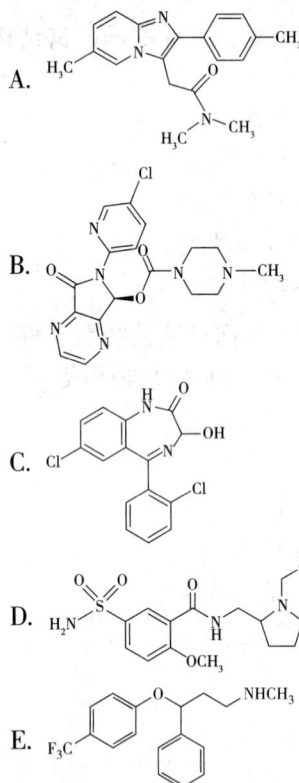

14. 属于去甲肾上腺素再摄取抑制剂的抗抑郁药物是

- A. 舒必利
- B. 阿米替林
- C. 舍曲林
- D. 帕罗西汀
- E. 氟西汀

15. 根据化学结构，盐酸氯丙嗪属于

- A. 苯并二氮䓬类
- B. 吩噻嗪类
- C. 硫杂蒽类
- D. 丁酰苯类

E. 酰胺类

16. 地西泮经体内代谢，3 位羟基化生成的活性代谢产物为

    A. 去甲西泮　　　B. 劳拉西泮

    C. 替马西泮　　　D. 奥沙西泮

    E. 氯硝西泮

17. 酒石酸唑吡坦的主要临床用途是

    A. 抗癫痫　　　　B. 抗精神病

    C. 镇静催眠　　　D. 抗抑郁

    E. 抗惊厥

18. 以左旋体供药用而右旋体无效的药物是

    A. 美沙酮　　　　B. 芬太尼

    C. 哌替啶　　　　D. 布桂嗪

    E. 吗啡

19. 可用于戒除海洛因成瘾替代疗法的药物是

    A. 美沙酮　　　　B. 哌替啶

    C. 芬太尼　　　　D. 右丙氧芬

    E. 吗啡

20. 下列属于吡啶并嘧啶的衍生物，且副作用低，没有精神依赖性，无后遗效应的镇静催眠药是

    A. 艾司佐匹克隆

    B. 唑吡坦

    C. 三唑仑

    D. 扎来普隆

    E. 丁螺环酮

21. 光照可致异构化产生药理学无效的 *Z* - 异构体

    A. 氯普噻吨　　　B. 氯氮平

    C. 度洛西汀　　　D. 氟西汀

    E. 氟伏沙明

22. 吗啡结构中的 *N* - 甲基被环丙基甲基取代得到的药物，为阿片受体拮抗剂的是

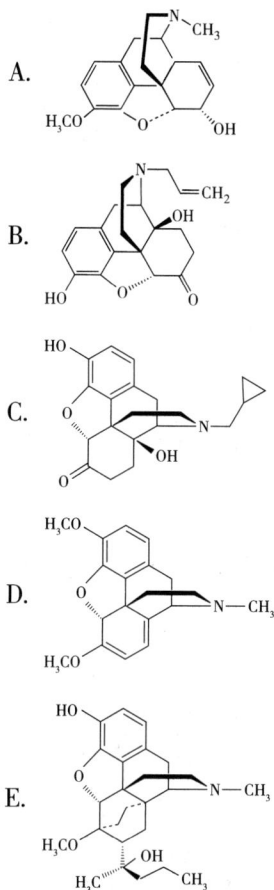

二、配伍选择题

[1-3]

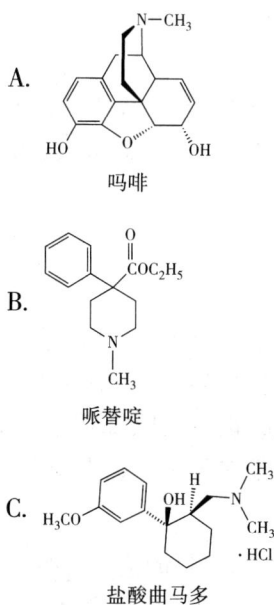

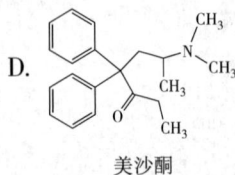

D. 美沙酮

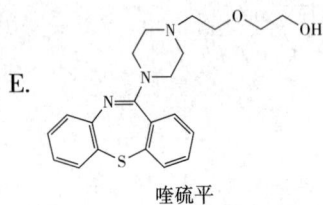

E. 喹硫平

1. 4－苯基哌啶类镇痛药物是

2. 结构中含两个手性中心的阿片 μ 受体弱激动药是

3. 3 位具有弱酸结构的酚羟基，17 位是碱性的 N－甲基叔胺的药物是

[4－6]

A. 茶苯海明　　　B. 氯马斯汀

C. 氯苯那敏　　　D. 氮䓬斯汀

E. 异丙嗪

4. 为克服苯海拉明的嗜睡和中枢抑制副作用，与具有中枢兴奋作用的 8－氯茶碱结合成的盐是

5. 最早发现的吩噻嗪结构的三环类抗组胺药，能竞争性阻断组胺 H_1 受体而产生抗组胺作用的是

6. 含有苯并哒嗪和氮䓬环的新型抗组胺药物，具有拮抗组胺作用，临床用于治疗支气管哮喘和鼻炎的是

三、综合分析选择题

[1－2]

患者女，45 岁，近几日出现情绪低落、郁郁寡欢、愁眉苦脸，不愿和周围人接触交往，悲观厌世，睡眠障碍、乏力、食欲减退。前去医院就诊，诊断结果为：抑郁症。

1. 根据诊断结果，可选用的治疗药物是

A. 丁螺环酮　　　B. 苯妥英钠

C. 阿米替林　　　D. 氯丙嗪

E. 地西泮

2. 该药的作用结构（母核）特征是

A. 吩噻嗪

B. 苯二氮䓬

C. 二苯并环庚二烯

D. 二苯并氮氧杂䓬

E. 苯并呋喃

四、多项选择题

1. 苯二氮䓬类药物有

A. 地西泮　　　B. 奥沙西泮

C. 阿普唑仑　　　D. 艾司唑仑

E. 卡马西平

2. 原型与代谢产物均具有抗抑郁作用的药物有

A. 舍曲林　　　B. 文拉法辛

C. 氟西汀　　　D. 帕利哌酮

E. 阿米替林

3. 在体内去甲基代谢反应，且其代谢物有活性的 5－羟色胺再摄取抑制药有

A.
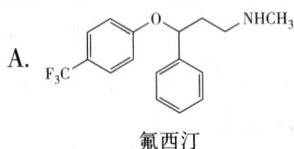
氟西汀

B.
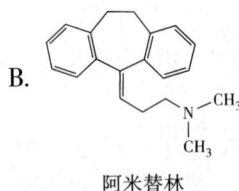
阿米替林

C.
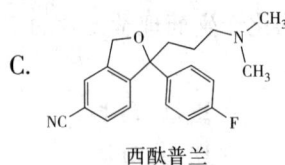
西酞普兰

D.
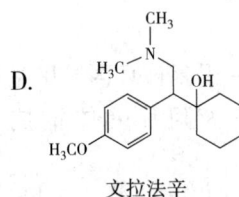
文拉法辛

E.

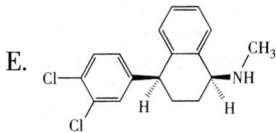

舍曲林

4. 利用拼合原理设计的非经典抗精神病药有
   A. 齐拉西酮　　　　B. 利培酮
   C. 阿莫沙平　　　　D. 洛沙平
   E. 氯氮平

5. 吗啡的分解产物和体内代谢产物包括
   A. 伪吗啡　　　　B. N-氧化吗啡

C. 阿扑吗啡　　　　D. 去甲吗啡
E. 可待因

6. 下列关于阿米替林的描述，正确的是
   A. 具有抗精神失常作用
   B. 抗抑郁作用机制是抑制去甲肾上腺素重摄取
   C. 抗抑郁作用机制是抑制单胺氧化酶
   D. 在肝脏内代谢为具有抗抑郁活性的去甲替林
   E. 在肝脏内代谢为无抗抑郁活性的去甲替林

第二节　外周神经系统疾病用药

一、最佳选择题

1. 在沙丁胺醇侧链氮原子上的叔丁基用一长链亲脂性取代基取代得到的长效 β_2 受体激动药是

A.

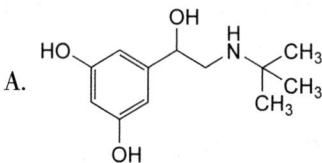

特布他林

B.

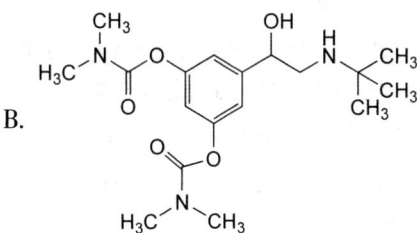

班布特罗

C.

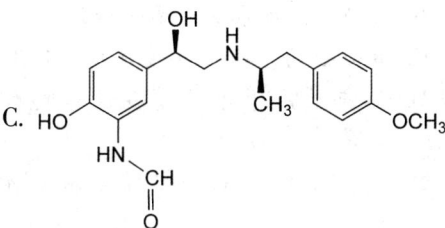

福莫特罗

D.

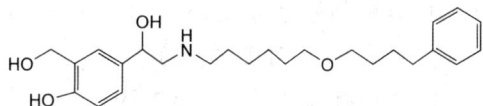

沙美特罗

E.

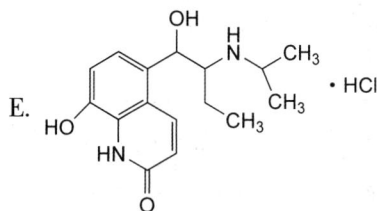

丙卡特罗

2. 对于盐酸苯海拉明药物的表述错误的是
   A. 是氨烷基醚类的代表药
   B. 口服吸收完全
   C. 具有肝药酶诱导作用，加速自身代谢
   D. 血浆蛋白结合率68%~89%
   E. 临床上主要用于荨麻疹、过敏性鼻炎和皮肤瘙痒等皮肤、黏膜变态反应性疾病

3. 关于氨基醚类 H_1 受体拮抗药的表述，错误的是
   A. 氯马斯汀分子中含有二个手性中心，对受体有着立体选择性

B. 盐酸苯海拉明能竞争性拮抗组胺 H_1 受体而产生抗组胺作用

C. 茶苯海明口服吸收迅速完全，血浆蛋白结合率高

D. 司他斯汀口服吸收快，30 分钟内起效

E. 茶苯海明可用于肿瘤化疗引起的恶心、呕吐

4. 对于马来酸氯苯那敏的表述，错误的是

A. 对中枢抑制作用较强，嗜睡副作用较大，抗胆碱作用也较强

B. 口服吸收快且完全，血浆蛋白结合率为 72%

C. 对组胺 H_1 受体的竞争性拮抗作用甚强，且作用持久

D. 口服起效时间为 15～60min，血药浓度 3～6 小时可达峰值

E. 代谢物主要有 N-去甲基氯苯那敏和氯苯那敏 N-氧化物

5. 马来酸氯苯那敏大部分代谢物排出体外经

A. 大便   B. 肾脏

C. 汗液   D. 乳汁

E. 泪液

6. 关于异丙嗪药物的表述，错误的是

A. 注射给药后吸收快而完全，血浆蛋白结合率较高

B. 是最早发现的具有吩噻嗪结构的三环类抗组胺药

C. 主要在肝内代谢，无活性代谢产物经尿排出，经粪便排出量少

D. 用于皮肤及黏膜过敏、过敏性鼻炎等

E. 静脉注射给药后起效时间为 30 分钟

7. 关于赛庚啶的表述，错误的是

A. 口服后经胃肠黏膜吸收，30～60 分钟内起效

B. 尿中代谢物为葡萄糖醛酸结合的季铵

盐型赛庚啶

C. 分布广泛，可通过血-脑脊液屏障

D. 可用于荨麻疹、湿疹、过敏性和接触性皮炎、皮肤瘙痒等

E. 不可用于鼻炎、偏头痛、支气管哮喘等

8. 关于哌啶类药物的表述，错误的是

A. 哌啶类 H_1 受体拮抗药均为镇静性抗组胺药

B. 对外周 H_1 受体具有高度选择性

C. 无中枢抑制作用

D. 应用较早的是特非那定和阿司咪唑

E. 没有明显的抗胆碱作用

9. 关于特非那定的表述，错误的是

A. 是第一个哌啶类 H_1 受体拮抗药

B. 易通过血-脑脊液屏障

C. 口服吸收迅速完全，0.5～1 小时起效

D. 经肝脏代谢，代谢物具抗组胺药理活性

E. 血浆蛋白结合率为 97%

10. 关于阿司咪唑的表述，错误的是

A. 为含苯并咪唑的哌啶类抗组胺药物

B. 口服吸收快

C. 具有广泛的首关效应和组织分布

D. 为长效、强效的抗过敏药物

E. 具有抗胆碱和全身麻醉作用

11. 关于依美斯汀性质和代谢的表述，不正确的是

A. 与阿司咪唑的苯并咪唑结构类似

B. 能抑制组胺和白三烯的释放

C. 具较强的选择性 H_1 受体拮抗作用

D. 临床上用于治疗过敏性鼻炎和荨麻疹

E. 抗胆碱和抗 5-HT 等中枢副作用较强

12. 对氯雷他定的表述，错误的是

A. 临床上用于治疗过敏性鼻炎、慢性荨麻疹及其他过敏性皮肤病

B. 口服吸收迅速，血浆蛋白结合率为98％，不能通过血－脑屏障

C. 具抗过敏介质血小板活化因子PAF的作用

D. 具有抗肾上腺素能和抗胆碱能活性及中枢神经抑制作用

E. 无明显镇静作用，罕见嗜睡、肝功能改变等不良反应

13. 对多巴胺药理作用的表述，不正确的是

A. 口服无效，作用持续时间短暂

B. 不易透过血－脑屏障

C. 可直接兴奋α和β受体，但对β₂受体作用较弱

D. 对外周血管有扩张作用，对肾脏、肠系膜及冠状血管有轻微收缩作用

E. 体内合成去甲肾上腺素及肾上腺素的前体，亦为神经递质

14. 关于甲基多巴性质和代谢的表述，错误的是

A. 为前体药物

B. 口服吸收较好

C. 为左旋多巴的同系物，临床使用外消旋体

D. 治疗高血压，尤其适用于肾性高血压和妊娠高血压

E. 不可通过血－脑屏障

15. 盐酸多巴酚丁胺代谢物主要经下列哪项所述途径排出

A. 粪便　　　　B. 肾脏

C. 唾液　　　　D. 汗液

E. 呼吸道

16. 对于盐酸麻黄碱的表述，错误的是

A. 分子中含有4个手性碳原子

B. 分子中有4个光学异构体

C. 赤藓糖型对映异构体为麻黄碱

D. 苏阿糖型对映异构体为伪麻黄碱

E. 来自于天然植物

17. 临床主要用于治疗低血压和抗休克的药物是

A. M受体激动药

B. α₁受体激动药

C. 选择性β₁受体激动药

D. α₂受体激动药

E. 非选择性β受体激动药

18. 去氧肾上腺素属于

A. α受体激动药

B. 非选择性M受体激动药

C. M受体激动药

D. β受体激动药

E. 非选择性β受体激动药

19. 关于盐酸可乐定的表述不正确的是

A. 良好的中枢性降压药

B. 能兴奋α₁受体、胆碱受体、阿片受体和多巴胺受体

C. 用于治疗原发性及继发性高血压

D. 口服迅速吸收，生物利用度达95％以上

E. 大部分在肾脏代谢

20. 常见的α受体激动药不包括

A. 去氧肾上腺素

B. 莫索尼定

C. 盐酸多巴酚丁胺

D. 甲基多巴

E. 利美尼定

21. 去氧肾上腺素不可用于

A. 室上性心动过速

B. 感染中毒性休克

C. 过敏性休克

D. 肾性高血压

E. 散瞳检查

22. 关于异丙肾上腺素的表述错误的是
    A. 是选择性 β 受体激动药的代表药物
    B. 其外消旋体盐酸盐临床用于治疗支气管哮喘发作
    C. 能兴奋 β_1 和 β_2 受体，有松弛支气管平滑肌的作用
    D. 可兴奋心脏而加快心率，产生心悸、心动过速等较强的心脏副作用
    E. 与肾上腺素的区别仅限于 N 原子上的取代基为异丙基

23. 沙丁胺醇可用于治疗
    A. 妊娠高血压
    B. 各种休克
    C. 各型支气管哮喘
    D. 室上性心动过速
    E. 神经性皮炎

24. 关于特布他林的说法，错误的是
    A. 异丙肾上腺素分子中的邻二羟基改为间二羟基得到特布他林
    B. 特布他林为长效 β_2 受体激动剂
    C. 特布他林不易被 COMT 代谢失活，可口服
    D. 特布他林的两个酚羟基酯化得到班布特罗
    E. 特布他林结构中含有叔丁基

二、配伍选择题

[1-3]
    A. 特非那定　　B. 西替利嗪
    C. 地氯雷他定　　D. 诺阿司咪唑
    E. 咪唑斯汀

1. 为氯雷他定的活性代谢物，现已作为新型第三代抗组胺药上市的是

2. 为阿司咪唑中哌啶的反转衍生物，分子中含有两个胍基；具有独特的抗组胺和抗其他炎症介质的作用，为一种强效和高度选择性的 H_1 受体拮抗药的是

3. 是阿司咪唑的活性代谢物，作用强度相当于阿司咪唑的 40 倍，副作用小，已作为阿司咪唑的替代品种上市的药物是

[4-7]
    A. 氨烷基醚类 H_1 受体拮抗药
    B. 丙胺类 H_1 受体拮抗药
    C. 三环类 H_1 受体拮抗药
    D. 哌啶类 H_1 受体拮抗药
    E. 哌嗪类 H_1 受体拮抗药

4. 马来酸氯苯那敏属于
5. 阿司咪唑属于
6. 富马酸酮替芬属于
7. 盐酸西替利嗪属于

[8-9]

A.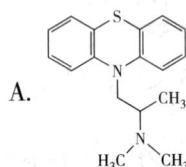

B.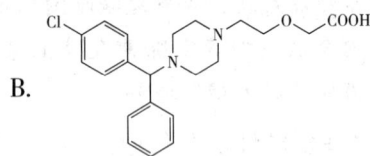

C.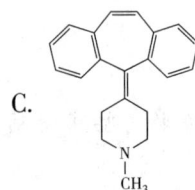

D.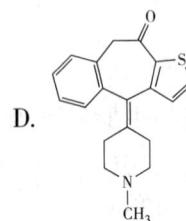

E.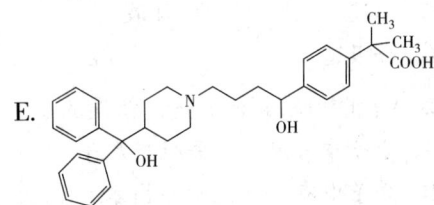

8. 结构中含有噻吩和羰基的三环类抗哮喘药物是

9. 吩噻嗪环上的硫原子被其电子等排体—CH＝CH—置换，氮原子被 sp^2 杂化的碳原子置换，得到的药物结构是

[10－12]
  A. 去氧肾上腺素　B. 莫索尼定
  C. 盐酸可乐定　　D. 甲基多巴
  E. 利美尼定

10. 可用于治疗轻至中度原发性高血压的是

11. 可治疗高血压、较适用于肾性高血压和妊娠高血压的是

12. 可用于感染中毒性及过敏性休克、室上性心动过速、散瞳检查的是

三、多项选择题

1. H₁受体拮抗剂抗过敏药按化学结构可分为
  A. 乙二胺类　　　B. 氨基醚类
  C. 丙胺类　　　　D. 三环类
  E. 哌嗪类

2. 常用的三环类 H₁ 受体拮抗药包括
  A. 异丙嗪　　　　B. 阿司咪唑
  C. 酮替芬　　　　D. 赛庚啶
  E. 依巴斯汀

3. 哌嗪类药物常用于治疗
  A. 荨麻疹　　　　B. 过敏性鼻炎
  C. 眼结膜炎　　　D. 皮炎
  E. 哮喘

4. 常用的哌啶类 H₁ 受体拮抗药不包括
  A. 非索非那定　　B. 阿司咪唑
  C. 氯环利嗪　　　D. 卡瑞斯汀
  E. 司他斯汀

5. 常用的氨基醚类 H₁ 受体拮抗药包括
  A. 盐酸苯海拉明　B. 茶苯海明

  C. 氯马斯汀　　　D. 司他斯汀
  E. 酮替芬

6. 肾上腺素的药理作用包括
  A. 兴奋心脏
  B. 收缩血管
  C. 调节痉挛
  D. 松弛支气管平滑肌
  E. 调节血脂

7. 肾上腺素临床上可用于
  A. 控制支气管哮喘的急性发作
  B. 过敏性休克
  C. 治疗上消化道出血
  D. 心脏骤停的急救
  E. 治疗心力衰竭

8. 麻黄碱临床可用于治疗
  A. 支气管哮喘
  B. 变态反应及鼻黏膜充血肿胀引起的鼻塞
  C. 心动过缓
  D. 急性心肌梗死
  E. 肾功能衰竭

9. 药用麻黄碱的药理作用为
  A. 兴奋 α、β 两种受体
  B. 促进肾上腺素能神经末梢释放递质
  C. 直接和间接地发挥拟肾上腺素作用
  D. 麻黄碱的右旋对映体（1S,2R）没有直接作用，只有间接作用
  E. 分子中与羟基相连的碳原子与去甲肾上腺素 R－构型一致

10. 常见的 α 受体激动药包括
  A. 去氧肾上腺素
  B. 异丙肾上腺素
  C. 盐酸多巴酚丁胺
  D. 甲基多巴
  E. 利美尼定

第三节 解热镇痛及非甾体抗炎药

一、最佳选择题

1. 对乙酰氨基酚的毒性代谢物是
   A. 对氨基酚
   B. N-乙酰亚胺醌
   C. 对乙酰氨基酚硫酸酯
   D. 对乙酰氨基酚葡萄糖醛酸结合物
   E. 对苯二酚

2. 在体内 R-异构体可转化为 S-异构体的药物是

   A.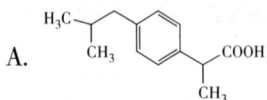

   B.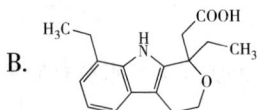

   C.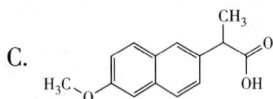

   D.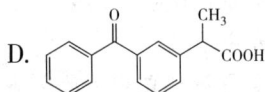

   E.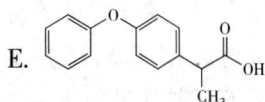

3. 本身无活性，需经肝脏代谢转化为活性产物而发挥 COX-2 抑制作用的药物是

   A.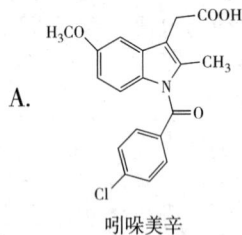
   吲哚美辛

   B.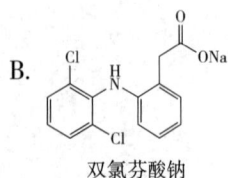
   双氯芬酸钠

C.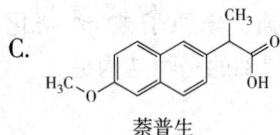
萘普生

D.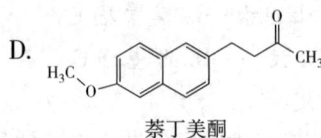
萘丁美酮

E.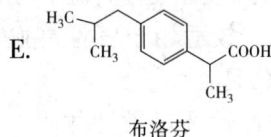
布洛芬

4. 关于对乙酰氨基酚的说法，错误的是
   A. 对乙酰氨基酚分子中含有酰胺键，正常贮存条件下易发生水解变质
   B. 对乙酰氨基酚在体内代谢可产生乙酰亚胺醌，引起肾毒性和肝毒性
   C. 大剂量服用对乙酰氨基酚引起中毒时，可用谷胱甘肽或乙酰半胱氨酸解毒
   D. 对乙酰氨基酚在体内主要与葡萄糖醛酸或硫酸结合，从肾脏排泄
   E. 可与阿司匹林合成前药

5. 属于选择性 COX-2 抑制剂的药物是
   A. 安乃近　　　　　B. 甲芬那酸
   C. 塞来昔布　　　　D. 双氯芬酸
   E. 吡罗昔康

6. 结构中含有酰胺键的药物是
   A. 阿司匹林　　　　B. 对乙酰氨基酚
   C. 塞来昔布　　　　D. 别嘌醇
   E. 双氯芬酸

7. 仅有解热、镇痛作用，而不具有消炎作用的药物是
   A. 布洛芬　　　　　B. 阿司匹林
   C. 对乙酰氨基酚　　D. 萘普生
   E. 吡罗昔康

8. 萘普生属于下列哪类药物
   A. 吡唑酮类　　　B. 芬那酸类
   C. 芳基乙酸类　　D. 芳基烷酸类
   E. 1,2 - 苯并噻嗪类

9. 以双氯芬酸钠为标志性代表的芳基乙酸类药物在临床的作用是
   A. 抗过敏
   B. 抗病毒
   C. 利尿
   D. 抗炎、镇痛、解热
   E. 抗肿瘤

10. 关于非甾体抗炎药代谢的说法，正确的是
    A. 吲哚美辛50% 经 O - 去甲基化代谢，具有活性
    B. 舒林酸还原为甲硫基化合物失去活性
    C. 双氯芬酸钠代谢产物为苯环羟基化衍生物，失去抗炎活性
    D. 布洛芬代谢产物均失去活性
    E. 美洛昔康代谢产物为5′-羟基美洛昔康，代谢产物失去活性

11. 具有 1,2 - 苯并噻嗪结构的药物是
    A. 美洛昔康　　　B. 萘丁美酮
    C. 萘普生　　　　D. 依托度酸
    E. 酮洛芬

二、配伍选择题

[1-2]
   A. 贝诺酯　　　　B. 对乙酰氨基酚
   C. 安乃近　　　　D. 双氯芬酸钠
   E. 布洛芬

1. 在胃肠道不被水解，以原型吸收的药物是
2. 在体内经代谢，R - 对映体可转化为 S - 对映体的药物是

[3-4]

A.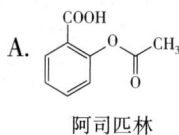
阿司匹林

B.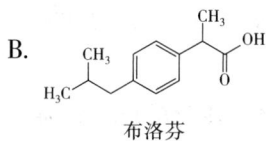
布洛芬

C.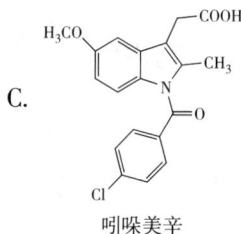
吲哚美辛

D.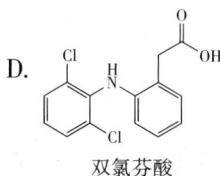
双氯芬酸

E.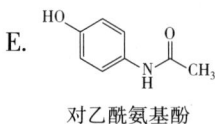
对乙酰氨基酚

3. 结构中不含有羧基的药物是
4. 结构中含有二氯苯胺基的药物是

[5-6]
   A. 氨基比林　　　B. 对乙酰氨基酚
   C. 吲哚美辛　　　D. 安乃近
   E. 阿司匹林

5. 在生产中带入或在贮存中水解产生对人体有一定毒副作用的水杨酸类药物是
6. 贮藏不当时可发生水解，产生对氨基酚的药物是

三、多项选择题

1. 有关"昔康"类非甾体抗炎药，下列说法正确的是
   A. 具有 1,2 - 苯并噻嗪结构，其中苯环必须保留
   B. 结构中的烯醇型羟基为活性必需基团
   C. 结构中有酰胺基团，氨基末端用芳杂环和芳香环取代活性强，用烷基取代活性降低
   D. 苯并噻嗪环上氮原子末端为甲基取代时活性最强

E. 为一类作用对环氧合酶-2有一定选择性的药物

2. 常用的解热镇痛药按化学结构分为

A. 水杨酸类　　　B. 芳基烷酸类
C. 芬那酸类　　　D. 苯胺类
E. 吡唑酮类

第四节　消化系统疾病用药

一、最佳选择题

1. 含有二氨基硝基乙烯结构片断的抗溃疡药物是
   A. 法莫替丁　　　B. 奥美拉唑
   C. 西咪替丁　　　D. 雷尼替丁
   E. 尼扎替丁

2. 含有亚磺酰基苯并咪唑结构的药物是
   A. 马来酸氯苯那敏
   B. 盐酸雷尼替丁
   C. 法莫替丁
   D. 盐酸赛庚啶
   E. 奥美拉唑

3. 兰索拉唑结构中含有
   A. 吡啶环和嘧啶环
   B. 吡啶环和噻唑环
   C. 吡啶环和咪唑环
   D. 吡咯环和嘧啶环
   E. 吡咯环和咪唑环

4. 奥美拉唑属于
   A. 组胺 H_1 受体拮抗药
   B. 组胺 H_2 受体拮抗药
   C. 质子泵抑制剂
   D. 乙酰胆碱酯酶抑制剂
   E. 磷酸二酯酶抑制剂

5. 多潘立酮属于
   A. 抗溃疡药　　　B. 抗过敏药
   C. 促胃肠动力药　D. 抗炎药
   E. 抗肿瘤药

6. 盐酸雷尼替丁的化学结构是

A.

B.

C.

D.

E.

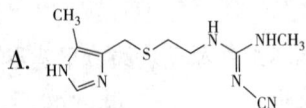

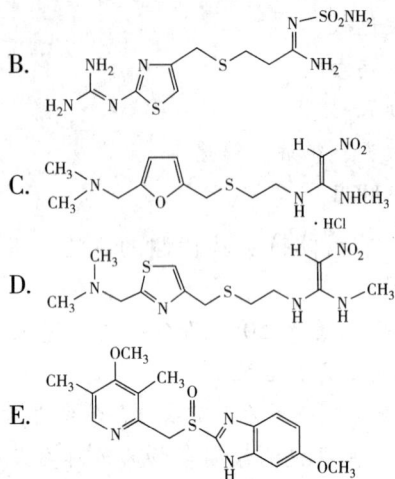

7. 化学结构如下的药物属于

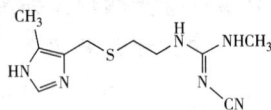

A. H_1 受体拮抗药　　B. H_2 受体拮抗药
C. 胃黏膜保护剂　　　D. 抗胆碱药
E. 质子泵抑制剂

8. 关于莫沙必利的说法，错误的是
   A. 无西沙必利的心脏副作用
   B. 为强效、选择性 $5-HT_4$ 受体激动剂
   C. 血浆蛋白结合率为99%
   D. 主要代谢产物为 $5-HT_4$ 受体激动剂
   E. 临床用于治疗功能性消化不良、反流性食管炎等

二、配伍选择题

[1-3]
   A. 罗沙替丁　　　B. 西咪替丁
   C. 雷尼替丁　　　D. 甲氧氯普胺
   E. 法莫替丁

1. 结构中含有呋喃环的是

2. 结构中含有噻唑环的是

3. 结构中含有哌啶甲苯环的是

[4～5]

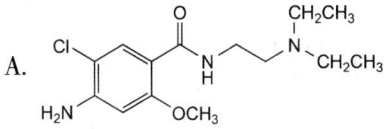

A.

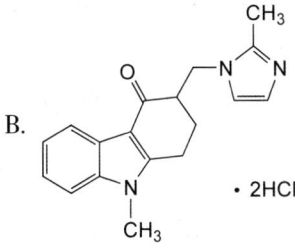

B.　　・2HCl

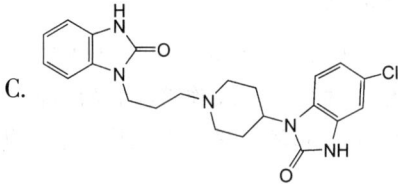

C.

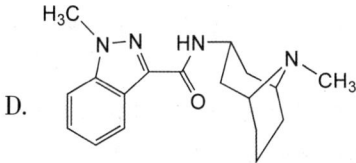

D.

格拉司琼

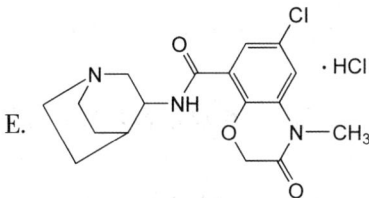

E.　　・HCl

盐酸阿扎司琼

4. 分子中含有苯甲酰胺结构，通过拮抗多巴胺 D_2 受体，具有促胃动力和止吐作用的药物是

5. 分子中含有咔唑环结构，通过拮抗 5 - 羟色胺受体而产生止吐作用的药物是

三、综合分析选择题

[1～3]

　　李某，男性，42 岁，近几日胃痛、反酸，经胃镜检查确诊为胃溃疡。

1. 根据病情，可首选的治疗药是
   A. 米索前列醇　　B. 氢溴酸山莨菪碱
   C. 奥美拉唑　　　D. 甲硝唑
   E. 枸橼酸铋钾

2. 该药的作用机制为
   A. 拮抗组胺 H_2 受体
   B. 抑制胃酸分泌作用
   C. 中和胃酸
   D. 保护胃黏膜
   E. 解除胃肠痉挛

3. 该药的 S - 异构体为
   A. 泮托拉唑　　　B. 左旋山莨菪碱
   C. 艾司奥美拉唑　D. 雷贝拉唑
   E. 左泮托拉唑

四、多项选择题

1. 药物结构中含芳香杂环结构的 H_2 受体拮抗药有
   A. 尼扎替丁　　　B. 法莫替丁
   C. 罗沙替丁　　　D. 西咪替丁
   E. 雷尼替丁

2. 西咪替丁的化学结构特征有
   A. 含有咪唑五元环
   B. 含有呋喃环
   C. 含有羟基
   D. 含有胍基
   E. 含有硫醚

3. 下列哪些药物常用作抗溃疡药
   A. H_1 受体拮抗药　B. 质子泵抑制剂
   C. β 受体拮抗药　　D. H_2 受体拮抗药
   E. 钙通道阻滞药

4. 雷尼替丁具有下列哪些性质
   A. 为 H_2 受体拮抗药
   B. 用亲脂性较大的噻唑环代替雷尼替丁分子中的呋喃环得到尼扎替丁
   C. 为反式体，顺式体无活性
   D. 碱性基团取代的芳杂环为二甲胺甲基呋喃

E. 本身为无活性的前药，经 H_2 催化重排为活性物质

5. 用于治疗胃溃疡的药物有

A. 法莫替丁　　　B. 西咪替丁

C. 盐酸雷尼替丁　D. 艾司奥美拉唑

E. 奥美拉唑

第五节　循环系统疾病用药

一、最佳选择题

1. 洛伐他汀的作用靶点是

A. 血管紧张素转换酶

B. 磷酸二酯酶

C. 单胺氧化酶

D. 羟甲戊二酰辅酶 A 还原酶

E. 酪氨酸激酶

2. 结构中含有六元内酯环的调节血脂药物是

A. 阿托伐他汀　　B. 吉非贝齐

C. 非诺贝特　　　D. 洛伐他汀

E. 氯贝丁酯

3. 化学结构为 的药物属于

A. 抗高血压药　　B. 抗心绞痛药

C. 抗心力衰竭药　D. 抗心律失常药

E. 抗动脉粥样硬化药

4. 分子中含有巯基，对血管紧张素转换酶（ACE）产生较强抑制作用的抗高血压药物是

A. 卡托普利　　　B. 依那普利

C. 福辛普利　　　D. 赖诺普利

E. 雷米普利

5. 关于硝酸甘油性质和作用的说法，错误的是

A. 具有挥发性

B. 具有爆炸性

C. 不宜以纯品形式放置和运输

D. 主要以原药形式排出

E. 口腔黏膜吸收迅速，心绞痛发作时，可在舌下含服

6. 结构与甲状腺激素类似，可影响甲状腺激素代谢的是

A. 盐酸普鲁卡因胺　B. 奎尼丁

C. 多非利特　　　　D. 普罗帕酮

E. 胺碘酮

7. 下列关于抗血栓药的说法，正确的是

A. 根据作用靶点及作用机制的不同，分为抗凝血药、抗血小板药和溶栓药三大类

B. 抗血小板药用于急性血栓性疾病的治疗

C. 溶栓药可阻止血栓的形成和发展

D. 抗凝血药能溶解已经形成的血栓

E. 溶栓药可用于防止血栓性疾病的发生

8. 关于香豆素类抗凝血药的说法，错误的是

A. 是一类含 4－羟基香豆素基本结构的药物

B. 口服无效，体外具有抗凝作用

C. 该类药包括华法林钠、双香豆素和醋硝香豆素

D. 可以抑制维生素 K 环氧还原酶

E. 阻止维生素 K 由环氧型向氢醌型转变，影响凝血因子 Ⅱ、Ⅶ、Ⅸ、Ⅹ 的活性

9. 华法林钠 S－异构体代谢产物如何排出体外

A. 肾脏　　　　　B. 粪便

C. 肝脏　　　　　D. 呼吸道

E. 汗液

10. 对于华法林钠的表述，错误的是
    A. 口服吸收完全，生物利用度近100%
    B. 血浆蛋白结合率约为99.5%
    C. 静脉注射可加速其作用
    D. 主要经肝脏 CYP450 酶代谢
    E. S - 异构体的抗凝活性比 R - 异构体强

11. 关于阿加曲班的性质和代谢的错误表述是
    A. 在体内分布容积是 174ml/kg
    B. 血浆蛋白结合率为 54%
    C. 主要在肾脏代谢
    D. 主要代谢产物的抗凝活性较原药弱 3~5 倍
    E. 临床主要用于改善慢性动脉闭塞症患者的四肢溃疡、静息痛以及冷感等

12. 对药物阿哌沙班的表述，不正确的是
    A. 口服可预防血栓，出血的不良反应高于华法林
    B. 绝对生物利用度约为 50%
    C. 生物转化的主要位点是 3 - 哌啶酮基的 O - 脱甲基或羟基化
    D. 是转运蛋白 P - gp 及乳腺癌耐药蛋白（BCRP）的底物
    E. 用于接受过髋部或膝部置换手术患者的血栓预防

13. 对药物利伐沙班的表述不正确的是
    A. 与磺达肝素钠的本质区别在于利伐沙班需要抗凝血酶III参与
    B. 进食对 AUC 或 C_{max} 无明显影响
    C. 吸收迅速，T_{max} 为 2~4 小时
    D. 吗啉酮部分的氧化降解和酰胺键的水解是主要的生物转化部位
    E. 临床用于择期髋关节或膝关节置换手术成年患者，以预防静脉血栓

（VTE）形成

14. 对于氯吡格雷的说法，不正确的是
    A. 有一个手性碳原子，为 S - 构型
    B. 本品体外无活性，为前药
    C. 口服后经 CYP450 酶系转化，再经水解形成噻吩环开环的活性代谢物
    D. 主要由肾脏代谢，血中主要代谢物是其羧酸盐衍生物
    E. 临床主要用于预防缺血性脑卒中、心肌梗死及外周血管病等

15. 下列对于替罗非班的说法，不正确的是
    A. 推荐剂量静脉给药时，在 30 分钟后本品对血小板聚集的抑制率可达 90%
    B. 抑制血小板介导的血栓形成并延长出血时间
    C. 可减少急性冠脉综合征和冠脉内介入治疗后冠心病事件的发生率，改善患者症状和预后
    D. 能够与糖蛋白 GPIIb/IIIa 受体结合，竞争性地阻断纤维蛋白原及血管性血友病因子与血小板受体的结合
    E. 停用替罗非班后，血小板的聚集功能不可恢复，为不可逆性抑制

16. 血管紧张素转换酶（ACE）抑制药卡托普利的化学结构是

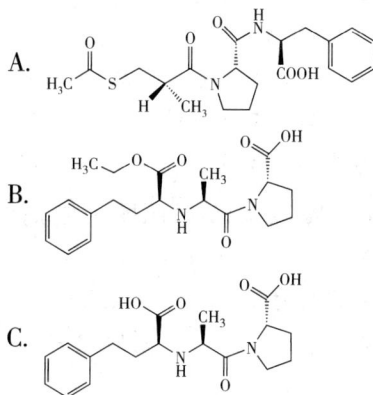

D.

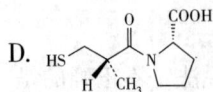

E.

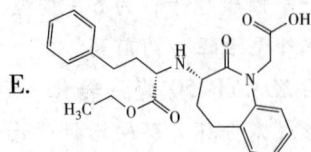

17. 属于钾通道阻滞药的抗心律失常药是
    A. 利多卡因　　　　B. 盐酸胺碘酮
    C. 普罗帕酮　　　　D. 奎尼丁
    E. 普萘洛尔

18. 与依那普利不相符的叙述是
    A. 可与其他利尿药合用
    B. 可治疗高血压
    C. 结构中含有 3 个手性中心
    D. 结构中含有 2 个手性中心
    E. 依那普利为前药，体内水解代谢为
       依那普利拉而生效

19. 含有膦酰基的 ACE 抑制剂代表药是
    A. 卡托普利　　　　B. 依那普利
    C. 福辛普利　　　　D. 赖诺普利
    E. 缬沙坦

20. 不含有脯氨酸结构的 ACE 抑制剂是
    A. 卡托普利　　　　B. 依那普利
    C. 贝那普利　　　　D. 赖诺普利
    E. 缬沙坦

21. 厄贝沙坦属于
    A. 血管紧张素Ⅱ受体拮抗药
    B. α_1 受体拮抗药
    C. 羟甲戊二酰辅酶 A 还原酶抑制药
    D. 磷酸二酯酶抑制剂
    E. 钙通道阻滞药

22. 属于 HMG - CoA 还原酶抑制剂的药
    物是
    A. 氟伐他汀钠　　　B. 卡托普利
    C. 氨力农　　　　　D. 乙胺嘧啶
    E. 普萘洛尔

23. 阿托伐他汀主要用于治疗
    A. 高三酰甘油血症
    B. 高胆固醇血症
    C. 高磷脂血症
    D. 慢性心力衰竭
    E. 室性心动过速

24. 含有 3,5 - 二羟基羧酸和吲哚环的第一
    个全合成他汀类调血脂药物是
    A. 辛伐他汀　　　　B. 氟伐他汀
    C. 普伐他汀　　　　D. 西立伐他汀
    E. 阿托伐他汀

25. 他汀类药物的特征不良反应是
    A. 干咳　　　　　　B. 溶血
    C. 皮疹　　　　　　D. 横纹肌溶解
    E. 血管神经性水肿

26. 属于延长动作电位时程的抗心律失常
    药的是
    A. 盐酸胺碘酮　　　B. 美西律
    C. 维拉帕米　　　　D. 硝苯地平
    E. 普萘洛尔

27. 是天然的他汀类药物，分子中存在内
    酯结构，体外无 HMG - CoA 还原酶抑
    制作用，水解开环后有 3,5 - 二羟基羧
    酸的是

A.

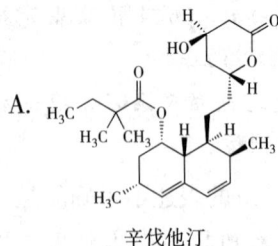

辛伐他汀

B.

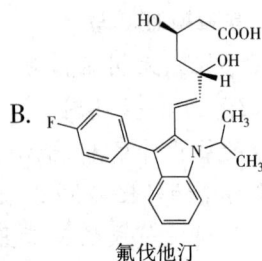

氟伐他汀

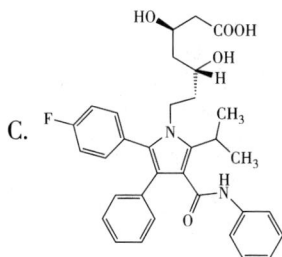
阿托伐他汀

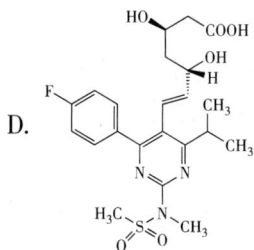
瑞舒伐他汀

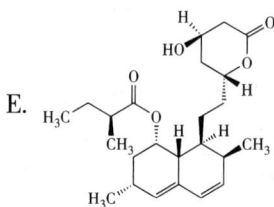
洛伐他汀

二、配伍选择题

[1-4]

    A. 血管紧张素转换酶

    B. β肾上腺素受体

    C. 羟甲戊二酰辅酶A还原酶

    D. 钙离子通道

    E. 钾离子通道

1. 普萘洛尔的作用靶点是

2. 洛伐他汀的作用靶点是

3. 卡托普利的作用靶点是

4. 氨氯地平的作用靶点是

[5-6]

    A. 赖诺普利

    B. 福辛普利

    C. 马来酸依那普利

    D. 卡托普利

    E. 雷米普利

5. 含两个羧基的非前药 ACE 抑制剂是

6. 含可致味觉障碍副作用巯基的 ACE 抑制剂是

[7-8]

    A. 达比加群酯

    B. 华法林

    C. 噻氯匹定

    D. 维生素 K

    E. 链激酶

上述药物中按作用机制分类，其中

7. 属于香豆素类抗凝药的是

8. 属于二磷酸腺苷受体拮抗药的是

[9-10]

    A. 血管舒张因子

    B. 钙通道阻滞药

    C. β_1 受体拮抗药

    D. β 受体激动药

    E. 钾通道阻滞药

9. 非洛地平为

10. 倍他洛尔为

[11-12]

    A. 普伐他汀

    B. 辛伐他汀

    C. 阿托伐他汀钙

    D. 瑞舒伐他汀钠

    E. 氟伐他汀钠

11. 用吡咯环替代洛伐他汀分子中双环的是

12. 用吲哚环替代洛伐他汀分子中双环的是

[13-15]

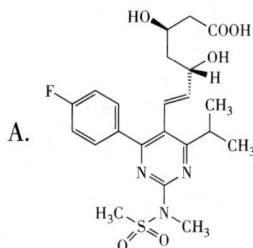
A.

B.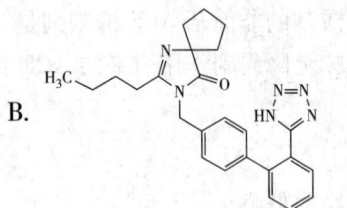

C.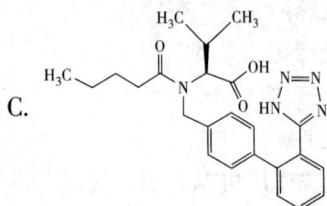

D.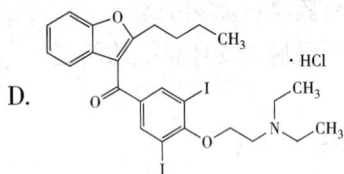

E.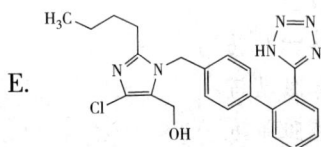

13. 缬沙坦的化学结构是
14. 厄贝沙坦的化学结构是
15. 瑞舒伐他汀的化学结构是

［16－19］

A.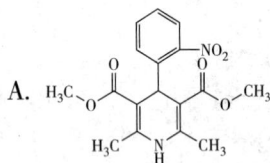

B.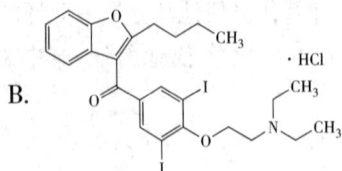

C.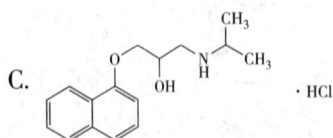

D.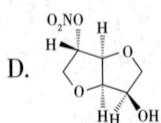

E.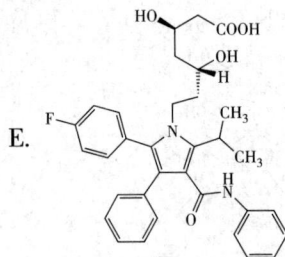

16. 盐酸胺碘酮的化学结构是
17. 盐酸普萘洛尔的化学结构是
18. 单硝酸异山梨酯的化学结构是
19. 硝苯地平的化学结构是

三、多项选择题

1. 属于 β 受体拮抗药的是
   A. 哌唑嗪　　　　　B. 普萘洛尔
   C. 拉贝洛尔　　　　D. 比索洛尔
   E. 特拉唑嗪

2. 符合盐酸维拉帕米的特点的是
   A. 结构中含有硝基
   B. 结构中含有氰基
   C. 芳烷基胺类的药物
   D. 右旋体比左旋体的作用强
   E. 外消旋体

3. 下列属于抗血栓药的是
   A. 香豆素类
   B. 凝血酶抑制药
   C. 凝血因子 X_a 抑制药
   D. 血小板二磷酸腺苷受体拮抗药
   E. 血小板糖蛋白 GP II_b/III_a 受体拮抗药

4. 下列叙述中与地尔硫草相符的是
   A. 属于苯硫氮草类钙通道阻滞药
   B. 分子结构中有两个手性碳原子，临床使用（2S，3S）-异构体
   C. 属于芳烷基胺类钙通道阻滞药
   D. 体内主要代谢途径为脱乙酰基、N-脱甲基和 O-脱甲基
   E. 临床用于治疗冠心病中各型心绞痛，也有减缓心率的作用

5. 可使华法林钠代谢减慢、半衰期延长的药物有
   A. 奥美拉唑　　　　B. 甲硝唑
   C. 氯霉素　　　　　D. 西咪替丁
   E. 选择性 5－羟色胺再摄取抑制药

6. 血小板二磷酸腺苷受体拮抗药包括
   A. 氯吡格雷　　　　B. 噻氯匹定
   C. 普拉格雷　　　　D. 坎格雷洛
   E. 替卡格雷

7. 糖蛋白 GP II_b/III_a 受体拮抗药包括
   A. 阿昔单抗　　　　B. 依替巴肽
   C. 达比加群酯　　　D. 替罗非班
   E. 醋硝香豆素

8. 替罗非班临床应用于
   A. 急性冠脉综合征
   B. 不稳定型心绞痛
   C. 非 Q 波心肌梗死
   D. 急性心肌梗死
   E. 急性缺血性心脏猝死

9. 临床常用的调节血脂药包括

   A. ACE 抑制剂
   B. 羟甲戊二酰辅酶 A 还原酶抑制药
   C. 苯氧乙酸类
   D. 血管紧张素 II 受体拮抗药
   E. 二氢吡啶类

10. 用于抗心绞痛的硝酸酯类药物有
    A. 维拉帕米　　　　B. 普萘洛尔
    C. 硝酸异山梨酯　　D. 硝酸甘油
    E. 氯沙坦

11. 他汀类药物中，属于天然的及半合成改造的药物有
    A. 洛伐他汀　　　　B. 辛伐他汀
    C. 阿托伐他汀钙　　D. 普伐他汀
    E. 氟伐他汀钠

12. 他汀类药物中，属于人工全合成的药物有
    A. 洛伐他汀　　　　B. 辛伐他汀
    C. 阿托伐他汀钙　　D. 瑞舒伐他汀钠
    E. 氟伐他汀钠

第六节　内分泌系统疾病用药

一、最佳选择题

1. 甲睾酮的化学结构是

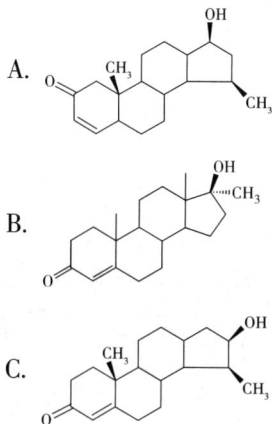

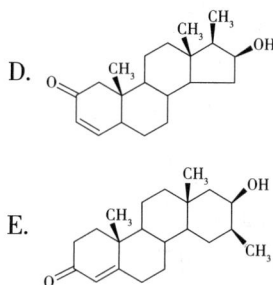

A.

B.

C.

D.

E.

2. 经肝脏代谢直接生成骨化三醇的药物是
   A. 维生素 D_2　　　B. 麦角骨化醇
   C. 阿法骨化醇　　　D. 胆骨化醇
   E. 维生素 D_3

3. 母核属于雄甾烷的蛋白同化激素药物是
   A. 甲睾酮　　　　　B. 雌二醇

C. 达那唑　　　　D. 丙酸睾酮

E. 苯丙酸诺龙

4. 为取代苯甲酸衍生物，分子中含有一个手性碳，S-异构体的活性大于R-异构体，在体内代谢迅速，作为餐时血糖调节剂的降血糖药是

A.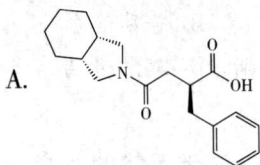

米格列奈

B.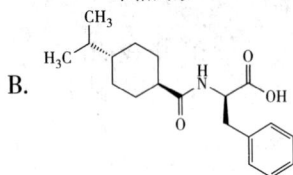

那格列奈

C.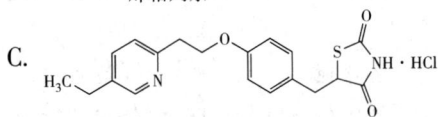

盐酸吡格列酮

D.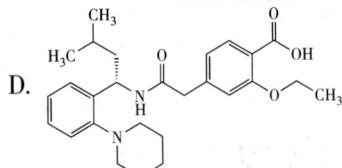

瑞格列奈

E.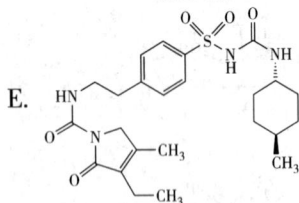

格列美脲

5. 苯丙酸诺龙的化学结构是

A.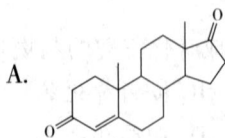

B.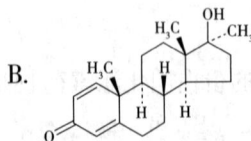

C.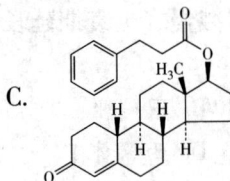

D.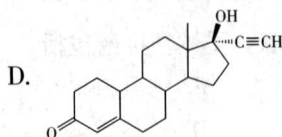

E.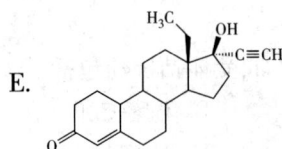

6. 属于嘧啶二酮衍生物的DPP-4抑制药为

A.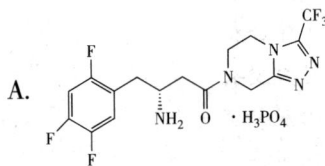

磷酸西格列汀

B.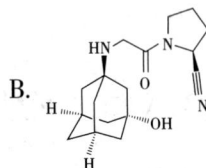

维格列汀

C.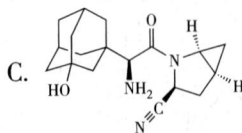

沙格列汀

D.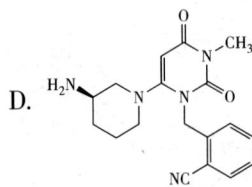

阿格列汀

E. 利格列汀结构

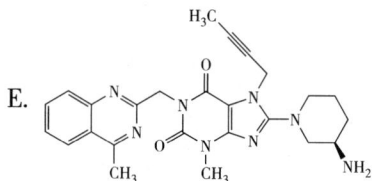

利格列汀

7. 格列本脲临床用于治疗
A. 水肿
B. 高血压
C. 1型糖尿病
D. 非胰岛素依赖型糖尿病
E. 癫痫病

8. 患者男，70岁，患骨质疏松症，应首选的治疗药物是
A. 乳酸钙　　B. 骨化三醇
C. 雷洛昔芬　　D. 利塞膦酸钠
E. 维生素 D_3

9. 下列药物结构中具有氨基酸基本结构的是
A. 瑞格列奈　　B. 那格列奈
C. 米格列奈　　D. 吡格列酮
E. 格列喹酮

10. 维生素 D_3 转化需要的 α-羟化酶存在于
A. 肝脏　　B. 肾脏
C. 脾脏　　D. 肺
E. 小肠

11. 在睾酮的17α位引入甲基而得到甲睾酮，其主要目的是
A. 可以口服
B. 增强雄激素的作用
C. 增强蛋白同化的作用
D. 增强脂溶性，使作用时间延长
E. 降低雄激素的作用

12. 属于 α-葡萄糖苷酶抑制剂的是
A. 阿卡波糖　　B. 葡萄糖
C. 格列吡嗪　　D. 吡格列酮
E. 胰岛素

13. 具有促进钙、磷吸收的药物是
A. 葡萄糖酸钙　　B. 阿仑膦酸钠
C. 雷洛昔芬　　D. 骨化三醇
E. 维生素 A

14. 含有黄嘌呤结构的药物是
A. 维格列汀　　B. 沙格列汀
C. 阿格列汀　　D. 利格列汀
E. 西格列汀

15. 泼尼松龙属于
A. 雌激素类药物
B. 孕激素类药物
C. 蛋白同化激素类药物
D. 糖皮质激素类药物
E. 雄激素类药物

16. 结构中含有两个氟原子的是
A. 氧氟沙星　　B. 盐酸洛美沙星
C. 环丙沙星　　D. 诺氟沙星
E. 芦氟沙星

17. 关于阿仑膦酸钠的服药方法，下列说法正确的是
A. 患者应在清晨、空腹时服药
B. 患者应在早餐前至少30分钟服药
C. 应用足量的水（至少200ml）整片吞服
D. 身体保持立位（站立或端坐）30～60分钟
E. 服药前后30分钟内不宜进食、饮用高钙浓度饮料及服用其他药物

二、配伍选择题
[1-2]
A. 瑞格列奈　　B. 格列本脲
C. 罗格列酮　　D. 二甲双胍
E. 阿卡波糖

1. 属于非磺酰脲类促胰岛素分泌药的是
2. 属于非噻唑烷二酮类胰岛素增敏药的是

[3-4]

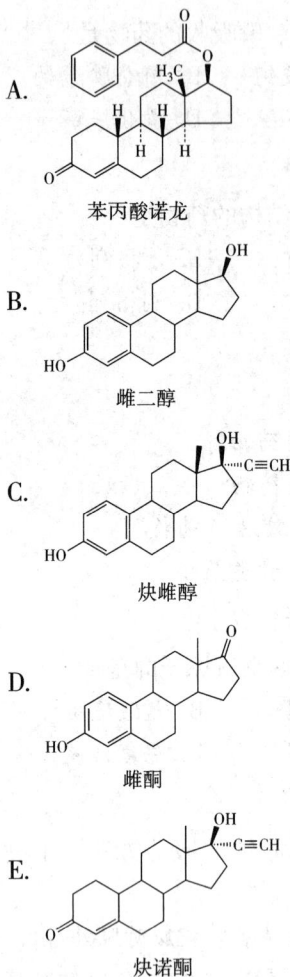

A. 苯丙酸诺龙

B. 雌二醇

C. 炔雌醇

D. 雌酮

E. 炔诺酮

3. 结构为去甲睾酮的衍生物，具有孕激素样作用的药物是

4. 结构为去甲睾酮的衍生物，具有蛋白同化激素样作用的药物是

[5-7]

 A. 己烯雌酚

 B. 雄烯二酮

 C. 雌二醇

 D. 黄体酮

 E. 达那唑

5. 属于雄甾烷类的药物是

6. 属于雌甾烷类的药物是

7. 属于孕甾烷类的药物是

[8-10]

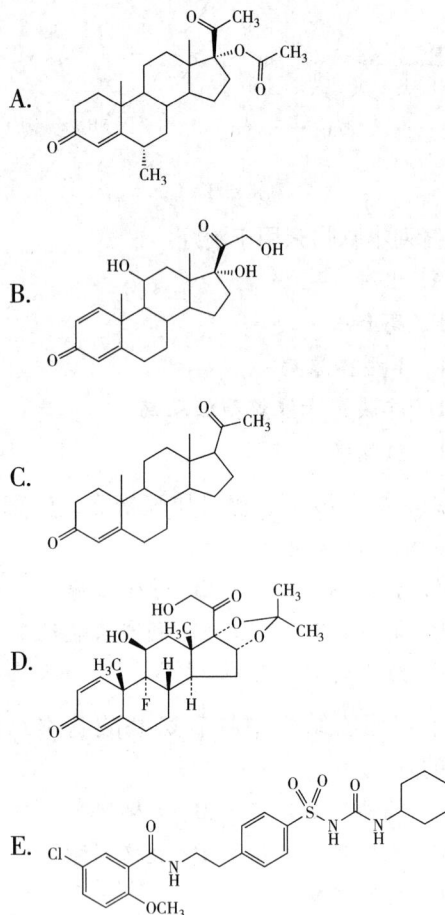

8. 氢化泼尼松的化学结构是

9. 曲安奈德的化学结构是

10. 格列本脲的化学结构是

三、综合分析选择题

[1-2]

 磺酰脲类促胰岛素分泌药具有苯磺酰脲的基本结构，不同药物的苯环上及脲基末端带有不同的取代基。这些取代基导致药物的作用强度及持续时间存在差别。磺

酰脲类基本结构如下：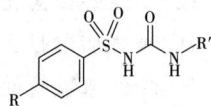

1. 磺酰脲类降糖药的作用机制为

 A. 促进胰岛素分泌

 B. 增加胰岛素敏感性

C. 抑制 α – 葡萄糖苷酶

D. 抑制醛糖还原酶

E. 减少葡萄糖的生成

2. 不含磺酰脲结构，但具有促进胰岛素分泌作用的药物是

A. 二甲双胍　　　　B. 罗格列酮

C. 阿卡波糖　　　　D. 那格列奈

E. 胰岛素

四、多项选择题

1. 无 19 位甲基的甾体药物有

A. 黄体酮　　　　　B. 甲睾酮

C. 左炔诺孕酮　　　D. 炔雌醇

E. 炔诺酮

2. 属于磺酰脲类的降血糖药物有

A. 格列齐特　　　　B. 格列吡嗪

C. 瑞格列奈　　　　D. 格列美脲

E. 氟尿嘧啶

3. 下列可以用于骨质疏松治疗的药物有

A. 依替膦酸二钠　　B. 阿仑膦酸钠

C. 阿法骨化醇　　　D. 维生素 D_3

E. 骨化三醇

第七节　抗感染药

一、最佳选择题

1. 体外无活性，但体内活性非常强，治疗深部真菌感染首选的药物为

A. 噻康唑　　　　　B. 咪康唑

C. 氟康唑　　　　　D. 伊曲康唑

E. 泊沙康唑

2. 化学结构如下的药物，主要临床用途为

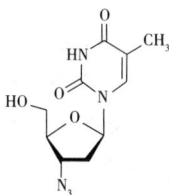

A. 治疗艾滋病

B. 治疗上呼吸道病毒感染

C. 治疗疱疹病毒性角膜炎

D. 治疗深部真菌感染

E. 治疗滴虫性阴道炎

3. 引起青霉素过敏的主要原因是

A. 青霉素本身为过敏源

B. 合成、生产过程中引入了杂质青霉噻唑等高聚物

C. 青霉素与其他药物发生反应

D. 青霉素的水解物

E. 青霉素的侧链部分结构所致

4. 为喷昔洛韦前体药物的是

A. 阿昔洛韦　　　　B. 泛昔洛韦

C. 更昔洛韦　　　　D. 喷昔洛韦

E. 伐昔洛韦

5. 氨苄西林或阿莫西林的注射溶液，不能和磷酸盐类药物配伍使用，是因为

A. 发生 β – 内酰胺开环，生成青霉酸

B. 发生 β – 内酰胺开环，生成青霉醛酸

C. 发生 β – 内酰胺开环，生成青霉醛

D. 发生 β – 内酰胺开环，生成 2,5 – 吡嗪二酮

E. 发生 β – 内酰胺开环，生成聚合产物

6. 具有神经氨酸酶抑制作用的抗流感病毒药物是

A. 阿昔洛韦　　　　B. 拉米夫定

C. 依非韦仑　　　　D. 奥司他韦

E. 沙奎那韦

7. 喹诺酮类药物影响儿童对钙离子吸收的结构因素是

A. 1 位上的脂肪烃基

B. 6 位的氟原子

C. 3 位的羧基和 4 位的羰基

D. 7 位的脂肪杂环

E. 1 位氮原子

8. 不属于核苷类的抗病毒药有

A.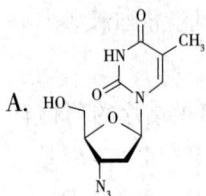

B.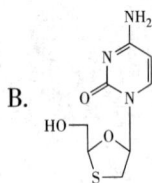

C.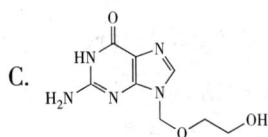

D.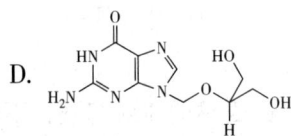

E.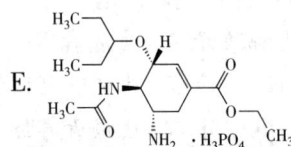

9. 属于更昔洛韦侧链上的氧原子被生物电子等排体碳原子取代所得的药物是

A. 阿昔洛韦　　　　B. 更昔洛韦

C. 喷昔洛韦　　　　D. 奥司他韦

E. 泛昔洛韦

10. 具有抗铜绿假单胞菌作用的药物是

A.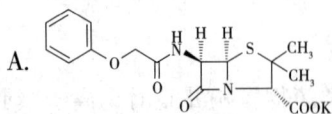

B.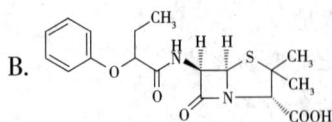

C.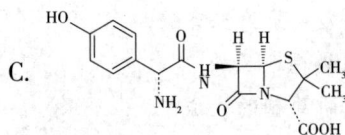

D.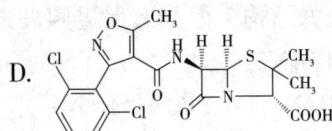

E.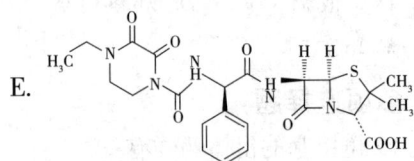

11. 口服后可以通过血-脑屏障进入脑脊液的三氮唑类抗真菌药是

A. 酮康唑　　　　　B. 氟康唑

C. 硝酸咪康唑　　　D. 特比萘芬

E. 制霉菌素

12. 氨曲南含有哪个基团

A. N 原子上连有磺酸基团

B. N 原子上连有磷酸基团

C. C-2 位上连有羧基

D. 含有嘧啶基团

E. C-3 位上连有羧基

13. 甲氧苄啶的作用机制为

A. 抑制二氢叶酸合成酶

B. 抑制二氢叶酸还原酶

C. 抗代谢作用

D. 掺入 DNA 的合成

E. 抑制 β-内酰胺酶

14. 磺胺甲噁唑和甲氧苄啶的作用机制为

A. 两者都作用于二氢叶酸合成酶

B. 两者都作用于二氢叶酸还原酶

C. 前者作用于二氢叶酸合成酶，后者作用于二氢叶酸还原酶

D. 前者作用于二氢叶酸还原酶，后者作用于二氢叶酸合成酶

E. 两者都干扰细菌对叶酸的摄取

15. 氟康唑的化学结构类型属于

A. 吡唑类   B. 咪唑类

C. 三氮唑类   D. 四氮唑类

E. 丙烯胺类

16. 盐酸左氧氟沙星的化学结构是

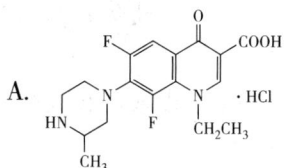

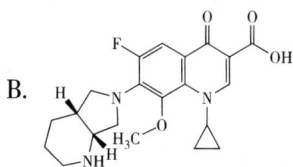

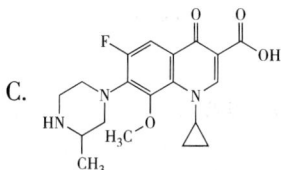

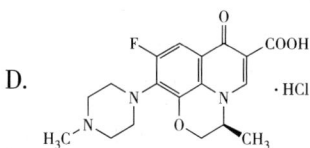

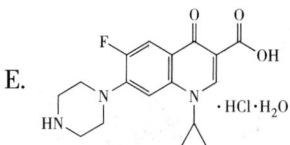

A.

B.

C.

D.

E.

17. 和氧氟沙星相比，左氧氟沙星不具有下列哪个特点

A. 活性是氧氟沙星的 2 倍

B. 毒副作用小

C. 具有旋光性，溶液中呈左旋

D. 水溶性为氧氟沙星的 8 倍，更易制成注射剂

E. 不易与钙、镁、铁、锌等形成螯合物利于老人和儿童使用

18. 含手性中心，左旋体活性大于右旋体的药物是

A. 磺胺甲噁唑   B. 诺氟沙星

C. 环丙沙星   D. 左氧氟沙星

E. 吡嗪酰胺

19. 青霉素 G 化学结构中有 3 个手性碳原子，它们的绝对构型是

A. $2R,5R,6R$ B. $2S,5S,6S$

C. $2S,5R,6R$ D. $2S,5S,6R$

E. $2S,5R,6S$

20. 含有三氮唑结构，为青霉烷砜另一个不可逆 β - 内酰胺酶抑制药的是

A. 舒巴坦   B. 他唑巴坦

C. 克拉维酸   D. 亚胺培南

E. 万古霉素

21. 具有以下化学结构的药物是

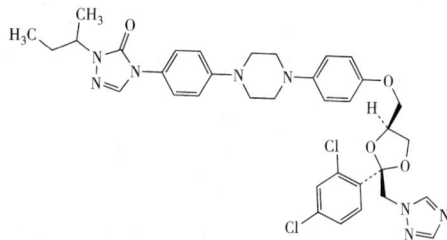

A. 伊曲康唑   B. 酮康唑

C. 克霉唑   D. 特比萘芬

E. 氟康唑

22. 下列哪项药物属于开环核苷类抗病毒药

A. 利巴韦林   B. 阿昔洛韦

C. 齐多夫定   D. 奥司他韦

E. 金刚烷胺

23. 又名三氮唑核苷，为广谱抗病毒药的是

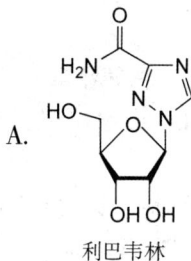

A.

利巴韦林

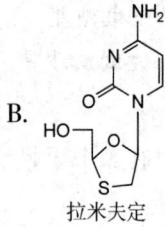

B.

拉米夫定

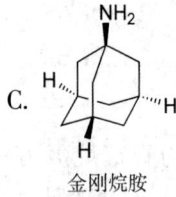

C.

金刚烷胺

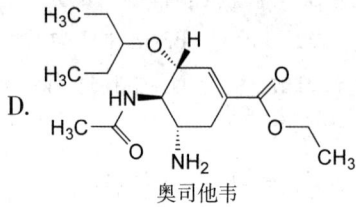

D.

奥司他韦

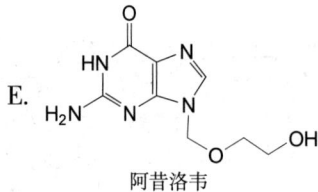

E.

阿昔洛韦

24. 关于阿莫西林的叙述，错误的是

   A. 口服迅速吸收

   B. 血浆蛋白结合率为17%~20%

   C. 半衰期为2~3小时

   D. 75%~90%可自胃肠道吸收

   E. 在多数组织和体液中分布良好

25. 阿昔洛韦的前药是

   A. 阿德福韦酯   B. 伐昔洛韦

   C. 喷昔洛韦   D. 更昔洛韦

   E. 泛昔洛韦

二、配伍选择题

[1-2]

   A. 头孢唑林   B. 头孢哌酮

   C. 头孢羟氨苄   D. 头孢噻吩

   E. 头孢噻肟

1. 3位甲基上连有5-甲基-2-巯基-1,
   3,4-噻二唑的头孢菌素类药物是

2. 3位甲基上具有巯基杂环取代的头孢菌
   素类药物是

[3-4]

   A. 磺苄西林   B. 羧苄西林

   C. 甲硝唑   D. 呋喃妥因

   E. 替硝唑

3. 将氨苄西林分子氨基以羧基替代得到的
   药物是

4. 将氨苄西林分子氨基以磺酸基替代得到
   的药物是

[5-6]

   A. 含青霉烷砜结构的药物

   B. 含氧青霉烷结构的药物

   C. 含碳青霉烯结构的药物

   D. 含环丙基结构的药物

   E. 含内酯环结构的药物

5. 克拉维酸为

6. 加替沙星为

[7-9]

   A. 氨苄西林   B. 舒巴坦

   C. 头孢氨苄   D. 亚胺培南

   E. 氨曲南

7. 属于不可逆竞争性β-内酰胺酶抑制药
   的是

8. 属于青霉素类抗生素的是

9. 属于单环β-内酰胺类抗生素的是

[10-13]

A.

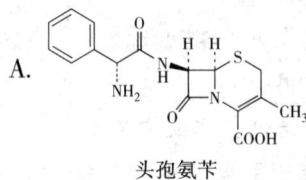

头孢氨苄

B.

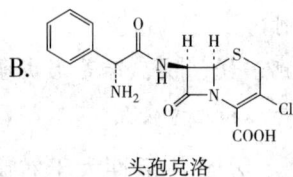

头孢克洛

C.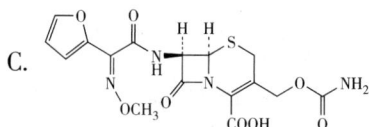

头孢呋辛

D.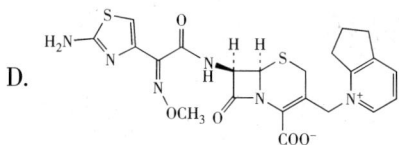

头孢匹罗

E.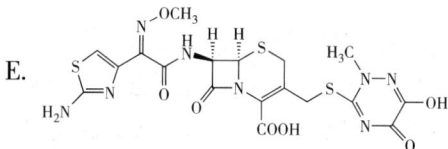

头孢曲松

10. C3 位为氯原子，亲脂性强，口服吸收好的药物是

11. C3 位含有酸性较强的杂环，可通过血－脑屏障，用于脑部感染治疗的药物是

12. C3 位含有季铵基团，能迅速穿透细菌细胞壁的药物是

13. C3 位含有氨基甲酸酯基团的药物是

[14-17]

　　A. 丙磺舒　　　　B. 克拉维酸
　　C. 舒巴坦　　　　D. 他唑巴坦
　　E. 甲氧苄啶

14. 天然来源的 β－内酰胺酶抑制剂，临床上常与阿莫西林组成复方制剂的药物是

15. 因口服吸收差，可与氨苄西林以 1：1 的形式以次甲基相连，得到舒他西林的药物是

16. 与青霉素合用，可降低青霉素的排泄速度，从而增强青霉素抗菌活性的药物是

17. 本身具有广谱抗菌作用，与磺胺类药物合用可显著增强抗菌作用的药物是

[18-19]

　　A. 氨曲南　　　　B. 克拉维酸
　　C. 哌拉西林　　　D. 亚胺培南

　　E. 舒巴坦

18. 属于青霉烷砜类抗生素的是

19. 属于碳青霉烯类抗生素的是

三、多项选择题

1. 含有四氢噻唑环的药物有
　　A. 氨苄西林　　　　B. 阿莫西林
　　C. 头孢哌酮　　　　D. 头孢克洛
　　E. 哌拉西林

2. 广谱的 β－内酰胺类抗生素有
　　A. 甲氧苄啶　　　　B. 氨苄西林
　　C. 阿莫西林　　　　D. 头孢羟氨苄
　　E. 头孢克洛

3. 含有甲基四氮唑结构的药物有
　　A. 头孢美唑
　　B. 头孢呋辛
　　C. 头孢唑林
　　D. 头孢克洛
　　E. 头孢哌酮

4. 属于非核苷类抗病毒药的是

A.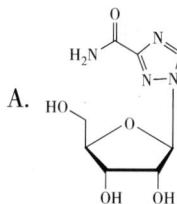

利巴韦林

B.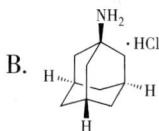

盐酸金刚烷胺

C.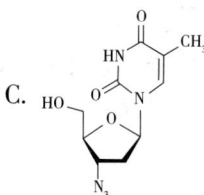

齐多夫定

D.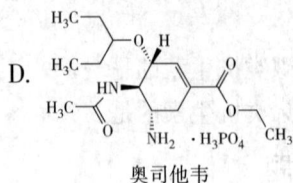

奥司他韦

E.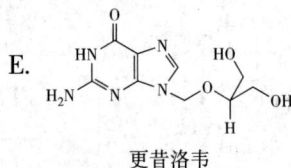

更昔洛韦

第八节　抗肿瘤药

一、最佳选择题

1. 昂丹司琼具有的特点为
   A. 有两个手性碳原子，(R,S)-异构体的活性较大
   B. 有两个手性碳原子，(R,R)-异构体的活性较大
   C. 有一个手性碳原子，两个对映体的活性一样大
   D. 有一个手性碳原子，S-异构体的活性较大
   E. 有一个手性碳原子，R-异构体的活性较大

2. 甲氨蝶呤中毒时可使用亚叶酸钙进行解救，其目的是提供
   A. 二氢叶酸　　　　B. 叶酸
   C. 四氢叶酸　　　　D. 谷氨酸
   E. 蝶呤酸

3. 属于嘌呤类抗肿瘤药是
   A. 米托蒽醌　　　　B. 紫杉醇
   C. 巯嘌呤　　　　　D. 卡铂
   E. 甲氨蝶呤

4. 具有以下结构的化合物，与哪个药物性质及作用机制相同

   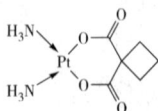

   A. 顺铂　　　　　　B. 卡莫司汀
   C. 氟尿嘧啶　　　　D. 多柔比星
   E. 紫杉醇

5. 对喜树碱进行结构修饰得到的水溶性前药是

   A. 羟基喜树碱　　　B. 氟尿嘧啶
   C. 环磷酰胺　　　　D. 盐酸伊立替康
   E. 依托泊苷

6. 环磷酰胺的结构类型是
   A. 氮芥类　　　　　B. 乙撑亚胺类
   C. 甲磺酸酯类　　　D. 多元卤醇类
   E. 亚硝基脲类

7. 下列不符合多柔比星特点的是
   A. 属于蒽环糖苷抗生素
   B. 易通过细胞膜
   C. 为橘红色针状结晶
   D. 在碱性条件下不稳定
   E. 是治疗慢性淋巴细胞性白血病首选

8. 下列作用于多个激酶靶点的抗肿瘤药物是
   A. 甲磺酸伊马替尼
   B. 吉非替尼
   C. 厄洛替尼
   D. 索拉非尼
   E. 硼替佐米

9. 属于酪氨酸激酶抑制剂的抗肿瘤药物是
   A. 多西他赛　　　　B. 氟他胺
   C. 伊马替尼　　　　D. 依托泊苷
   E. 羟基喜树碱

二、配伍选择题

[1-3]
   A. 来曲唑　　　　　B. 依托泊苷
   C. 卡莫氟　　　　　D. 紫杉醇
   E. 顺铂

1. 作用于纺锤体的抗肿瘤药物为

2. 作用于芳构酶的抗肿瘤药物为

3. 作用于 DNA 拓扑异构酶Ⅱ的抗肿瘤药物为

[4-6]

    A. 甲氨蝶呤　　　　B. 巯嘌呤

    C. 吉西他滨　　　　D. 长春瑞滨

    E. 去氧氟尿苷

4. 属于胞嘧啶类抗代谢药的是

5. 属于嘌呤类抗代谢药的是

6. 属于叶酸类抗代谢药的是

[7-8]

    A. 盐酸昂丹司琼　　B. 格拉司琼

    C. 盐酸托烷司琼　　D. 帕洛诺司琼

    E. 阿扎司琼

7. 含有咪唑结构的 5 - HT_3 受体拮抗药是

8. 含有吲哚羧酸酯结构的 5 - HT_3 受体拮抗药是

三、多项选择题

1. 属于 5 - HT_3 受体拮抗药的有

    A. 格拉司琼

    B. 甲氧氯普胺

    C. 盐酸托烷司琼

    D. 多潘立酮

    E. 盐酸昂丹司琼

2. 下列属于酪氨酸激酶抑制剂的有

    A. 吉非替尼　　　　B. 索拉非尼

    C. 克唑替尼　　　　D. 埃克替尼

    E. 甲磺酸伊马替尼

第四章　口服制剂与临床应用

第一节　口服固体制剂

一、最佳选择题

1. 可作片剂崩解剂使用的辅料是
   - A. CMC－Na
   - B. CMS－Na
   - C. PEG4000
   - D. HPC
   - E. PVP

2. 下列选项中属于胃溶型薄膜衣材料的是
   - A. 丙烯酸树脂Ⅱ类
   - B. 丙烯酸树脂Ⅲ类
   - C. EC
   - D. HPMCP
   - E. HPMC

3. 包衣的目的不包括
   - A. 掩盖苦味
   - B. 防潮
   - C. 加快药物的溶出速度
   - D. 防止药物的配伍变化
   - E. 改善片剂的外观

4. 在进行脆碎度检查时，片剂的减失重量不得超过
   - A. 0.1%
   - B. 0.5%
   - C. 1%
   - D. 1.5%
   - E. 2%

5. 不作为薄膜包衣材料使用的是
   - A. 硬脂酸镁
   - B. 羟丙基纤维素
   - C. 羟丙基甲基纤维素
   - D. 聚乙烯吡咯烷酮
   - E. 乙基纤维素

6. 下列不用作润滑剂的是
   - A. 硬脂酸钠
   - B. 滑石粉
   - C. 微粉硅胶
   - D. 硬脂酸镁
   - E. 氢化植物油

7. 下列辅料中，属于甜味剂的是
   - A. 聚乙烯醇
   - B. 聚维酮
   - C. 香精
   - D. 淀粉
   - E. 阿司帕坦

8. 下列关于软胶囊和硬胶囊的说法，错误的是
   - A. 吸湿性强的药物不宜制成硬胶囊剂
   - B. 明胶是空胶囊的主要材料
   - C. 软胶囊只适用于液体药物
   - D. 可以掩盖药物的不良臭味
   - E. 可以提高药物的稳定性

9. 下列辅料中，可作为肠溶型包衣材料的是
   - A. HPMCP
   - B. HPC
   - C. HPMC
   - D. PVA
   - E. PVP

10. 关于散剂特点的说法，错误的是
    - A. 粒径小、比表面积大
    - B. 易分散、起效快
    - C. 尤其适宜对湿敏感的药物
    - D. 包装贮存、运输、携带较方便
    - E. 便于婴幼儿、老人服用

11. 常用的片剂填充剂是
    - A. 羧甲基淀粉钠
    - B. 羧甲基纤维素钠
    - C. 淀粉
    - D. 乙基纤维素
    - E. 交联聚乙烯吡咯烷酮

12. 肠溶衣片要求在盐酸溶液中一定时限内不得有裂缝、崩解或软化现象，该时限要求为
    A. 15 分钟内　　　B. 30 分钟内
    C. 45 分钟内　　　D. 1 小时内
    E. 2 小时内

13. 下列适合制成胶囊剂的药物是
    A. 易风化的药物
    B. 强吸湿性的药物
    C. 药物的稀醇水溶液
    D. 具有臭味的药物
    E. 油性药物的乳状液

14. 胶囊剂不检查的项目是
    A. 装量差异　　　B. 崩解时限
    C. 硬度　　　　　D. 水分
    E. 外观

15. 下列选项中不属于地西泮膜剂临床适应证的是
    A. 失眠，尤对焦虑性失眠疗效极佳
    B. 严重慢性阻塞性肺部病变和急性或隐性闭角型青光眼患者
    C. 各种原因引起的惊厥
    D. 偏头痛、肌紧张性头痛、呃逆、炎症引起的反射性肌肉痉挛
    E. 家族性、老年性和特发性震颤

16. 关于口服膜剂定义与特点的表述，错误的是
    A. 是供口服给药的膜剂品种，主要经胃肠道吸收
    B. 指药物溶解或均匀分散于成膜材料中加工成的薄膜制剂
    C. 膜剂的生产工艺较复杂，成膜材料用量较多
    D. 根据需要可以制备不同释药速度的膜剂，有速释膜剂和缓释、恒释膜剂之分
    E. 膜剂药物吸收快，体积小，质量轻，应用、携带及运输方便

17. 有关分散片的叙述，错误的是
    A. 分散片中的药物应是难溶性的
    B. 不适用于毒副作用较大、安全系数较低的药物
    C. 易溶于水的药物不能应用
    D. 分散片可加水分散后口服，但不能含于口中吮服或吞服
    E. 生产成本低，适合于老、幼和吞服困难患者

18. 常用的生物溶蚀性骨架材料是
    A. 羟丙基甲基纤维素
    B. 单硬脂酸甘油酯
    C. 大豆磷脂
    D. 无毒聚氯乙烯
    E. 乙基纤维素

19. 常用的亲水性凝胶骨架材料为
    A. 羟丙基甲基纤维素
    B. 聚乙烯
    C. 硅橡胶
    D. 蜡类
    E. 乙基纤维素

20. 下列关于滴丸剂的概念，正确的是
    A. 系指固体或液体药物与适宜的基质加热熔融混匀，再滴入不相混溶、互不作用的冷凝介质中制成的球形或类球形制剂
    B. 系指液体药物与适当物质溶解混匀后，滴入不相混溶的冷凝液中，收缩冷凝而制成的小丸状制剂
    C. 系指固体或液体药物与适当物质加热熔化混匀后，混溶于冷凝液中，收缩冷凝而制成的小丸状制剂
    D. 系指固体或液体药物与适当物质加热熔化混匀后，滴入溶剂中，收缩而制成的小丸状制剂
    E. 系指固体药物与适当物质加热熔化

混匀后，滴入不相混溶的冷凝液中，收缩冷凝而制成的小丸状制剂

21. 下列关于滴丸剂特点的描述，不正确的是
   A. 设备简单、操作方便、工艺周期短、生产率高
   B. 工艺条件不易控制
   C. 基质容纳液态药物的量大，故可使液态药物固形化
   D. 用固体分散技术制备的滴丸具有吸收迅速、生物利用度高的特点
   E. 发展了耳、眼科用药的新剂型

22. 属于滴丸水溶性基质的是
   A. 甘油明胶
   B. 虫蜡
   C. 羧甲基纤维素钠
   D. 聚乳酸
   E. 聚丙烯酸钠

23. 属于滴丸脂溶性基质的是
   A. 明胶
   B. 硬脂酸
   C. 泊洛沙姆
   D. 聚乙二醇 4000
   E. 聚乙二醇 6000

24. 有关颗粒剂的叙述，不正确的是
   A. 颗粒剂系指药物与适宜的辅料混合制成的具有一定粒度的干燥颗粒状制剂
   B. 颗粒剂只分为可溶性颗粒剂和混悬型颗粒剂两种
   C. 颗粒剂分散性、附着性、团聚性、引湿性等较小
   D. 颗粒剂服用方便
   E. 颗粒剂既可直接吞服，又可冲入水中饮服

25. 颗粒剂按《中国药典》中的方法测定，干燥失重减失重量不得过
   A. 1.0%
   B. 2.0%
   C. 3.0%
   D. 4.0%
   E. 5.0%

26. 颗粒剂的粒度，不能通过一号筛（2000μm）与能通过五号筛（180μm）的总和不得超过供试量的
   A. 5%
   B. 10%
   C. 15%
   D. 20%
   E. 25%

27. 下列关于散剂的临床应用与注意事项，说法错误的是
   A. 内服散剂一般为细粉，以便儿童以及老人服用
   B. 内服散剂服用后半小时内不可进食
   C. 服用剂量过大时应分次服用以免引起呛咳
   D. 服用不便的中药散剂可加蜂蜜调和送服或装入胶囊吞服
   E. 对于温胃止痛的散剂需用温开水送服

28. 板蓝根颗粒处方组成中，既可作为稀释剂又可作为矫味剂的是
   A. 板蓝根
   B. 糊精
   C. 淀粉
   D. 蔗糖
   E. 滑石粉

29. 糖衣层主要的用料是
   A. 滑石粉
   B. 蔗糖粉
   C. 明胶
   D. 阿拉伯胶
   E. 适宜浓度的蔗糖水溶液

30. 泡腾颗粒剂遇水产生的气体是
   A. 二氧化碳
   B. 二氧化氮
   C. 一氧化硫
   D. 氧气
   E. 氨气

31. 淀粉浆作黏合剂的常用浓度为
   A. 5% 以下
   B. 5% ~10%
   C. 8% ~15%
   D. 20% ~40%
   E. 50% 以上

32. 微晶纤维素为常用的片剂辅料，以下

对它的描述正确的为

    A. 缩写为 CMC－Na，可用作黏合剂，且对片剂的崩解度影响小

    B. 缩写为 MCC，可作为"干黏合剂"使用，具有较强的结合力与良好的可压性

    C. 缩写为 CMS－Na，可作为崩解剂，且不影响片剂的硬度

    D. 缩写为 HPC，可作为包衣材料和黏合剂

    E. 缩写为 CAP，为常用的肠溶包衣材料

33. 下列关于可溶片剂的叙述正确的是

    A. 系指含有碳酸氢钠和有机酸，遇水可产生气体而呈泡腾状的片剂

    B. 系指临用前能溶解于水的非包衣片或薄膜包衣片

    C. 系指置于阴道内应用的片剂

    D. 指在水中能迅速崩解并均匀分散的片剂

    E. 药物与适宜的辅料混匀压制而成的圆片状或异形片状的固体制剂

34. 可作为粉末直接压片的干黏合剂是

    A. 乙基纤维素   B. 甲基纤维素

    C. 微晶纤维素   D. 羟丙基纤维素

    E. 微粉硅胶

二、配伍选择题

[1－3]

    A. 普通片   B. 舌下片

    C. 糖衣片   D. 可溶片

    E. 肠溶衣片

1. 要求在 3 分钟内崩解或溶化的片剂是

2. 要求在 5 分钟内崩解或溶化的片剂是

3. 要求在 15 分钟内崩解或溶化的片剂是

[4－5]

    A. 混悬颗粒   B. 泡腾颗粒

    C. 肠溶颗粒   D. 缓释颗粒

    E. 控释颗粒

4. 含有碳酸氢钠和有机酸，遇水可放出大量气体的颗粒剂是

5. 在水或规定的释放介质中缓慢地恒速或接近于恒速释放药物的颗粒剂是

[6－7]

    A. 醋酸纤维素

    B. 羟丙基甲基纤维素

    C. 丙烯酸树脂Ⅱ类

    D. 川蜡

    E. 邻苯二甲酸二丁酯

6. 可作为肠溶型包衣材料的是

7. 可作为水不溶型包衣材料的是

[8－9]

    A. 丙二醇

    B. 醋酸纤维素酞酸酯

    C. 醋酸纤维素

    D. 蔗糖

    E. 乙基纤维素

8. 片剂的薄膜包衣常用的致孔剂是

9. 片剂的薄膜包衣常用的增塑剂是

[10－11]

    A. 糖包衣   B. 植入片

    C. 薄膜包衣   D. 泡腾片

    E. 口含片

10. 以丙烯酸树脂、羟丙基甲基纤维素包衣制成的片剂是

11. 以碳酸氢钠和枸橼酸为崩解剂的片剂是

[12－15]

    A. 裂片   B. 松片

    C. 崩解迟缓   D. 溶出超限

    E. 含量不均匀

12. 可溶性成分的迁移会引起

13. 片剂的结合力过强会引起

14. 黏性力差，压缩压力不足会引起

15. 物料中细粉太多会引起

[16-17]

    A. ±5.0%   B. ±2.0%

    C. ±1.0%   D. ±10.0%

    E. ±7.5%

16. 当胶囊剂内容物的平均装量为0.30g以下时，其装量差异限度为

17. 当胶囊剂内容物的平均装量为0.30g及0.30g以上时，其装量差异限度为

[18-20]

    A. 单散剂与复散剂

    B. 倍散与普通散剂

    C. 含剧毒药散剂、含液体药物散剂和含共熔组分散剂

    D. 分剂量散剂与非分剂量散剂

    E. 一般散剂与泡腾散剂

18. 按药物组成数目分类，口服散剂可分为

19. 按药物性质分类，口服散剂可分为

20. 按剂量分类，口服散剂可分为

三、综合分析选择题

[1-2]

盐酸西替利嗪咀嚼片处方如下：

【处方】	盐酸西替利嗪	5g
	甘露醇	192.5g
	乳糖	70g
	微晶纤维素	61g
	预胶化淀粉	10g
	硬脂酸镁	17.5g
	苹果酸	适量
	阿司帕坦	适量
	8%聚维酮乙醇溶液	100ml
	制成1000片	

1. 本处方中用作黏合剂的是

    A. 苹果酸   B. 乳糖

    C. 微晶纤维素   D. 阿司帕坦

    E. 聚维酮乙醇溶液

2. 本处方中用作润滑剂的是

    A. 甘露醇   B. 乳糖

    C. 硬脂酸镁   D. 微晶纤维素

    E. 聚维酮乙醇溶液

[3-5]

克拉霉素胶囊处方如下：

【处方】	克拉霉素	250g
	淀粉	32g
	低取代羟丙基纤维素	6g
	微粉硅胶	4.5g
	硬脂酸镁	1.5g
	淀粉浆（10%）	适量
	制成1000粒	

3. 处方中低取代羟丙基纤维素的作用是

    A. 黏合剂   B. 崩解剂

    C. 润滑剂   D. 填充剂

    E. 润湿剂

4. 处方中的低取代羟丙基纤维素的缩写是

    A. HPC   B. L-HPC

    C. MC   D. PEG

    E. PVPP

5. 处方中微粉硅胶的作用是

    A. 黏合剂   B. 崩解剂

    C. 润滑剂   D. 填充剂

    E. 润湿剂

[6-7]

地西泮膜剂处方如下：

【处方】

内层含主药的药膜（500张膜剂用量）：

地西泮微粉	1g
PVA（17-88）	3.9g
水	15ml

外层避光包衣膜：

PVA（17-88）	4.5g
甘油	0.1g
二氧化钛	0.1g
糖精	0.005g
食用蓝色素	0.005g

液状石蜡　　　　　　0.005g

水　　　　　　　　　12ml

6. 在处方中用作遮光剂的是

A. 甘油　　　　　　B. 二氧化钛

C. 糖精　　　　　　D. 液状石蜡

E. 食用蓝色素

7. 处方中液状石蜡的作用为

A. 遮光剂　　　　　B. 着色剂

C. 水剂　　　　　　D. 矫味剂

E. 脱膜剂

四、多项选择题

1. 某实验室中有以下药用辅料，可以用作片剂填充剂的有

A. 可压性淀粉

B. 微晶纤维素

C. 交联羧甲基纤维素钠

D. 硬脂酸镁

E. 糊精

2. 片剂中常用的黏合剂有

A. EC　　　　　　　B. HPC

C. CMS－Na　　　　D. CMC－Na

E. L－HPC

3. 不宜制成硬胶囊的药物有

A. 具有不良嗅味的药物

B. 吸湿性强的药物

C. 易溶性的刺激性药物

D. 药物水溶液或乙醇溶液

E. 难溶性药物

4. 片剂中常用的崩解剂有

A. 羧甲基淀粉钠

B. 聚乙二醇

C. 交联聚维酮

D. 交联羧甲基纤维素钠

E. 羟丙基纤维素

5. 胶囊剂包括

A. 硬胶囊　　　　　B. 软胶囊

C. 缓释胶囊　　　　D. 控释胶囊

E. 肠溶胶囊

6.《中国药典》规定，片剂的质量要求包括

A. 硬度适中

B. 符合片重差异的要求，含量准确

C. 符合融变时限的要求

D. 符合崩解度或溶出度的要求

E. 小剂量的药物或作用比较剧烈的药物，应符合含量均匀度的要求

7. 充填于空心胶囊中而制成硬胶囊的制剂可以是

A. 粉末　　　　　　B. 颗粒

C. 小片　　　　　　D. 半固体

E. 液体

8. 片剂制备中的常见问题有

A. 裂片　　　　　　B. 松片

C. 崩解迟缓　　　　D. 溶出超限

E. 含量不均匀

9. 口服膜剂应符合的质量要求有

A. 成膜材料及其辅料应无毒、无刺激性

B. 药物如为水溶性，应与成膜材料制成具一定黏度的溶液

C. 膜剂外观应完整光洁，厚度一致，色泽均匀，无明显气泡

D. 膜剂所用的包装材料应无毒性，易于防止污染，方便使用

E. 膜剂应密封贮存，防止受潮、发霉、变质

10. 常用的成膜材料包括

A. 聚乙烯醇

B. 丙烯酸树脂类

C. 纤维素类

D. 其他天然高分子材料

E. 二甲基硅油

11. 口服膜剂生产时，可用作封装膜剂

的是

A. 聚乙烯薄膜　　B. 羧甲基纤维素钠

C. 涂塑铝箔　　　D. 交联聚维酮

E. 金属箔

12. 包衣的目的有

A. 控制药物在胃肠道中的释放部位

B. 可用于隔离药物，避免药物间的配
伍变化

C. 掩盖药物的苦味或不良气味

D. 防潮、避光、增加药物的稳定性

E. 改善片剂的外观

第二节　口服液体制剂

一、最佳选择题

1. 混悬剂中药物粒子的大小一般为

A. <0.1μm　　　B. <1μm

C. <10μm　　　D. <100μm

E. 0.5μm～10μm

2. 吐温类的溶血作用由大到小的顺序为

A. 吐温80＞吐温40＞吐温60＞吐温20

B. 吐温20＞吐温60＞吐温40＞吐温80

C. 吐温80＞吐温60＞吐温40＞吐温20

D. 吐温20＞吐温40＞吐温60＞吐温80

E. 吐温20＞吐温80＞吐温40＞吐温60

3. 可用于酸性和碱性溶液杀菌剂的表面活
性剂是

A. 阴离子型表面活性剂

B. 阳离子型表面活性剂

C. 非离子型表面活性剂

D. 阴离子型表面活性剂与非离子型表面
活性剂的等量混合物

E. 阴阳离子型表面活性剂等量混合物

4. 不能用于液体制剂矫味剂的是

A. 泡腾剂　　　B. 消泡剂

C. 芳香剂　　　D. 胶浆剂

E. 甜味剂

5. 有关乳剂特点的错误表述是

A. 乳剂中的药物吸收快，有利于提高药
物的生物利用度

B. 水包油型乳剂中的液滴分散度大，不

利于掩盖药物的不良臭味

C. 减少药物刺激性及毒副作用

D. 外用乳剂能改善对皮肤、黏膜的渗透
性，减少刺激性

E. 静脉注射乳剂具有一定的靶向性

6. 关于糖浆剂的表述，错误的是

A. 糖浆剂系指含药物或芳香物质的浓蔗
糖水溶液

B. 含蔗糖量应不低于85%（g/ml）

C. 糖浆剂应澄清

D. 药材提取物糖浆剂，允许有少量摇之
易散的沉淀

E. 必要时可添加适量乙醇、甘油和其他
多元醇作稳定剂

7. 关于表面活性剂的毒性由大到小的顺序
正确的是

A. 阳离子型表面活性剂＞阴离子型表面
活性剂＞非离子型表面活性剂

B. 阴离子型表面活性剂＞阳离子型表面
活性剂＞非离子型表面活性剂

C. 非离子型表面活性剂＞阳离子型表面
活性剂＞阴离子型表面活性剂

D. 非离子型表面活性剂＞阴离子型表面
活性剂＞阳离子型表面活性剂

E. 阳离子型表面活性剂＞非离子型表面
活性剂＞阴离子型表面活性剂

8. 下列物质在混悬剂中既可做絮凝剂、亦
可作反絮凝剂，除外

A. 硫酸钠　　　B. 酒石酸钠

C. 枸橼酸钠　　D. 三氯化铝

E. 酒石酸氢钠

9. 关于口服液体制剂的说法，错误的是

  A. 溶液剂为低分子溶液剂，溶剂多为水，可根据需要加入增溶剂、助溶剂和防腐剂

  B. 薄荷水为低分子溶液剂，不宜大量配制和久贮

  C. 硫酸亚铁糖浆为非均相制剂，含蔗糖量不低于45%

  D. 胃蛋白酶合剂为高分子溶液剂，会出现陈化现象

  E. 氢氧化铝凝胶剂为非均相制剂

10. 关于溶胶剂性质和特点的说法，错误的是

  A. 带相同表面电荷的胶粒之间具有静电稳定性，这是溶胶剂稳定的主要因素

  B. 溶胶剂中的胶粒属于热力学稳定体系

  C. 胶粒带有相反电荷的溶胶互相混合，也会发生沉淀

  D. 溶胶剂具有布朗运动

  E. ζ-电位愈大斥力愈大，胶粒愈不宜聚结，溶胶剂愈稳定

11. 关于液体制剂特点的说法，错误的是

  A. 分散程度高，吸收快

  B. 给药途径广泛，供内服也可外用

  C. 易于分剂量，使用方便

  D. 携带、运输方便

  E. 适用于婴幼儿和老年患者

12. 不属于低分子溶液剂的是

  A. 颠茄酊

  B. 薄荷水

  C. 布洛芬混悬滴剂

  D. 复方磷酸可待因糖浆

E. 对乙酰氨基酚口服液

13. 属于热力学稳定体系且可透过某些半透膜的是

  A. 高分子溶液剂　B. 溶胶剂

  C. 混悬剂　　　　D. 乳化剂

  E. 低分子溶液剂

14. 制备难溶性药物溶液时，加入吐温的作用是

  A. 助溶剂　　　　B. 增溶剂

  C. 乳化剂　　　　D. 分散剂

  E. 潜溶剂

15. 制备甾体激素类药物溶液时，加入的表面活性剂是作为

  A. 潜溶剂　　　　B. 乳化剂

  C. 絮凝剂　　　　D. 增溶剂

  E. 助溶剂

16. 与苯甲酸联合对防治霉变、发酵效果最佳的防腐剂是

  A. 尼泊金类　　　B. 苯甲酸钠

  C. 新洁尔灭　　　D. 薄荷油

  E. 山梨酸

17. 表面活性剂作为润湿剂时，最适HLB值是

  A. HLB值在3~8之间

  B. HLB值在7~9之间

  C. HLB值在7~13之间

  D. HLB值在8~16之间

  E. HLB值在13~18之间

18. 下列关于尼泊金类防腐剂的表述，错误的是

  A. 尼泊金类防腐剂的化学名为对羟基苯甲酸酯类

  B. 尼泊金类防腐剂对大肠埃希菌有很强的抑制作用

  C. 尼泊金类防腐剂混合使用有协同作用，防腐效果更佳

D. 尼泊金类适用于外用液体制剂作防腐剂

E. 尼泊金类防腐剂无毒、无味、无臭，不挥发，性质稳定

19. 关于沉降容积比的表述，错误的是
    A. 沉降容积比是指沉降物的容积与沉降前混悬液的容积之比
    B. 通过测定混悬剂的沉降容积比，可以评价混悬剂的稳定性
    C. 沉降曲线的形状可以判断混悬剂处方的优劣
    D. F 值在 $0 \sim 1$ 之间，F 值愈小混悬剂越稳定
    E. F 值在 $0 \sim 1$ 之间，F 值愈大混悬剂越稳定

20. 关于絮凝度的表述，错误的是
    A. 絮凝度是比较混悬剂絮凝程度的重要参数
    B. β 值越小，絮凝效果愈好
    C. β 值越大，絮凝效果愈好
    D. 用絮凝度可评价絮凝剂的絮凝效果
    E. 用絮凝度预测混悬剂的稳定性

21. 以水为溶剂的液体制剂，增溶剂的最适 HLB 值为
    A. $2 \sim 5$　　　　B. $4 \sim 7$
    C. $8 \sim 11$　　　D. $12 \sim 15$
    E. $15 \sim 18$

22. 能形成氢键以增加难溶性药物溶解度的混合溶剂是
    A. 增溶剂　　　　B. 助溶剂
    C. 潜溶剂　　　　D. 防腐剂
    E. 泡腾剂

23. 甜度比蔗糖高 $150 \sim 200$ 倍，不致龋齿，适用于糖尿病、肥胖症患者的甜味剂是
    A. 山梨醇　　　　B. 甘露醇
    C. 单糖浆　　　　D. 糖精钠

E. 阿司帕坦

24. 下列不属于天然甜味剂的是
    A. 蔗糖　　　　B. 糖精钠
    C. 单糖浆　　　D. 橙皮糖浆
    E. 桂皮糖浆

二、配伍选择题

[1-3]
    A. 极性溶剂　　　B. 非极性溶剂
    C. 防腐剂　　　　D. 矫味剂
    E. 半极性溶剂

1. 液体制剂中，水可作为
2. 液体制剂中，乙醇可作为
3. 液体制剂中，苯甲酸可作为

[4-6]
    A. 糖浆剂　　　　B. 溶胶剂
    C. 芳香水剂　　　D. 高分子溶液剂
    E. 溶液剂

4. 固体药物以 $1 \sim 100$nm 微细粒子分散在水中形成的非均匀液体分散体系为
5. 芳香挥发性药物的饱和或近饱和的水溶液指
6. 含有药物的浓蔗糖水溶液指

[7-9]
    A. 对羟基苯甲酸酯类
    B. 阿拉伯胶
    C. 阿司帕坦
    D. 胡萝卜素
    E. 氯化钠

7. 用作液体制剂乳化剂的是
8. 用作液体制剂甜味剂的是
9. 用作改善制剂外观的着色剂是

[10-13]
    A. 十二烷基硫酸钠
    B. 聚山梨酯
    C. 苯扎溴铵

D. 卵磷脂

E. 二甲基亚砜

10. 属于非离子型表面活性剂的是

11. 属于阴离子型表面活性剂的是

12. 属于阳离子型表面活性剂的是

13. 属于两性离子型表面活性剂的是

[14-15]

  A. 苯扎溴铵   B. 液状石蜡

  C. 苯甲酸   D. 聚乙二醇

  E. 羟苯乙酯

14. 既是抑菌剂,又是表面活性剂的是

15. 属于非极性溶剂的是

[16-18]

  A. ζ-电位降低

  B. 分散相粒子上浮或下沉的现象

  C. 微生物及光、热、空气等的作用

  D. 乳化剂失去乳化作用

  E. 改变乳剂类型

16. 乳剂的分层

17. 乳剂的絮凝

18. 乳剂的转相

[19-21]

  A. 甘露醇

  B. 橙皮糖浆

  C. 琼脂

  D. 枸橼酸与碳酸氢钠

  E. 桂皮水

19. 既能矫味又能矫臭的矫味剂是

20. 通过麻痹味蕾起矫味作用的矫味剂是

21. 通过干扰味蕾起矫味作用的矫味剂是

[22-23]

  A. 5%~20% B. 20%~40%

  C. 40%~70% D. 60%~90%

  E. 90%~95%

22. 醑剂中药物浓度一般为

23. 醑剂中乙醇的浓度一般为

三、综合分析选择题

[1-2]

布洛芬口服混悬剂处方如下:

【处方】布洛芬   20g

    羟丙基甲基纤维素 20g

    山梨醇   250g

    甘油   30ml

    枸橼酸   适量

    蒸馏水   加至1000ml

1. 枸橼酸在该处方中的作用是

  A. 润湿剂   B. 增溶剂

  C. 助悬剂   D. 等渗调节剂

  E. pH调节剂

2. 关于该处方的说法,错误的是

  A. 甘油为润湿剂

  B. 水为溶剂

  C. 羟丙基甲基纤维素为助悬剂

  D. 山梨醇为防腐剂

  E. 口服易吸收,但受饮食影响较大

[3-4]

对乙酰氨基酚口服液处方如下:

【处方】对乙酰氨基酚   30g

    聚乙二醇400   70ml

    L-半胱氨酸盐酸 0.3g

    糖浆   200ml

    甜蜜素   1g

    香精   1ml

    8%羟苯丙酯:羟苯乙酯(1:1)

    乙醇溶液   4ml

    纯水   加至1000ml

3. 8%羟苯丙脂和羟苯乙酯的作用是

  A. 矫味剂   B. 芳香剂

  C. 助溶剂   D. 防腐剂

  E. pH调节剂

4. 以下关于该药品说法不正确的是

  A. 香精为芳香剂

  B. 聚乙二醇400为稳定剂和助溶剂

C. 对乙酰氨基酚在碱性条件下稳定

D. 为加快药物溶解可适当加热

E. 临床多用于解除儿童高热

[5-6]

鱼肝油乳处方如下：

【处方】 鱼肝油　　　　　500ml

　　　　阿拉伯胶细粉　　125g

　　　　西黄蓍胶细粉　　7g

　　　　糖精钠　　　　　0.1g

　　　　挥发杏仁油　　　1ml

　　　　羟苯乙酯　　　　0.5g

　　　　纯化水　　　加至1000ml

5. 处方中，阿拉伯胶为

　　A. 乳化剂　　　　　B. 稳定剂

　　C. 矫味剂　　　　　D. 防腐剂

　　E. 消泡剂

6. 在该处方中作为稳定剂的是

　　A. 糖精钠　　　　　B. 西黄蓍胶

　　C. 杏仁油　　　　　D. 阿拉伯胶

　　E. 羟苯乙酯

四、多项选择题

1. 可用作混悬剂中稳定剂的有

　　A. 增溶剂　　　　　B. 助悬剂

　　C. 乳化剂　　　　　D. 润湿剂

　　E. 絮凝剂

2. 非离子型表面活性剂不包括

　　A. 卵磷脂

　　B. 苯扎氯铵

　　C. 十二烷基硫酸钠

　　D. 聚氧乙烯脂肪酸酯

　　E. 脂肪酸山梨坦

3. 乳剂的变化有

　　A. 分层　　　　　　B. 絮凝

　　C. 转相　　　　　　D. 合并

　　E. 破裂

4. 下列辅料中，可作为液体制剂防腐剂

的有

　　A. 甘露醇

　　B. 苯甲酸钠

　　C. 甜菊苷

　　D. 对羟基苯甲酸乙酯

　　E. 琼脂

5. 属于半极性溶剂的有

　　A. 聚乙二醇　　　　B. 丙二醇

　　C. 脂肪油　　　　　D. 二甲基亚砜

　　E. 醋酸乙酯

6. 表面活性剂可用作

　　A. 稀释剂　　　　　B. 增溶剂

　　C. 乳化剂　　　　　D. 润湿剂

　　E. 成膜剂

7. 有关高分子溶液剂的叙述，正确的有

　　A. 高分子溶液剂是热力学不稳定系统

　　B. 分为亲水性高分子溶液剂和非水性高
　　　分子溶剂

　　C. 高分子溶液剂在放置过程中会自发地
　　　聚集而沉淀

　　D. 一些高分子溶液在温热条件下呈黏稠
　　　流动的液体

　　E. 高分子水溶液不带电荷

8. 液体制剂的质量要求包括

　　A. 均相液体制剂应是澄明溶液

　　B. 非均相液体制剂分散相粒子应小而
　　　均匀

　　C. 口服液体制剂应口感适宜

　　D. 在保存和使用过程中不应发生霉变

　　E. 包装容器适宜，方便患者携带和使用

9. 按分数系统分类，属于非均相制剂的有

　　A. 低分子溶液　　　B. 混悬剂

　　C. 乳剂　　　　　　D. 高分子溶液

　　E. 溶胶剂

10. 下列哪些制剂属于均相液体制剂

　　A. 低分子溶液　　　B. 高分子溶液

C. 溶胶剂　　　D. 乳剂

E. 混悬剂

11. 下列哪些物质可作助悬剂

A. 甘油

B. 硬脂酸甘油酯

C. 羧甲基纤维素钠

D. 阿拉伯胶

E. 苯甲酸钠

12. 以下可用于制备 O/W 型乳剂的是

A. 阿拉伯胶　　　B. 西黄蓍胶

C. 氢氧化铝　　　D. 白陶土

E. 氢氧化钙

13. 以下属于高分子表面活性剂的是

A. 羧甲基纤维素钠

B. 聚乙烯醇

C. 海藻酸钠

D. 月桂醇硫酸钠

E. 甲基纤维素

14. 可常用的不溶性骨架材料有

A. 单棕榈酸甘油脂

B. 无毒聚氯乙烯

C. 聚甲基丙烯酸酯

D. 甲基纤维素

E. 乙基纤维素

15. 疏水胶体的性质是

A. 存在强烈的布朗运动

B. 具有双分子层

C. 有聚沉现象

D. 可以形成凝胶

E. 具有 Tyndall 现象

第五章 注射剂与临床应用

第一节 注射剂的基本要求

一、最佳选择题

1. 影响药物溶解度的因素不包括
   A. 药物的分子结构 B. 溶剂
   C. 温度　　　　　　 D. 药物的颜色
   E. 药物的晶型

2. 关于热原的表述，不正确的是
   A. 热原是指能引起恒温动物体温异常升高的致热物质
   B. 大多数细菌都能产生热原
   C. 热原是微生物产生的一种内毒素
   D. 霉菌也能产生热原
   E. 致热能力最强的是革兰阳性杆菌产生的热原

3. 有关热原性质的叙述，错误的是
   A. 耐热性　　　　　 B. 可滤过性
   C. 不挥发性　　　　 D. 水不溶性
   E. 不耐酸碱性

4. 关于常用制药用水的表述，错误的是
   A. 纯化水为饮用水经蒸馏、离子交换、反渗透等适宜方法制得的制药用水
   B. 纯化水中不含有任何附加剂
   C. 注射用水为纯化水经蒸馏所得的水
   D. 注射用水可用于注射用灭菌粉末的溶剂
   E. 纯化水可作为配制普通药物制剂的溶剂

5. 注射剂的质量要求不包括
   A. 无菌　　　　　　 B. 无热原
   C. 无可见异物　　　 D. 无不溶性微粒
   E. 无色

6. 不能除去热原的方法是
   A. 高温法　　　　　 B. 酸碱法
   C. 冷冻干燥法　　　 D. 吸附法
   E. 反渗透性

7. 维生素 C 注射剂中可应用的 pH 调节剂和抗氧剂是
   A. 碳酸氢钠和亚硫酸钠
   B. 碳酸氢钠和亚硫酸氢钠
   C. 氢氧化钠和硫代硫酸钠
   D. 氢氧化钠和亚硫酸氢钠
   E. 亚硫酸钠和维生素 E

8. 下述不能增加药物溶解度的方法是
   A. 加入助溶剂　　　 B. 加入增溶剂
   C. 制成盐类　　　　 D. 制成共晶
   E. 加入助悬剂

9. 可作为卡巴克络溶液的助溶剂的是
   A. 苯甲酸钠　　　　 B. 乌拉坦
   C. 二乙胺　　　　　 D. 维生素 C
   E. 烟酰胺

10. 下列对于安瓿玻璃材质的说法，不正确的是
    A. 主要有中性玻璃、含钡玻璃与含锆玻璃
    B. 低硼酸硅盐玻璃适用于近中性或弱酸性注射剂
    C. 含锆玻璃系含少量锆的中性玻璃
    D. 含锆玻璃不耐酸、碱
    E. 含锆玻璃耐酸、碱

11. 一般注射液的 pH 应为
    A. 3~8　　　　　　 B. 3~10
    C. 4~9　　　　　　 D. 5~10

E. 4～11

12. 配置注射液时除热原可采用
   A. 高温法　　　B. 酸碱法
   C. 吸附法　　　D. 反渗透法
   E. 离子交换法

13. 注射用青霉素粉针，临用前应加入
   A. 注射用水　　　B. 灭菌蒸馏水
   C. 纯化水　　　　D. 灭菌注射用水
   E. 蒸馏水

14. 通过三醋酸纤维素膜除热原是采用
   A. 高温法　　　B. 酸碱法
   C. 吸附法　　　D. 反渗透法
   E. 氧化还原法

15. 有关溶解度的正确表述是
   A. 溶解度系指在一定压力下，在一定量溶剂中溶解药物的最大量
   B. 溶解度系指在一定温度下（气体在一定压力），在一定量溶剂中达到饱和时溶解的最大药量
   C. 溶解度指在一定温度下，在水中溶解药物的量
   D. 溶解度系指在一定温度下，在溶剂中溶解药物的量
   E. 溶解度系指在一定压力下，在溶剂中溶解药物的量

16. 注射剂同一品种的 pH 允许差异范围不超过
   A. ±0.1　　　B. ±0.5
   C. ±1.0　　　D. ±1.5
   E. ±2.0

17. 制药用水的原水通常为
   A. 饮用水　　　B. 纯化水
   C. 注射用水　　D. 灭菌注射用水
   E. 灭菌蒸馏水

18. 由于黏度和刺激性较大，不单独作注射剂溶剂用，大剂量注射会导致惊厥、麻痹、溶血的是
   A. 乙醇　　　　B. 丙二醇
   C. 聚乙二醇　　D. 甘油
   E. 注射用大豆油

19. 在注射剂处方中可作为止痛剂的是
   A. 甘油　　　　B. 苯酚
   C. 甘氨酸　　　D. 利多卡因
   E. 精制大豆磷脂

20. 下列关于药物溶解度与溶出速度的说法，错误的是
   A. 同一重量的固体药物，其粒径越小，表面积越大
   B. 同样大小的固体药物，孔隙率越高，表面积越大
   C. 温度升高，大多数药物溶解度增大
   D. 温度升高，大多数药物溶出速度加快
   E. 溶出介质的体积小，溶液中药物浓度高，溶出速度快

21. 新霉素的助溶剂是
   A. 甘草酸　　　B. 维生素 C
   C. 精氨酸　　　D. 水杨酸钠
   E. 尿素

二、配伍选择题

[1-4]
   A. 纯化水　　　B. 灭菌蒸馏水
   C. 注射用水　　D. 灭菌注射用水
   E. 制药用水

1. 不得用于注射剂的配制与稀释的是
2. 纯化水经蒸馏所得的水，为配制注射剂用的溶剂
3. 主要用于注射用灭菌粉末的溶剂或注射液的稀释剂
4. 包括纯化水、注射用水与灭菌注射用水

[5-7]
   A. 透明、耐压不变形、热稳定性好

B. 耐腐蚀、质轻无毒、耐热性好、机械强度高、化学稳定性好

C. 重量轻、运输方便、不易破损、耐压

D. 熔点低，易于熔封

E. 具有耐溶性，不会增加药液中的杂质

5. 玻璃瓶的特点是

6. 软塑料袋的特点是

7. 塑料瓶的特点是

[8-10]

A. 高温可以破坏　　B. 能溶于水

C. 易被吸附　　　　D. 不具挥发性

E. 可被强氧化剂氧化

8. 向注射液中加入活性炭，利用了热原的

9. 蒸馏法制备注射用水，利用了热原的

10. 玻璃容器650℃，1分钟热处理，利用了热原的

[11-12]

A. 乙二胺四乙酸二钠

B. 乳酸

C. 聚维酮

D. 甲酚

E. 利多卡因

11. 可作为注射剂中金属螯合剂的辅料是

12. 可作为注射剂中缓冲剂的辅料是

[13-16]

A. 甘草酸　　　　B. 维生素C

C. 二乙胺　　　　D. 水杨酸钠

E. 聚乙烯吡咯烷酮

13. 可可豆碱宜选用的助溶剂是

14. 茶碱宜选用的助溶剂是

15. 红霉素宜选用的助溶剂是

16. 链霉素宜选用的助溶剂是

三、综合分析选择题

[1-2]

　　安瓿必须按《中国药典》要求进行一系列的物理和化学检查。

1. 物理检查内容不包括

A. 尺寸　　　　　　B. 容器的耐酸性

C. 应力　　　　　　D. 清洁度

E. 热稳定性

2. 化学检查内容包括

A. 容器的耐碱性　　B. 外观

C. 应力　　　　　　D. 清洁度

E. 尺寸

四、多项选择题

1. 关于注射剂的质量要求，下列说法正确的有

A. 溶液型注射液应澄明，不得含有可见的异物或不溶性微粒

B. 注射剂内不应含有任何活的微生物

C. 注射剂内可含部分热原

D. 注射剂必须对机体无毒性、无刺激性

E. 同一品种的pH允许差异范围不超过±2.0

2. 热原的污染途径包括

A. 从溶剂中带入

B. 从原辅料中带入

C. 从容器、用具、管道和装置等带入

D. 使用过程带入

E. 包装时带入

3. 注射用无菌粉末的质量要求包括

A. 粉末无异物，配成溶液后可见异物检查合格

B. 无菌、无热原或细菌内毒素

C. 冻干制品是完整块状物或海绵状物

D. 不溶性微粒、装量差异、含量均匀度等检查符合规定

E. 外观均为白色粉末状

4. 注射剂的优点有

A. 药效迅速、剂量准确、作用可靠

B. 适用于不宜口服的药物

C. 适用于不能口服给药的患者

D. 可迅速终止药物作用

E. 可以产生定向作用

5. 能用于容器或用具上除去热原的方法有

    A. 高温法   B. 酸碱法

    C. 吸附法   D. 超滤法

    E. 反渗透法

6. 安瓿材质质量要求应满足

    A. 无色透明，以便检查药液的澄清度、杂质以及变质情况

    B. 有优良的耐热性和低的膨胀系数，使之不易冷爆破裂

    C. 熔点低，易于熔封

    D. 不得有气泡、麻点及砂粒

    E. 有足够的物理强度能耐受热压灭菌时产生的较高压力差和生产流通过程中造成的破损

7. 下列属于橡胶塞的质量要求的有

    A. 富有弹性及柔软性

    B. 针头刺入和拔出后可立即团合并能耐受多次穿刺而无碎屑脱落

    C. 具有耐溶性，不会增加药液中的杂质

    D. 可耐受高温灭菌

    E. 高度的化学稳定性

8. 灌装药液的注意事项包括

    A. 剂量准确

    B. 通惰性气体时不用将安瓿内空气除尽

    C. 通惰性气体时要避免药液溅至瓶颈

    D. 装液体时速度要过快装完

    E. 药液不沾瓶口

9. 灌注药液的步骤包括

    A. 移动齿档送安瓿

    B. 下降灌注针头

    C. 向安瓿中灌注药液

    D. 灌注针头上升，安瓿离开进入封口工位，同时灌注器吸入药液

    E. 灌好药液的安瓿在封口工位进行熔封

10. 注射剂附加剂的主要作用包括

    A. 增加药物溶解度

    B. 增加药物稳定性

    C. 调节渗透压、pH

    D. 抑菌

    E. 减轻疼痛或刺激

11. 热原的性质包括

    A. 耐热性   B. 水溶性

    C. 不挥发性   D. 过滤性

    E. 可被强氧化剂破坏

第二节　普通注射剂

一、最佳选择题

1. 关于输液的叙述，错误的是

    A. 输液是指由静脉滴注输入体内的大剂量注射液

    B. 除无菌外还必须无热原

    C. 渗透压应为等渗或偏高渗

    D. 为保证无菌，需添加抑菌剂

    E. 澄明度应符合要求

2. 关于热原耐热性的表述，错误的是

    A. 在 60℃ 加热 1 小时热原不受影响

    B. 在 100℃ 加热热原也不会发生热解

    C. 在 180℃ ～200℃ 干热 1 小时即可使热原彻底破坏

    D. 在 250℃ 加热 30～45 分钟可使热原彻底破坏

    E. 在 650℃ 加热 1 分钟可使热原彻底破坏

3. 对于易溶于水，在水溶液中不稳定的药物，可制成注射剂的类型是

    A. 注射用无菌粉末

    B. 溶液型注射剂

    C. 混悬型注射剂

D. 乳剂型注射剂

E. 溶胶型注射剂

4. 注射用美洛西林钠/舒巴坦的质量要求不包括

A. 无异物

B. 无菌

C. 无热原、细菌内毒素

D. 粉末细度与结晶度适宜

E. 等渗或略偏高渗

5. 混悬型注射剂经静脉注射后，其药物吸收的快慢取决于

A. 结晶状态与粒径大小

B. 荷电性

C. 疏水性

D. 溶解性

E. 酸碱性

6. 水难溶性药物或注射后要求延长药效作用的固体药物，可制成注射剂的类型是

A. 注射用无菌粉末

B. 溶液型注射剂

C. 混悬型注射剂

D. 乳剂型注射剂

E. 溶胶型注射剂

7. 大体积注射液项下质量要求不包括

A. 含量测定   B. 热原检查

C. 可见异物检查   D. 溶出度检查

E. 不溶性微粒检查

8. 关于输液中染菌问题的叙述，错误的是

A. 输液生产过程中严重污染、灭菌不彻底、瓶塞松动、漏气等原因造成

B. 输液时会产生浑浊、霉团、云雾状、产气等染菌现象

C. 如果使用这种输液会引起脓毒症、败血病、热原反应

D. 可能会使人死亡

E. 有染菌的液体外观都有很大变化

9. 下列输液可产生增加血容量和维持血压的效果的是

A. 乳酸钠注射液   B. 脂肪乳剂输液

C. 右旋糖酐输液   D. 氨基酸输液

E. 氧氟沙星葡萄糖输液

二、配伍选择题

[1-3]

A. 油相   B. 乳化剂

C. 等渗调节剂   D. pH 调节剂

E. 抑菌剂

1. 大豆磷脂在静脉注射用脂肪乳中的作用是

2. 精制大豆油在静脉注射用脂肪乳剂中的作用是

3. 甘油在静脉注射用脂肪乳剂中的作用是

[4-6]

A. 维生素 C   B. 依地酸二钠

C. 碳酸氢钠   D. 亚硫酸氢钠

E. 注射用水

4. 维生素 C 注射液处方中，用于络合金属离子的是

5. 维生素 C 注射液处方中，起调节 pH 的是

6. 维生素 C 注射液处方中，作为抗氧剂的是

[7-9]

A. 调节 pH   B. 填充剂

C. 调节渗透压   D. 稳定剂

E. 抑菌剂

7. 注射用辅酶 A 无菌冻干制剂中加入水解明胶的作用是

8. 注射用辅酶 A 无菌冻干制剂中加入甘露醇的作用是

9. 注射用辅酶 A 无菌冻干制剂中加入半胱氨酸的作用是

[10-11]

A. 低血压   B. 恶心呕吐

C. 癫痫　　　　　D. 心律失常

E. 呼吸抑制

10. 静滴氧氟沙星注射液速度过快，易发生

11. 复方氨基酸滴注过快，可致

三、综合分析选择题

[1～3]

罗替戈汀长效混悬型注射剂处方如下：

【处方】罗替戈汀	10g
吐温20	7.5g
PEG4000	60g
磷酸二氢钠	0.4g
甘露醇	2g
柠檬酸	1g
注射用水	加至1000ml

1. 柠檬酸在该处方中的作用是

A. 助悬剂　　　　B. pH调节剂

C. 渗透压调节剂　D. 螯合剂

E. 表面稳定剂

2. 在该处方中作为表面稳定剂的是

A. 助悬剂　　　　B. PEG4000

C. 吐温20　　　　D. 磷酸二氢钠

E. 注射用水

3. 关于该处方的说法，不正确的是

A. PEG4000为助悬剂，用于增加分散介质的黏度

B. 磷酸二氢钠为pH调节剂

C. 甘露醇为渗透压调节剂

D. 临床用于治疗早期和进展期的帕金森综合征

E. 主要用于术后和癌症的镇痛

四、多项选择题

1. 可用于静脉注射脂肪乳的乳化剂有

A. 豆磷脂　　　　B. 阿拉伯胶

C. 卵磷脂　　　　D. 普朗尼克F－68

E. 明胶

2. 下列关于输液存在问题的解决办法，不正确的是

A. 严格控制原辅料的质量

B. 降低丁基胶塞及输液容器质量

C. 合理安排工序，加强生产过程管理

D. 严格灭菌条件，严密包装

E. 在输液器中安置孔径大于0.8μm的终端滤膜过滤器

3. 下列哪些输液是血浆代用液

A. 碳水化合物的输液

B. 静脉注射脂肪乳剂

C. 复方氨基酸输液

D. 右旋糖酐注射液

E. 羟乙基淀粉注射液

4. 冻干制剂的常见问题包括

A. 含水量偏高

B. 出现霉团

C. 喷瓶

D. 用前稀释出现浑浊

E. 产品外观不饱满或萎缩

5. 对注射用浓溶液的说法，正确的是

A. 指原料药物与适宜辅料制成的供临用前稀释后静脉滴注用的无菌浓溶液

B. 适用于水溶液中不稳定和（或）水溶液中溶解度低的药物

C. 可解决水的引入导致的药物异构化或者有关物质增多的问题

D. 可以扩大药物在临床上的适用范围

E. 稀释后应符合注射液的要求

6. 下列为营养输液的是

A. 氨基酸输液

B. 脂肪乳剂输液

C. 氧氟沙星葡萄糖输液

D. 葡萄糖注射液

E. 右旋糖酐输液

7. 输液中出现可见异物与不溶性微粒的原因包括

A. 原料与附加剂质量问题

B. 胶塞与输液容器质量问题

C. 热原反应

D. 工艺操作中的问题

E. 医院输液操作以及静脉滴注装置的问题

8. 有关静脉注射脂肪乳剂的表述，正确的有

  A. 要求80%微粒的直径<1μm

  B. 是一种常用的血浆代用品

  C. 可以使用聚山梨酯80作为乳化剂

  D. 静脉注射用脂肪乳处方中，精制大豆油是油相，也是主药

  E. 体积小、能量高、对静脉无刺激

9. 乳状液型注射剂的原料一般选用

  A. 大豆油   B. 麻油

  C. 红花油   D. 卵磷脂

  E. 豆磷脂

10. 属于电解质输液的有

  A. 氯化钠注射液

  B. 复方氯化钠注射液

  C. 脂肪乳剂输液

  D. 乳酸钠注射液

  E. 葡萄糖注射液

11. 下列情况通常需使用注射剂的有

  A. 手术后不能进食

  B. 口服生物利用度低的药物

  C. 患者疾病严重、病情进展迅速的紧急情况下

  D. 没有合适的口服剂型的药物

E. 呕吐、严重腹泻

12. 下列关于注射剂注意事项的说法，正确的有

  A. 一般提倡临用前配制

  B. 应尽可能减少注射次数

  C. 应积极采取序贯疗法

  D. 应尽量减少注射剂联合使用的种类

  E. 应严格掌握注射剂量和疗程

13. 下列关于输液特点的说法，正确的有

  A. 能够补充营养、热量和水分，纠正体内电解质代谢紊乱

  B. 维持血容量以防治休克

  C. 调节体液酸碱平衡

  D. 解毒，用以稀释毒素、促使毒物排泄

  E. 抗生素、强心药、升压药等多种注射液加入输液中静脉滴注，起效迅速，疗效好

14. 输液的质量要求有

  A. 无菌、无热原

  B. pH与血液相近

  C. 渗透压应为等渗或偏高渗

  D. 不得添加任何抑菌剂

  E. 不引起血象的任何变化，不引起过敏反应，不损害肝、肾功能

15. 输液中的微粒包括

  A. 炭黑   B. 碳酸钙

  C. 氧化锌   D. 黏土

  E. 细菌

第三节　微粒制剂

一、最佳选择题

1. 下列关于微囊技术的说法，错误的是

  A. 将对光、湿度和氧不稳定的药物制成

微囊，可防止药物降解

  B. 利用缓释材料将药物微囊化后，可延缓药物释放

  C. 油类药物或挥发性药物不适宜制成

微囊

    D. PLA 是可生物降解的高分子囊材

    E. 将不同药物分别包囊后，可减少药物之间的配伍变化

2.《中国药典》规定脂质体的包封率不得低于

    A. 50%   B. 60%

    C. 70%   D. 80%

    E. 90%

3. 不属于脂质体作用特点的是

    A. 具有靶向性和淋巴定向性

    B. 药物相容性差，只适宜脂溶性药物

    C. 具有缓释作用，可延长药物作用时间

    D. 可降低药物毒性，适宜毒性较大的抗肿瘤药

    E. 结构中的双层膜有利于提高药物稳定性

4. 将药物制备成脂质体因减少了肾排泄和代谢而延长药物在血液和靶组织中的滞留时间，延长了药效，符合的脂质体特点是

    A. 靶向性和淋巴定向性

    B. 缓释和长效性

    C. 细胞亲和性与组织相容性

    D. 提高药物稳定性

    E. 降低药物毒性

5. 一般规定脂质体磷脂氧化指数应小于

    A. 0.2   B. 0.3

    C. 0.4   D. 0.5

    E. 0.6

6. 将 β - 胡萝卜素制成微囊的目的是

    A. 掩盖药物不良气味

    B. 提高药物的化学稳定性

    C. 防止其挥发

    D. 减少其对胃肠道的刺激性

    E. 增加其溶解度

7. 可生物降解的微囊材料是

    A. 聚乳酸   B. 硅橡胶

    C. 卡波姆   D. 明胶 - 阿拉伯胶

    E. 醋酸纤维素

8. 微球的质量要求不包括

    A. 粒子大小

    B. 载药量

    C. 有机溶剂残留检查

    D. 融变时限

    E. 体外释放度

9. 下列属于半合成高分子囊材的是

    A. 阿拉伯胶   B. 聚糖

    C. 聚乙烯醇   D. 聚氨基酸

    E. 醋酸纤维素酞酸酯

10. 下列辅料中，可生物降解的合成高分子囊材是

    A. CMC - Na   B. HPMC

    C. EC   D. PLA

    E. CAP

11. 微球被动靶向的给药方式是

    A. 口服给药   B. 眼部给药

    C. 肺部给药   D. 经皮给药

    E. 静脉注射给药

12. 下列常用囊材形成的囊壁释药速率大小顺序正确的是

    A. 明胶 > 乙基纤维素 > 苯乙烯 - 马来酸酐共聚物 > 聚酰胺

    B. 明胶 > 苯乙烯 - 马来酸酐共聚物 > 聚酰胺 > 乙基纤维素

    C. 明胶 > 乙基纤维素 > 聚酰胺 > 苯乙烯 - 马来酸酐共聚物

    D. 聚酰胺 > 乙基纤维素 > 苯乙烯 - 马来酸酐共聚物 > 明胶

    E. 乙基纤维素 > 明胶 > 苯乙烯 - 马来酸酐共聚物 > 聚酰胺

13. 注射给药脂质体的粒径应小于

A. 100nm B. 200nm

C. 300nm D. 400nm

E. 500nm

14. 关于注射用利培酮微球的说法，不正确的是

　　A. 利培酮为主药

　　B. PLGA 为生物可降解载体材料

　　C. 具有长效缓释作用

　　D. 可用于治疗急性和慢性精神分裂症

　　E. 无法减轻与精神分裂症有关的情感症状

15. 结构上类似生物膜，被称为"人工生物膜"的是

　　A. 微球　　　B. 微囊

　　C. 纳米粒　　D. 脂质体

　　E. 微乳

二、配伍选择题

[1-2]

　　A. 长循环脂质体

　　B. 免疫脂质体

　　C. 半乳糖修饰的脂质体

　　D. 甘露糖修饰的脂质体

　　E. 热敏脂质体

1. 二棕榈酸磷脂和二硬脂酸磷脂按一定比例混合制成的甲氨蝶呤脂质体是

2. 表面连接上某种抗体或抗原的脂质体是

[3-4]

　　A. 明胶与阿拉伯胶

　　B. 西黄蓍胶

　　C. 磷脂与胆固醇

　　D. 聚乙二醇

　　E. 半乳糖与甘露醇

3. 制备普通脂质体的材料是

4. 用于长循环脂质体表面修饰的材料是

[5-7]

　　A. 载药量　　　B. 渗漏率

C. 磷脂氧化脂数 D. 释放度

E. 包封率

5. 在脂质体的质量要求中，表示微粒（靶向）制剂中所含药物量的项目是

6. 在脂质体的质量要求中，表示脂质体化学稳定性的项目是

7. 在脂质体的质量要求中，表示脂质体物理稳定性的项目是

[8-12]

阿霉素脂质体处方如下：

【处方】	阿霉素	20g
	胆固醇	31.9g
	HSPC	95.8g
	MPEG2000 - DSPE	31.9g
	硫酸铵	20g
	蔗糖	适量
	注射用水	定容至1000ml

　　A. HSPC

　　B. MPEG2000 - DSPE

　　C. 硫酸铵

　　D. 蔗糖

　　E. 注射用水

8. 使脂质体具有长循环作用的材料是

9. 脂质体的主要组成材料是

10. 主动载药中产生浓度梯度的材料是

11. 该制剂的溶剂是

12. 硫酸铵水化后透析介质是

[13-14]

　　A. 明胶　　　　B. 乙基纤维素

　　C. 聚乳酸　　　D. β - CD

　　E. 枸橼酸

13. 属于生物可降解性合成高分子囊材的是

14. 属于半合成高分子囊材的是

三、综合分析选择题

[1-2]

16 - 妊娠双烯醇酮亚微乳注射剂处方如下：

【处方】16 - 妊娠双烯醇酮　　　　300mg
　　　　大豆油　　　　　　　　10g
　　　　蛋黄卵磷脂 E - 80　　　1.5g
　　　　维生素 E　　　　　　　0.01g
　　　　泊洛沙姆　　　　　　　0.3g
　　　　甘油　　　　　　　　　2.5g
　　　　注射用水　　　　　稀释至100ml

1. 泊洛沙姆在该处方中的作用是
　　A. 乳化剂　　　　　B. 抗氧化剂
　　C. 等渗调节剂　　　D. 润湿剂
　　E. 助乳化剂

2. 该处方中用作抗氧化剂的是
　　A. 大豆油
　　B. 维生素 E
　　C. 注射用水
　　D. 蛋黄卵磷脂 E - 80
　　E. 甘油

[3 - 6]
两性霉素 B 脂质体冻干制品处方如下:
【处方】两性霉素 B　　　　　　50mg
　　　　氢化大豆卵磷脂（HSPC）213mg
　　　　胆固醇（Chol）　　　　52mg
　　　　二硬脂酰磷脂酰甘油　　84mg
　　　　　（DSPG）
　　　　α - 维生素 E　　　　　640mg
　　　　蔗糖　　　　　　　　1000mg
　　　　六水琥珀酸二钠　　　　30mg

3. 处方中,与二硬脂酰磷脂酰甘油共同作为脂质体骨架材料的是
　　A. 蔗糖　　　　　　B. 六水琥珀酸二钠
　　C. 胆固醇　　　　　D. α - 维生素 E
　　E. 氢化大豆卵磷脂

4. 处方中,用于改善脂质体膜流动性,提高制剂稳定性的是
　　A. 蔗糖　　　　　　B. 六水琥珀酸二钠
　　C. 胆固醇　　　　　D. α - 维生素 E
　　E. 氢化大豆卵磷脂

5. 处方中,作为抗氧化剂的是
　　A. 蔗糖　　　　　　B. 六水琥珀酸二钠
　　C. 胆固醇　　　　　D. α - 维生素 E
　　E. 氢化大豆卵磷脂

6. 处方中,用作缓冲剂的是
　　A. 蔗糖
　　B. 六水琥珀酸二钠
　　C. 胆固醇
　　D. α - 维生素 E
　　E. 氢化大豆卵磷脂

四、多项选择题

1. 药物微囊化的特点包括
　　A. 减少药物的配伍变化
　　B. 使液态药物固态化
　　C. 控制药物的释放
　　D. 掩盖药物的不良臭味
　　E. 提高药物的稳定性

2. 影响微囊中药物释放速度的因素包括
　　A. 囊壁的厚度
　　B. 微囊的粒径
　　C. 药物的理化性质
　　D. 微囊的载药量
　　E. 囊材的类型及组成

3. 属于天然高分子囊材的有
　　A. 乙基纤维素　　　B. 明胶
　　C. 阿拉伯胶　　　　D. 聚乳酸
　　E. 壳聚糖

4. 微球根据靶向性原理分为
　　A. 普通注射微球
　　B. 栓塞性微球
　　C. 磁性微球
　　D. 生物靶向性微球
　　E. 脂质体

5. 微囊的质量评价项目包括
　　A. 微囊的囊形
　　B. 粒径
　　C. 囊材对药物的吸附率

D. 载药量与包封率

E. 微囊中药物释放速率

6. 脂质体与细胞之间的交换作用包括

A. 吸附
B. 脂交换
C. 内吞
D. 融合
E. 渗漏

第四节　其他注射剂

一、最佳选择题

1. 生物技术药物制剂的主要剂型为

A. 片剂
B. 丸剂
C. 胶囊剂
D. 注射剂
E. 膜剂

2. 下列对中药注射剂质量规定的表述，错误的是

A. 处方中全部药味均应作主要成分的鉴别
B. 可选用能鉴别处方药味的特征图谱
C. 注射剂中所含成分应基本清楚
D. 中药注射剂应控制工艺过程可能引入的其他杂质
E. 同一批号成品的色泽不必保持一致

二、配伍选择题

[1-2]

A. 络合剂
B. 等渗调节剂
C. pH 调节剂
D. 抑菌剂
E. 增溶剂

1. 胰岛素注射液处方中加入间甲酚是作为

2. 复方柴胡注射液处方加入吐温 80 是作为

[3-4]

A. 中药注射剂
B. 溶液型注射剂
C. 混悬型注射剂
D. 乳状液型注射剂
E. 生物技术药物注射剂

3. 将饮片经提取、纯化等过程制得的可注入人体内的溶液、乳状液及临用前配成溶液的无菌粉末或浓缩液的无菌制剂

是指

4. 药物溶解于适宜溶剂中制成稳定的、可供注射给药的澄清液体制剂是指

三、综合分析选择题

[1-2]

胰岛素注射液处方如下：

【处方】
中性胰岛素　　40IU/ml
氯化锌　　　　46μg/ml
甘油　　　　　17mg/ml
间甲酚　　　　2.7mg/ml
氢氧化钠　　　适量
盐酸　　　　　适量
注射用水　　　加至 1000ml

1. 处方中作为络合剂的是

A. 氯化锌
B. 甘油
C. 氢氧化钠
D. 盐酸
E. 间甲酚

2. 有关胰岛素注射液的叙述，错误的是

A. 用于糖尿病的治疗
B. 氢氧化钠和盐酸为 pH 调节剂
C. 甘油为等渗调节剂
D. 间甲酚为抑菌剂
E. 用于感冒、流行性感冒等上呼吸道感染

四、多项选择题

1. 市售且销售量比较好的生物技术药物有

A. 伊那西普冻干粉针剂
B. 贝伐珠单抗注射液
C. 阿法依伯汀注射液
D. 利妥昔单抗注射液
E. 甘精胰岛素注射液

第六章　皮肤和黏膜给药途径制剂与临床应用

第一节　皮肤给药制剂

一、最佳选择题

1. 皮肤疾病急性期患者，如有大量渗液，可用的药物是
   A. 冻疮软膏　　　B. 水杨酸乳膏
   C. 氧化锌糊　　　D. 3%硼酸洗剂
   E. 可乐定控释贴剂

2. 关于软膏剂、乳膏剂与糊剂质量要求的说法，不正确的是
   A. 无刺激性、过敏性
   B. 具有适当的黏稠度，不融化，且不易受季节变化影响
   C. 性质稳定，有效期内应无酸败、异臭、变色、变硬等变质现象
   D. 必要时可加入防腐剂、抗氧剂、增稠剂、保湿剂及透皮促进剂
   E. 软膏剂、糊剂不需要遮光密闭贮存

3. 下列关于油脂性基质软膏剂临床应用的表述，错误的是
   A. 保护、滋润皮肤，并对皮肤有保温作用
   B. 保护创面、促进肉芽生长、恢复上皮和消炎收敛作用，适用于分泌物不多的浅表性溃疡
   C. 防腐杀菌、软化痂皮
   D. 用作腔道黏膜给药途径制剂
   E. 忌用于糜烂渗出性及分泌物较多的皮损

4. 贴剂背衬层主要由不易渗透的铝塑合膜、玻璃纸、尼龙或醋酸纤维素等材料制成，其作用是
   A. 润湿皮肤促进吸收
   B. 吸收过量的汗液
   C. 减少压敏胶对皮肤的刺激
   D. 降低对皮肤的黏附性
   E. 防止药物的流失

5. 关于复方苯海拉明搽剂的说法，错误的是
   A. 本搽剂为黄色溶液
   B. 可缓解组胺所致的变态反应
   C. 苯佐卡因属于局部麻醉药，有止痛、止痒作用
   D. 薄荷脑、樟脑能促进血液循环，有消炎、止痒、止痛作用
   E. 临床上多与其他药物组成复方制剂，用于过敏性皮炎，皮肤瘙痒症的治疗

6. 下列属于贴剂控释膜的均质膜材料的是
   A. 醋酸纤维膜
   B. 聚丙烯
   C. 乙烯－醋酸乙烯共聚物
   D. 核孔膜
   E. 蛋白质膜

7. 贴剂的质量要求不包括
   A. 外观光洁完整，无锋利的边缘
   B. 释放度应符合规定
   C. 残留溶剂应符合规定
   D. 崩解时限应符合规定
   E. 黏附力应符合规定

8. 涂膜剂常用的膜材有
   A. 氟氯烷烃　　　B. 丙二醇
   C. 聚维酮　　　　D. 枸橼酸钠
   E. 聚乙烯吡咯烷酮

9. 用于冲洗开放性伤口或腔体的无菌溶

液是

A. 冲洗剂　　　　B. 搽剂

C. 栓剂　　　　　D. 洗剂

E. 灌肠剂

10. 有关涂膜剂的不正确表述是

A. 用时涂布于患处，有机溶剂迅速挥发，形成薄膜保护患处

B. 启用后最多可使用4周

C. 一般用于有渗出液的损害性皮肤病

D. 根据需要可加入抑菌剂或抗氧剂

E. 常用的成膜材料有聚乙烯醇、聚乙烯吡咯烷酮、乙基纤维素和聚烯醇缩甲乙醛等

11. 吲哚美辛软膏处方中作为杀菌防腐剂的是

A. 吲哚美辛　　　B. PEG4000

C. SDB－L400　　D. 甘油

E. 苯扎溴铵

12. 下列关于搽剂的质量要求，说法错误的是

A. 搽剂在贮藏时，乳状液若出现油相与水相分离，经振摇后应能重新形成乳状液

B. 搽剂应遮光，密闭贮存

C. 搽剂不可加在绒布或其他柔软物料上使用

D. 以水或稀乙醇为溶剂的搽剂一般应检查相对密度、pH

E. 以油为溶剂的搽剂应无酸败变质现象，并应检查折光率

二、配伍选择题

[1-3]

A. 三氯叔丁醇　　B. 甘油

C. 凡士林　　　　D. 十二烷基硫酸钠

E. 对羟基苯甲酸乙酯

1. 可作为乳膏剂保湿剂的是

2. 可作为乳膏剂油相基质的是

3. 可作为乳膏剂乳化剂的是

[4-5]

A. 糊剂　　　　　B. 贴剂

C. 洗剂　　　　　D. 酊剂

E. 醑剂

4. 皮肤疾病急性期，皮肤有大量渗液时，可使用的剂型是

5. 皮肤疾病慢性期，皮肤以苔藓样变为主时，可使用的剂型是

三、综合分析选择题

[1-2]

水杨酸乳膏处方如下：

【处方】	水杨酸	50g
	硬脂酸甘油酯	70g
	硬脂酸	100g
	白凡士林	120g
	液状石蜡	100g
	甘油	120g
	十二烷基硫酸钠	10g
	羟苯乙酯	1g
	蒸馏水	480ml

1. 水杨酸乳膏处方中，作为乳化剂的是

A. 羟苯乙酯

B. 十二烷基硫酸钠及硬脂酸甘油酯

C. 液状石蜡

D. 甘油

E. 白凡士林

2. 下列关于水杨酸乳膏处方的表述，不正确的是

A. 本品为O/W型乳膏

B. 液状石蜡、硬脂酸和白凡士林为油相成分

C. 甘油为保湿剂，羟苯乙酯为防腐剂

D. 用于治疗手、足癣及体、股癣，忌用于糜烂或继发性感染部位

E. 加入水杨酸时，可与铁或其他重金属器皿接触

四、多项选择题

1. 经皮给药系统常用的压敏胶有
   - A. 聚异丁烯
   - B. 聚乙烯醇
   - C. 聚丙烯酸酯
   - D. 硅橡胶
   - E. 聚乙二醇

2. 贴剂的优点包括
   - A. 可减少用药次数
   - B. 改善患者用药顺应性
   - C. 减少胃肠道给药的副作用
   - D. 药物的吸收不存在个体差异
   - E. 制备工艺成熟，产业化成本较低

3. 软膏剂中常用的油脂性基质有
   - A. 凡士林
   - B. 液状石蜡
   - C. 硬脂酸
   - D. 羊毛脂
   - E. 蜂蜡

4. 软膏剂中的水溶性基质包括
   - A. 聚乙二醇
   - B. 卡波姆
   - C. 甘油
   - D. 明胶
   - E. 硅油

5. 软膏剂常用的附加剂种类有
   - A. 抗氧剂
   - B. 防腐剂
   - C. 保湿剂
   - D. 增稠剂
   - E. 透皮促进剂

6. 糊剂的临床适应证包括
   - A. 痂皮脓疱性皮肤病
   - B. 鳞屑性皮肤病
   - C. 亚急性炎症性皮肤损害
   - D. 慢性炎症性皮肤损害
   - E. 渗出液较多的皮损

7. 贴剂的质量要求及检查包括
   - A. 材料及辅料应符合国家有关规定
   - B. 外观完整光洁
   - C. 残留溶剂含量测定
   - D. 释放度测定
   - E. 含量均匀度测定

8. 贴剂使用时应注意
   - A. 给药部位应当为清洁、干燥、几乎无毛发的皮肤，避免使用皮肤洗剂
   - B. 如对透皮贴剂过敏，应暂时中断使用
   - C. 透皮贴剂应当贴在不被衣服经常摩擦或移动的位置
   - D. 透皮贴剂应根据产品说明书所示的推荐使用时间，到时应立即除去
   - E. 贴剂不可切割使用

9. 凝胶膏剂的常用基质包括
   - A. 聚丙烯酸钠
   - B. 羧甲基纤维素钠
   - C. 明胶
   - D. 甘油
   - E. 微粉硅胶

10. 橡胶膏剂的常用基质包括
    - A. 橡胶
    - B. 热可塑性橡胶
    - C. 松香衍生物
    - D. 凡士林
    - E. 氧化锌

11. 贴膏剂临床用于
    - A. 通络止痛
    - B. 银屑病
    - C. 祛风散寒
    - D. 跌打损伤
    - E. 风湿痹痛

12. 在经皮给药系统（TDDS）中，可作为防黏材料的有
    - A. 聚乙烯醇
    - B. 聚苯乙烯
    - C. 醋酸纤维素
    - D. 聚乙烯
    - E. 羟丙基甲基纤维素

13. 经皮给药制剂的基本结构包括
    - A. 背衬层
    - B. 药物贮库层
    - C. 控释膜
    - D. 胶黏膜
    - E. 保护层

14. 下列关于凝胶剂的叙述，正确的是
    - A. 凝胶剂系指原料药物与能形成凝胶的辅料制成的具凝胶特性的稠厚液体或半固体制剂
    - B. 凝胶剂只有单相凝胶
    - C. 氢氧化铝凝胶属于单相凝胶
    - D. 卡波姆为水溶性凝胶基质

E. 凝胶具有良好的生物相容性，对药物释放具有缓释、控释作用

15. 下列可作为凝胶剂基质的是

A. 西黄蓍胶　　　　B. 聚乙烯

C. 卡波姆　　　　　D. 吐温类

E. 海藻酸盐

第二节　黏膜给药制剂

一、最佳选择题

1. 关于可可豆脂的说法，错误的是

A. 可可豆脂在常温下为白色或淡黄色、脆性蜡状固体

B. 可可豆脂具有多晶型

C. 可可豆脂稳定性好

D. 可可豆脂无刺激性

E. 可可豆脂相对密度为 0.990～0.998

2. 起效迅速且发挥全身作用的制剂是

A. 舌下片　　　　　B. 滴眼液

C. 漱口液　　　　　D. 滴耳液

E. 栓剂

3. 若想增加滴眼液中其他抑菌剂对铜绿假单胞菌的抑制作用，可加入

A. 三氯叔丁醇　　　B. 硝酸苯汞

C. 依地酸钠　　　　D. 聚乙二醇

E. 葡萄糖

4. 有关气雾剂的叙述，错误的是

A. 具有良好的剂量均一性

B. 若患者无法正确使用，就会造成肺部剂量较低和（或）不均一

C. 阀门系统对药物剂量有所限制，无法递送大剂量药物

D. 大多数现有的 MDIs 没有剂量计数器

E. 比雾化器容易准备，治疗时间长，吸收缓慢，无首关效应

5. 发挥局部作用的栓剂是

A. 阿司匹林栓　　　B. 盐酸克仑特罗栓

C. 吲哚美辛栓　　　D. 甘油栓

E. 双氯芬酸钠栓

6. 二相气雾剂为

A. 溶液型气雾剂

B. O/W 乳剂型气雾剂

C. W/O 乳剂型气雾剂

D. 混悬型气雾剂

E. 吸入粉雾剂

7. 经肺部吸收的制剂是

A. 膜剂　　　　　　B. 软膏剂

C. 气雾剂　　　　　D. 栓剂

E. 缓释片

8. 药物与适宜基质等制成供腔道给药的固体外用制剂称为

A. 微囊　　　　　　B. 滴丸

C. 栓剂　　　　　　D. 微丸

E. 软胶囊

9. 下列属于栓剂水溶性基质的是

A. 可可豆脂

B. 甘油明胶

C. 硬脂酸丙二醇酯

D. 半合成脂肪酸甘油酯

E. 羊毛脂

10. 吸入气雾剂的给药部位是

A. 肝脏　　　　　　B. 肾脏

C. 肺　　　　　　　D. 胆

E. 心脏

11. 目前，用于全身作用的栓剂主要是

A. 阴道栓　　　　　B. 尿道栓

C. 耳道栓　　　　　D. 鼻道栓

E. 直肠栓

12. 关于口腔黏膜给药制剂的质量要求，

表述错误的是

A. 使用方便，容易给药和无口腔异物感

B. 药物及辅料对口腔黏膜应无毒性和刺激性，包括不刺激唾液的分泌

C. 口腔贴片应体积小，黏附性强

D. 口腔贴片（膜），应进行释放度检查，并应符合释放度测定法的有关规定

E. 舌下片在 10min 内应全部崩解或溶化

13. 下列对鼻用制剂的质量要求说法，不正确的是

A. 通常含有如调节黏度、控制 pH、增加药物溶解、提高制剂稳定性或能够赋形的辅料

B. 应无刺激性，对鼻黏膜及其纤毛不应产生不良反应

C. 鼻用粉雾剂中药物及所用附加剂的粉末粒径大多应在 $50 \sim 100\mu m$ 之间

D. 鼻用半固体制剂应柔软细腻，易涂布

E. 鼻用制剂多剂量包装容器应配有完整的滴管或适宜的给药装置

14. 下列不属于口腔黏膜给药制剂特点的是

A. 口腔黏膜具有较强的对外界刺激的耐受性，不易损伤，修复功能强

B. 起效慢，不适用于急诊的治疗

C. 酶活性较低，可避开肝脏首关效应及胃肠道的破坏

D. 可治疗局部病变，又可发挥全身治疗作用

E. 给药方便，可随时进行局部调整，患者顺应性高

15. 下列属于含漱片的药物是

A. 度米芬含片

B. 硝酸甘油舌下片

C. 复方硼砂片

D. 硫酸吗啡频贴片

E. 氨来占诺口腔贴膜

16. 关于耳用制剂的质量要求，表述错误的是

A. 辅料应无毒性或局部刺激性

B. 用于伤口或手术前使用的耳用制剂应无菌

C. 耳用溶液剂应澄清，不得有沉淀和异物

D. 除另有规定外，多剂量包装的耳用制剂在开启后使用期最多不超过半个月

E. 单剂量包装的洗耳剂，应能保证从容器中可倾倒出足够体积的制剂

17. 奠磺酸钠眼用膜剂中聚乙烯醇的作用是

A. 增塑剂   B. 成膜剂

C. 脱模剂   D. 抑菌剂

E. 调节渗透压

18. 栓剂的质量要求不包括

A. 融变时限

B. 重量差异

C. 微生物限度符合规定

D. 适宜的硬度

E. 体内吸收试验

19. 借助手动泵的压力或其他方法将内容物呈雾状物释出的制剂是

A. 溶液型气雾剂

B. 吸入粉雾剂

C. 喷雾剂

D. 乳剂型气雾剂

E. 混悬型气雾剂

20. 为了使难溶性药物的溶解度增加，气雾剂常加入的潜溶剂是

A. 氢氟烷烃   B. 乙醇

C. 维生素 C　　　　　D. 尼泊金乙酯

E. 滑石粉

21. 采用特制的干粉吸入装置，由患者主动吸入雾化药物的制剂是

　　A. 溶液型气雾剂

　　B. 乳剂型气雾剂

　　C. 喷雾剂

　　D. 混悬型气雾剂

　　E. 吸入粉雾剂

22. 栓剂基质甘油明胶中水：明胶：甘油的合理配比为

　　A. 10：20：70

　　B. 10：30：60

　　C. 20：20：60

　　D. 20：30：50

　　E. 25：25：50

23. 某癌痛患者，使用曲马多缓释片后、疼痛控制不佳，更换芬太尼透皮贴剂指征明确。贴剂首选的部位是

　　A. 上臂外侧　　　　B. 上臂内侧

　　C. 前胸　　　　　　D. 后背

　　E. 大腿外侧

24. 眼用制剂贮存应密封遮光，启用后最多可用

　　A. 1 周　　　　　　B. 2 周

　　C. 3 周　　　　　　D. 4 周

　　E. 5 周

25. 若眼用液体制剂中使用单一的抑菌剂效果不理想，欲增强对铜绿假单胞菌的抑制作用可联合加入少量的

　　A. 氯化钠　　　　　B. 葡萄糖

　　C. 硼酸　　　　　　D. 硼砂

　　E. 依地酸钠

二、配伍选择题

[1-2]

　　A. 硬脂酸　　　　　B. 液状石蜡

C. 吐温 80　　　　　D. 羟苯乙酯

E. 甘油

1. 可用作乳剂型基质防腐剂的是

2. 可用作乳剂型基质保湿剂的是

[3-4]

　　A. 氢氟烷烃　　　　B. 甘油

　　C. 吐温 80　　　　　D. 蜂蜡

　　E. 维生素 C

3. 在气雾剂的处方中，可作为潜溶剂的辅料是

4. 在气雾剂的处方中，可作为抛射剂的辅料是

[5-6]

　　A. 巴西棕榈蜡

　　B. 尿素

　　C. 甘油明胶

　　D. 叔丁基羟基茴香醚

　　E. 羟苯乙酯

5. 可作为栓剂抗氧剂的是

6. 可作为栓剂硬化剂的是

[7-8]

　　A. 白蜡

　　B. 羟甲基纤维素钠

　　C. 2,6 - 二叔丁基对甲酚

　　D. 单硬脂酸甘油酯

　　E. 凡士林

7. 可作为栓剂吸收促进剂的是

8. 可作为栓剂增稠剂的是

[9-12]

　　A. 萎缩性鼻炎、干性鼻炎

　　B. 过敏性鼻炎

　　C. 用于鼻腔急、慢性鼻炎和鼻窦炎

　　D. 无征兆局部刺激的止痛

　　E. 急性偏头痛

9. 麻黄素滴鼻液临床应用于

10. 舒马曲坦鼻腔喷雾剂临床应用于

11. 复方薄荷滴鼻剂临床应用于

12. 左卡巴斯汀鼻喷剂临床应用于

[13－16]

  A. 含在口腔或颊膜内缓缓溶解而不吞下，产生局部或全身作用的片剂

  B. 置于舌下能迅速溶化，药物经舌下黏膜吸收发挥全身作用的片剂

  C. 贴于口腔，药物溶出经黏膜吸收后起局部或全身作用的片剂

  D. 临用前溶解于水中用于含漱的片剂

  E. 贴于口腔，药物溶出经黏膜吸收后起局部或全身作用的膜状柔软固体

13. 含漱片指

14. 口腔贴膜指

15. 口腔贴片指

16. 含片指

[17－18]

  A. 调节 pH   B. 稳定剂

  C. 抑菌防腐   D. 调节黏度

  E. 调节渗透压

17. 眼用液体制剂中加入磷酸盐缓冲液的作用是

18. 眼用液体制剂中加入氯化钠的作用是

[19－20]

  A. 5ml   B. 10ml

  C. 20ml   D. 50ml

  E. 200ml

19. 滴眼剂装量一般不得超过

20. 洗眼剂装量一般不得超过

[21－22]

  A. $0.5\sim5\mu m$ B. $1\sim2\mu m$

  C. $2\sim5\mu m$ D. $3\sim10\mu m$

  E. $>10\mu m$

21. 对肺局部作用的喷雾剂粒径应控制在

22. 发挥全身作用喷雾剂粒径应控制在

[23－24]

  A. 吸入气雾剂   B. 二相气雾剂

  C. 三相气雾剂   D. 泡沫气雾剂

  E. 定量气雾剂

23. 混悬型气雾剂指

24. 乳剂型气雾剂指

[25－26]

  A. 蜂蜡

  B. 羊毛脂

  C. 甘油明胶

  D. 半合成脂肪酸甘油酯

  E. 凡士林

25. 对作为栓剂油脂性基质的是

26. 对作为栓剂水溶性基质的是

三、综合分析选择题

[1－2]

硝酸甘油舌下片处方如下：

【处方】硝酸甘油   0.3g

       微晶纤维素   21g

       乳糖   5.25g

       聚维酮   0.3g

       硬脂酸镁   0.15g

       含水乙醇   适量

       共制 1000 片

1. 可用于处方中稳定剂是

  A. 聚维酮   B. 微晶纤维素

  C. 乳糖   D. 乙醇

  E. 硬脂酸镁

2. 硝酸甘油舌下片用于防治

  A. 关节肿痛   B. 心绞痛

  C. 角膜炎   D. 扁桃体炎

  E. 过敏性哮喘

四、多项选择题

1. 抛射剂应具备的条件有

  A. 为适宜的低沸点液体，常温下蒸气压应大于大气压

  B. 无毒性、无致敏反应和刺激性

  C. 不与药物发生反应

  D. 不易燃、不易爆

E. 无色、无味、无臭

2. 常用的油脂性栓剂基质有
   A. 可可豆脂　　　　B. 椰油酯
   C. 棕榈酸酯　　　　D. 甘油明胶
   E. 聚氧乙烯（40）硬脂酸酯类

3. 口腔用液体制剂的作用包括
   A. 清洗　　　　　　B. 防腐
   C. 去臭　　　　　　D. 杀菌
   E. 消暑

4. 属于口腔用片（膜）剂型的有
   A. 含片　　　　　　B. 舌下片
   C. 含漱片　　　　　D. 口腔贴片
   E. 口腔贴膜

5. 下列属于耳用半固体制剂的是
   A. 耳用凝胶剂　　　B. 耳用软膏剂
   C. 耳用乳膏剂　　　D. 耳用散剂
   E. 耳塞

6. 口腔黏膜的给药剂型包括
   A. 液体制剂　　　　B. 片剂
   C. 喷雾剂　　　　　D. 软膏剂
   E. 膜剂

7. 下列属于耳用液体制剂的是
   A. 耳用凝胶剂　　　B. 洗耳剂
   C. 滴耳剂　　　　　D. 耳用喷雾剂
   E. 耳用散剂

8. 下列选项中属于鼻用液体制剂的是
   A. 鼻用气雾剂　　　B. 鼻用粉雾剂
   C. 滴鼻剂　　　　　D. 鼻用喷雾剂
   E. 洗鼻剂

9. 下列属于鼻用半固体制剂的是
   A. 鼻用软膏剂　　　B. 鼻用乳膏剂
   C. 鼻用散剂　　　　D. 鼻用凝胶剂
   E. 鼻用棒剂

10. 耳用溶剂的常用溶剂包括
    A. 乙醇　　　　　　B. 聚乙二醇
    C. 己烯二醇　　　　D. 丙二醇

E. 甘油

11. 鼻用制剂的特点包括
    A. 药物吸收迅速，起效快
    B. 给药方便，免除了药物对胃肠道的刺激
    C. 制剂可能会对鼻黏膜造成刺激
    D. 部分药物可经嗅觉神经绕过血 - 脑屏障直接进入脑组织
    E. 鼻腔给药的体积较小，限制了单次用药剂量

12. 气雾剂的优点有
    A. 无首关效应
    B. 良好的剂量均一性
    C. 高压下的内容物可防止病原体侵入
    D. 简洁、便携、耐用、使用方便
    E. 生产成本较低

13. 关于眼用制剂的说法，正确的是
    A. 滴眼剂应与泪液等渗
    B. 混悬滴眼液用前需充分混匀
    C. 增大滴眼液的黏度，有利于提高药效
    D. 用于手术的眼用制剂必须保证无菌，应加入适量抑菌剂
    E. 为减小刺激性，滴眼液应使用缓冲液调节溶液的 pH，使其在生理耐受范围内

14. 按分散系统将气雾剂分为
    A. 溶液型气雾剂
    B. 混悬型气雾剂
    C. 乳剂型气雾剂
    D. 吸入用气雾剂
    E. 空气消毒气雾剂

15. 按给药途径将气雾剂分为
    A. 溶液型气雾剂
    B. 混悬型气雾剂
    C. 非吸入气雾剂
    D. 吸入用气雾剂

E. 定量气雾剂

16. 目前的栓剂基质中，可可豆脂较好的代用品有
    A. 椰油酯
    B. 羟苯酯
    C. 羊毛脂
    D. 混合脂肪酸甘油酯
    E. 棕榈酸酯

17. 以下关于喷雾剂的质量要求，正确的是
    A. 溶液型喷雾剂药液应澄清
    B. 乳状液型喷雾剂液滴在液体介质中应分散均匀
    C. 混悬型喷雾剂应将药物细粉和附加剂充分混匀、研细，制成稳定的混悬液
    D. 喷雾剂装置中各组成部件均应采用无毒、无刺激性、性质稳定，与药物不起作用的材料制备
    E. 抑菌剂的抑菌效力应符合抑菌效力检查法的规定

18. 下列关于眼用制剂的临床应用，正确的有
    A. 尽量单独使用一种滴眼剂
    B. 氯霉素滴眼液主要用于结膜炎、沙眼、角膜炎和眼睑缘炎等眼部感染
    C. 人工泪液主要用于干燥综合征患者起到滋润眼睛的作用
    D. 若同时使用眼膏剂和滴眼剂需先使用眼膏剂
    E. 眼用制剂应一人一用

19. 下列关于喷雾剂的特点，说法正确的有
    A. 药物呈细小雾滴能直达作用部位，局部浓度高，起效迅速
    B. 给药剂量准确
    C. 给药剂量比注射或口服小，因此毒

副作用小
    D. 药物呈雾状直达病灶，形成局部浓度，可减少疼痛，且使用方便
    E. 既可作局部用药，亦可治疗全身性疾病

20. 下列关于粉雾剂的质量要求，说法正确的有
    A. 吸入粉雾剂中所有附加剂均应为生理可接受物质
    B. 粉雾剂给药装置使用的各组成部件均应采用与药物不起作用的材料制备
    C. 吸入粉雾剂中药物粒度大小应控制在 $20\mu m$ 以下，其中大多数应在 $10\mu m$ 以下
    D. 粉雾剂应置凉暗处贮存，防止吸潮
    E. 配制粉雾剂时，为改善粉末的流动性，可加入适宜的载体和润滑剂

21. 下列关于粉雾剂的特点，说法正确的有
    A. 无胃肠道降解作用
    B. 无肝脏首关效应
    C. 药物吸收迅速，给药后起效快
    D. 大分子药物的生物利用度可以通过吸收促进剂或其他方法的应用来提高
    E. 小分子药物尤其适用于呼吸道直接吸入或喷入给药

22. 胶囊型、泡囊型吸入粉雾剂应标明
    A. 每粒胶囊或泡囊中药物含量
    B. 胶囊应置于吸入装置中吸入，而非吞服
    C. 有效期
    D. 贮藏条件
    E. 每吸主药含量

23. 栓剂按制备工艺与释药特点分类可分为

A. 直肠栓　　　B. 阴道栓

C. 双层栓　　　D. 中空栓

E. 缓、控释栓

24. 优良的栓剂基质应符合的要求包括

　　A. 在室温下应有适当的硬度，熔点与凝固点的差距大

B. 性质稳定，不与药物反应

C. 不妨碍主药的作用与含量测定

D. 对黏膜无刺激性和无毒性，无致敏性，释放速率良好

E. 适用于热熔法及冷压法制备栓剂，易于脱模

第七章　生物药剂学与药代动力学

第一节　药物体内过程的基本原理

一、最佳选择题

1. 大多数药物穿过生物膜的扩散转运速度
   - A. 与药物的解离常数无关
   - B. 取决于膜两侧药物的浓度梯度
   - C. 取决于载体的作用
   - D. 取决于给药途径
   - E. 与药物的脂溶性无关

2. 关于药物通过生物膜转运的表述，错误的是
   - A. 大多数药物通过被动扩散方式透过生物膜
   - B. 一些生命必需物质（如 K^+、Na^+ 等），通过被动转运方式透过生物膜
   - C. 主动转运可被代谢抑制剂所抑制
   - D. 易化扩散的转运速度大大超过被动扩散
   - E. 主动转运药物的吸收速度可以用米氏方程式描述

3. 细胞膜通过主动变形，吞没微粒进行转运称为
   - A. 主动转运
   - B. 易化扩散
   - C. 吞饮
   - D. 胞饮
   - E. 被动转运

4. 关于易化扩散的表述，错误的是
   - A. 又称中介转运
   - B. 不需要细胞膜载体的帮助
   - C. 有饱和现象
   - D. 存在竞争抑制现象
   - E. 转运速度大大超过被动扩散

5. 下列关于药代动力学参数的说法，错误的是

   - A. 速率常数用来描述体内各过程的快慢
   - B. 速率常数的单位是时间的倒数
   - C. 清除率是机体在单位时间内清除的含有药物的血浆体积
   - D. 生物半衰期常以 $t_{1/2}$ 表示，单位是"时间"
   - E. 表观分布容积单位是"时间·浓度"

6. 关于主动转运的表述，错误的是
   - A. 主动转运必须借助载体或酶促系统
   - B. 主动转运是药物从膜的低浓度一侧向高浓度一侧转运的过程
   - C. 主动转运需要消耗机体能量
   - D. 主动转运可出现饱和现象和竞争抑制现象
   - E. 主动转运有结构特异性，但没有部位特异性

7. 关于药物通过生物膜转运特点的表述，正确的是
   - A. 被动转运的物质可由高浓度区向低浓度区转运
   - B. 促进扩散的转运速率低于被动扩散
   - C. 主动转运借助于载体进行，不需消耗能量
   - D. 被动转运会出现饱和现象
   - E. 胞饮作用对于蛋白质和多肽的吸收不是十分重要

8. 药物透过生物膜主动转运的特点之一是
   - A. 药物由高浓度区域向低浓度区域扩散
   - B. 需要消耗机体能量
   - C. 黏附于细胞膜上的某些药物随着细胞膜向内陷而进入细胞内

D. 小于膜孔的药物分子通过膜孔进入细胞膜

E. 借助于载体使药物由高浓度区域向低浓度区域扩散

9. 通过主动变形，膜凹陷吞没液滴或微粒，将某些物质摄入细胞内或从细胞内释放到细胞外的转运方式是

A. 主动转运 B. 易化扩散

C. 膜动转运 D. 滤过

E. 简单扩散

10. 关于生物半衰期的叙述，错误的是

A. 肾功能、肝功能低下者，生物半衰期延长

B. 体内药量或血药浓度降低一半所需要的时间

C. 代谢快、排泄快的药物，其生物半衰期小

D. 药物的生物半衰期可以表示药物从体内消除的快慢

E. 具有相似药理作用、结构类似的药物，其生物半衰期相差不大

11. 某些高分子物质，如蛋白质、多肽类等，在体内的跨膜转运方式是

A. 主动转运 B. 被动转运

C. 膜孔转运 D. 促进扩散

E. 膜动转运

12. 药物分布、代谢和排泄过程称为

A. 转运 B. 处置

C. 生物转化 D. 消除

E. 转化

13. 关于药物跨膜转运机制及特点的叙述，错误的是

A. 简单扩散中脂质途径不需要膜蛋白参与也不消耗能量

B. 易化扩散需要转运体参与不消耗能量

C. 主动转运需要载体蛋白且消耗能量

D. 胞饮需要受体参与消耗能量

E. 胞吐不需要受体参与但需要消耗能量

14. 临床上评价肝功能的指标为

A. 转氨酶

B. 肌酸激酶

C. 葡萄糖 – 6 – 磷酸脱氢酶

D. 琥珀胆碱酯酶

E. 乙醛脱氢酶

15. 某药静脉注射经 2 个半衰期后，其体内药量为原来的

A. 1/2 B. 1/4

C. 1/8 D. 1/16

E. 1/32

16. 假设药物消除符合一级动力学过程，药物消除 99.9% 需要多少个半衰期

A. 4 B. 6

C. 8 D. 10

E. 12

17. 易化扩散和主动转运的共同特点是

A. 要消耗能量

B. 顺电位梯度

C. 逆浓度梯度

D. 需要载体

E. 只转运非极性的小分子

18. 关于注射部位的吸收，错误的表述是

A. 一般水溶液型注射剂中药物的吸收为一级动力学过程

B. 血流加速，吸收加快

C. 合并使用肾上腺素可使吸收减缓

D. 脂溶性药物可以通过淋巴系统转运

E. 腹腔注射没有吸收过程

19. 除起局部治疗作用的药物外，药物发挥治疗作用的先决条件是

A. 吸收 B. 分布

C. 代谢 D. 排泄

E. 转化

二、配伍选择题

[1-2]

    A. 肠-肝循环   B. 首关效应

    C. 胃排空速率   D. 吸收

    E. 分布

1. 药物从给药部位进入体循环的过程称为

2. 药物进入体循环后向各组织、器官或者体液转运的过程称为

[3-5]

    A. 主动转运   B. 简单扩散

    C. 易化扩散   D. 膜动转运

    E. 滤过

3. 药物借助载体或酶促系统，消耗机体能量，从膜的低浓度向高浓度一侧转运的药物转运方式是

4. 在细胞膜载体的帮助下，由膜的高浓度一侧向低浓度一侧转运，不消耗能量的药物转运方式是

5. 药物扩散速度取决于膜两侧药物的浓度梯度、药物的脂水分配系数及药物在膜内扩散速度的药物转动方式是

[6-8]

    A. 表观分布容积   B. 肠-肝循环

    C. 生物半衰期   D. 生物利用度

    E. 首关效应

6. 体内药量与血药浓度间的一个比例常数是

7. 药物被吸收进入血液循环的速度与程度称为

8. 体内药量或血药浓度下降一半所需要的时间称为

[9-11]

    A. 滤过   B. 简单扩散

    C. 胞饮   D. 吞饮

    E. 胞吐

9. 细胞通过膜动转运摄取液体称为

10. 细胞通过膜动转运摄取微粒或大分子物质称为

11. 细胞通过膜动转运把大分子物质从细胞内转运到细胞外称为

三、多项选择题

1. 药物消除过程包括

    A. 吸收   B. 分布

    C. 处置   D. 排泄

    E. 代谢

2. 药物转运过程包括

    A. 吸收   B. 分布

    C. 代谢   D. 排泄

    E. 处置

3. 主动转运具有的特征是

    A. 借助载体进行转运

    B. 不消耗能量

    C. 有饱和状态

    D. 有结构和部位特异性

    E. 由高浓度向低浓度转运

4. 以下属于被动转运特征的是

    A. 不消耗能量

    B. 有结构和部位特异性

    C. 由高浓度向低浓度转运

    D. 借助载体进行转运

    E. 有饱和状态

5. 下列有关药物表观分布容积的叙述，正确的是

    A. 表观分布容积大，表明药物在血浆中浓度小

    B. 表观分布容积表明药物在体内分布的实际容积

    C. 表观分布容积有可能超过体液量

    D. 表观分布容积的单位是升或升/千克

    E. 表观分布容积大提示分布广或者组织摄取量多

第二节　药物的吸收

一、最佳选择题

1. 一般认为在口服剂型中，药物吸收的快慢顺序为
   - A. 散剂＞水溶液＞混悬液＞胶囊剂＞片剂＞包衣片剂
   - B. 包衣片剂＞片剂＞胶囊剂＞散剂＞混悬液＞水溶液
   - C. 溶液剂＞混悬剂＞胶囊剂＞片剂＞包衣片
   - D. 片剂＞胶囊剂＞散剂＞水溶液＞混悬液＞包衣片剂
   - E. 水溶液＞混悬液＞散剂＞片剂＞胶囊剂＞包衣片剂

2. 关于药物吸收的说法，错误的是
   - A. 药用辅料对药物吸收无任何影响
   - B. 蛋白类药物常口服无效
   - C. 非解离型药物的比例由吸收部位 pH 支配
   - D. 制成盐可增加药物的溶解度，也可增加难溶性药物的吸收
   - E. 混悬剂中药物的吸收受溶出速度限制时，增加制剂的黏度将使溶出速度也减小

3. 药物的剂型对药物的吸收有很大影响，下列剂型中，药物吸收最慢的是
   - A. 溶液剂
   - B. 散剂
   - C. 胶囊剂
   - D. 包衣片
   - E. 混悬剂

4. 影响药物胃肠道吸收的生理因素不包括
   - A. 胃肠液的成分
   - B. 胃排空
   - C. 食物
   - D. 循环系统转运
   - E. 药物在胃肠道中的稳定性

5. 有关鼻黏膜给药的叙述，不正确的是
   - A. 鼻黏膜内的丰富血管和鼻黏膜的渗透性大有利于吸收
   - B. 可避开肝脏首关效应
   - C. 吸收程度和吸收速度不如静脉注射
   - D. 鼻腔给药方便易行
   - E. 表面活性剂和胆酸盐能够增大药物的鼻黏膜渗透能力

6. 下列关于食物对药物吸收影响的表述，错误的是
   - A. 食物使固体制剂的崩解、药物的溶出变慢
   - B. 食物的存在增加胃肠道内容物的黏度，使药物吸收变慢
   - C. 延长胃排空时间，减少药物的吸收
   - D. 促进胆汁分泌，能增加一些难溶性药物的吸收量
   - E. 食物改变胃肠道 pH，影响弱酸弱碱性药物吸收

7. 在溶剂化物中，在水中的溶解度和溶出速度顺序为
   - A. 无水物＜水合物＜有机溶剂化物
   - B. 水合物＜有机溶剂化物＜无水物
   - C. 无水物＜有机溶剂化物＜水合物
   - D. 水合物＜无水物＜有机溶剂化物
   - E. 有机溶剂化物＜无水物＜水合物

8. 小肠的 pH 通常为多少，比较利于弱碱性药物的吸收
   - A. 3～4
   - B. 8～9
   - C. 5～7
   - D. 10～11
   - E. 11～12

9. 药物经皮吸收的主要途径是
   - A. 通过角质层和活性表皮进入真皮被毛细血管吸收进入血液循环
   - B. 通过汗腺进入真皮和皮下组织，被毛细血管和淋巴管吸收入血

C. 通过皮肤毛囊进入真皮和皮下组织，被毛细血管和淋巴管吸收入血

D. 通过皮脂腺进入真皮和皮下组织，被毛细血管和淋巴管吸收入血

E. 透过完整表皮进入真皮层，并在真皮积蓄发挥治疗作用

10. 药物进入体循环前的降解或失活称为
   A. 胎盘屏障　　B. 血-脑屏障
   C. 胆汁代谢　　D. 肠-肝循环
   E. 首关效应

11. 影响药物在胃肠道吸收的剂型因素有
   A. 胃肠道 pH　　B. 溶出速度
   C. 胃排空速率　　D. 血液循环
   E. 胃肠道分泌物

12. 关于药物在胃肠道吸收的描述，正确的是
   A. 胃肠道主要分为胃、小肠和大肠，而大肠是药物吸收的主要部位
   B. 弱碱性药物如麻黄碱、苯丙胺在十二指肠以下吸收较差
   C. 主动转运很少受 pH 的影响
   D. 弱酸性药物如水杨酸，在胃中吸收较差
   E. 胃肠道的 pH 从胃到大肠逐渐下降

13. 可使药物直接输入靶组织或器官的注射方式的是
   A. 静脉注射　　B. 动脉内注射
   C. 皮内注射　　D. 肌内注射
   E. 脊椎腔注射

14. 关于药物经皮吸收及其影响因素的说法，错误的是
   A. 药物在皮肤内蓄积作用有利于皮肤疾病的治疗
   B. 汗液可使角质层水化从而增加角质层渗透性
   C. 皮肤给药只能发挥局部治疗作用
   D. 真皮上部存在毛细血管系统，药物

到达真皮即可很快地被吸收

E. 药物经皮肤附属器的吸收不是经皮吸收的主要途径

15. 关于肺部药物吸收的描述，不正确的是
   A. 肺部给药吸收迅速
   B. 肺部给药不受肝脏首关效应的影响
   C. 药物的脂溶性（脂水分配系数）和分子量大小影响药物的吸收
   D. 脂溶性药物易吸收，水溶性药物吸收较慢
   E. 分子量的大小对吸收无影响

16. 关于口腔黏膜给药的说法，不正确的是
   A. 口腔黏膜作为全身用药途径主要指颊黏膜吸收和舌下黏膜吸收
   B. 舌下黏膜渗透能力强，药物吸收迅速
   C. 舌下给药的主要缺点是易受唾液冲洗作用影响
   D. 颊黏膜受口腔中唾液冲洗作用影响大
   E. 颊黏膜和舌下黏膜上皮均未角质化

17. 食物可以使下列药物吸收减少的是
   A. 维生素 C　　B. 头孢呋辛
   C. 更昔洛韦　　D. 三唑仑
   E. 卡托普利

18. 固体分散体可提高难溶性药物的溶出速率是因为
   A. 药物溶解度大
   B. 载体溶解度大
   C. 改变了药物 pH
   D. 药物在载体中高度分散
   E. 药物进入载体后改变了剂型

19. 经皮给药制剂的类型中不包括
   A. 凝胶　　B. 栓剂
   C. 涂剂　　D. 透皮贴片

E. 乳膏

20. 下列哪种片剂可避免肝脏的首关效应
   A. 泡腾片　　　　　B. 咀嚼片
   C. 可溶片　　　　　D. 分散片
   E. 舌下片

21. 身体各部位皮肤渗透性的大小为
   A. 胸部＞阴囊＞耳后＞腋窝区＞头皮
      ＞手臂＞腿部
   B. 耳后＞阴囊＞头皮＞手臂＞腿部＞
      胸部＞腋窝区
   C. 阴囊＞手臂＞耳后＞腋窝区＞头皮
      ＞腿部＞胸部
   D. 阴囊＞耳后＞腿部＞腋窝区＞头皮
      ＞手臂＞胸部
   E. 阴囊＞耳后＞腋窝区＞头皮＞手臂
      ＞腿部＞胸部

22. 各种注射剂中药物的释放速率的排
   序为
   A. 水溶液＞水混悬液＞油溶液＞O/W
      型乳剂＞W/O 型乳剂＞油混悬液
   B. 水混悬液＞水溶液＞油溶液＞O/W
      型乳剂＞W/O 型乳剂＞油混悬液
   C. 油溶液＞水混悬液＞水溶液＞W/O
      型乳剂＞O/W 型乳剂＞油混悬液
   D. O/W 型乳剂＞水混悬液＞油溶液＞
      水溶液＞W/O 型乳剂＞油混悬液
   E. W/O 型乳剂＞水混悬液＞油溶液＞
      O/W 型乳剂＞水溶液＞油混悬液

23. 下列部位依血流量大小排序正确的是
   A. 大腿外侧肌＞三角肌＞臀部
   B. 三角肌＞大腿外侧肌＞臀部
   C. 臀部＞三角肌＞大腿外侧肌
   D. 大腿外侧肌＞臀部＞三角肌
   E. 臀部＞大腿外侧肌＞三角肌

24. 只用于诊断与过敏试验，注射量在
   0.2ml 以内的给药方式是
   A. 肌内注射　　　　B. 皮下注射

C. 动脉内注射　　　D. 皮内注射
   E. 静脉注射

25. 胃排空速率快时，下列药物吸收会减
   少的是
   A. 水杨酸盐
   B. 阿司匹林
   C. 地西泮
   D. 左旋多巴
   E. 红霉素

26. 关于药物吸收的说法，正确的是
   A. 临床上大多数脂溶性小分子药物的
      吸收过程是主动转运
   B. 药物的亲脂性会影响药物的吸收，
      脂水分配系数小的药物吸收较好
   C. 需立即产生作用的药物，如止痛药，
      胃排空延迟会影响药效的及时发挥
   D. 固体药物粒子越大，溶出越快，吸
      收越好
   E. 食物会减少药物的吸收，故药物均
      不能与食物同服

二、配伍选择题

[1-3]
   A. 静脉注射给药　　B. 肺部给药
   C. 阴道黏膜给药　　D. 口腔黏膜给药
   E. 肌内注射给药

1. 多以气雾剂给药，吸收面积大，吸收迅
   速且可避免首关效应的是

2. 不存在吸收过程，可以认为药物全部被
   机体利用的是

3. 药物先经结缔组织扩散，再经毛细血管
   和淋巴进入血液循环，一般吸收程度与
   静注相当的是

[4-5]
   A. 静脉注射剂　　　B. 气雾剂
   C. 肠溶片　　　　　D. 直肠栓
   E. 阴道栓

4. 经肺部吸收的剂型为

5. 多为局部作用通过黏膜吸收的剂型为
[6-8]

    A. 皮内注射

    B. 皮下注射

    C. 肌内注射

    D. 静脉滴注

    E. 经动脉作区域性滴注

6. 青霉素过敏性试验的给药途径是

7. 用于肿瘤治疗，可提高疗效和降低毒性的给药途径是

8. 短效胰岛素的常用给药途径是

三、多项选择题

1. 影响药物胃肠道吸收的因素有

    A. 药物的脂溶性和解离度

    B. 药物溶出速度

    C. 药物在胃肠道中的稳定性

    D. 胃肠液的成分与性质

    E. 胃排空速率

2. 药物溶出速度的影响因素不包括

    A. 粒子大小　　　B. 颜色

    C. 多晶型　　　　D. 旋光度

    E. 溶剂化物

3. 影响眼部吸收的因素有

    A. 制剂的 pH

    B. 制剂的渗透压

    C. 角膜的通透性

    D. 制剂角膜前流失

    E. 药物的理化性质

4. 影响胃排空速度的因素不包括

    A. 胃内容物的黏度

    B. 食物的化学组成

    C. 胃内容物的渗透压

    D. 药物的多晶型

    E. 药物的脂溶性

5. 药物的物理化学因素和患者的生理因素均影响药物吸收，属于影响药物吸收的物理化学因素有

    A. 溶出速度

    B. 脂溶性

    C. 胃排空速率

    D. 在胃肠道中的稳定性

    E. 解离度

6. 影响肺部药物吸收的因素有

    A. 呼吸道的直径

    B. 纤毛的运动

    C. 药物的脂溶性

    D. 制剂因素

    E. 药物粒子大小

7. 胃排空速度加快，有利于吸收和发挥作用的情形有

    A. 在胃内易破坏的药物

    B. 主要在胃吸收的药物

    C. 主要在肠道吸收的药物

    D. 在肠道特定部位吸收的药物

    E. 作用于胃的药物

8. 关于药物的溶出速度的描述，正确的有

    A. 药物的溶出速度与药物的表面积成正比

    B. 药物粒子越小，则与体液的接触面积越大，药物的溶出速度增大

    C. 一般稳定型的结晶熵值最小、熔点高、溶解度小、溶出速度慢

    D. 制成盐可增加药物的溶解度，也可增加难溶性药物的吸收

    E. 多数情况下在水中的溶解度和溶解的速度是以无水物＜水合物＜有机溶剂化物的顺序增加

9. 胃壁内侧包括

    A. 黏膜　　　　　B. 肌层

    C. 回肠　　　　　D. 浆膜层

    E. 胰腺

第三节　药物的分布、代谢和排泄

一、最佳选择题

1. 关于药物代谢的表述，错误的是
   A. 药物代谢是药物在体内发生化学结构变化的过程
   B. 参与药物代谢的酶通常分为微粒体酶系和非微粒体酶系
   C. 通常代谢产物大多比原药物的极性小、水溶性差
   D. 药物代谢主要在肝脏进行，也有一些药物肠道代谢率很高
   E. 代谢产物比原药物更易于从肾脏排泄

2. 下列哪些药物是经肾小管分泌的有机弱酸类
   A. 多巴胺　　　　　B. 胰岛素
   C. 胍乙啶　　　　　D. 米帕林
   E. 乙酰唑胺

3. 最易透过血－脑屏障的物质是
   A. 水溶性药物　　　B. 两性药物
   C. 弱酸性药物　　　D. 弱碱性药物
   E. 脂溶性药物

4. 属于肝药酶抑制剂的是
   A. 甲苯海拉明　　　B. 氯醛比林
   C. 氯霉素　　　　　D. 苯巴比妥
   E. 苯妥英钠

5. 下列关于常见药物代谢酶的存在部位的说法，错误的是
   A. 混合功能氧化酶系主要存在于肝内质网
   B. 单胺氧化酶主要存在于肝、肾、肠和神经细胞中的线粒体
   C. 酰胺酶主要存在于肝、血浆
   D. 葡萄糖醛酸转移酶主要存在于肝内质网
   E. 甲基转移酶主要存在于肾脏中

6. 当药物对某些组织有特殊亲和性时，这种药物连续应用，该组织中的药物浓度有逐渐升高的趋势，称为
   A. 分布　　　　　　B. 代谢
   C. 排泄　　　　　　D. 蓄积
   E. 转化

7. 某些药物促进自身或其他合用药物代谢的现象属于
   A. 酶诱导　　　　　B. 膜动转运
   C. 血－脑屏障　　　D. 肠－肝循环
   E. 蓄积效应

8. 成年人一昼夜分泌的胆汁量是多少
   A. 100～200ml　　　B. 300～400ml
   C. 450～550ml　　　D. 700～800ml
   E. 800～1000ml

9. 体内原型药物或其代谢物排出体外的过程是
   A. 吸收　　　　　　B. 分布
   C. 代谢　　　　　　D. 排泄
   E. 转化

10. 药物从循环系统运送至体内各脏器组织中的过程是
    A. 肠－肝循环　　　B. 首关效应
    C. 胃排空速率　　　D. 吸收
    E. 分布

11. 主要存在于肝细胞质中的酶是以下哪种酶系
    A. 混合功能氧化酶
    B. 醇脱氢酶
    C. 单胺氧化酶
    D. 葡萄糖醛酸转移酶
    E. 细胞色素 P450 酶

12. 影响药物肾排泄的药物因素不包括

A. 药物的脂溶性

B. 血浆蛋白结合率

C. 基因多态性

D. 合并用药

E. 尿液 pH 和尿量

13. 有关药物淋巴系统的转运不正确的是

    A. 淋巴循环不能避免肝脏首关效应

    B. 脂肪和蛋白质等大分子物质转运依赖淋巴系统

    C. 淋巴管转运药物的方式随给药途径不同而有差异

    D. 传染病、炎症、癌转移等使淋巴系统成为靶组织时，药物需向淋巴系统转运

    E. 淋巴转运的靶向性与药物的分子量有关

14. 有关药物在脑内的分布，说法不正确的是

    A. 血液与脑组织之间存在屏障，称为血 – 脑屏障

    B. 血 – 脑屏障使脑组织有稳定的化学环境

    C. 药物的亲脂性是药物透过血 – 脑屏障的决定因素

    D. 脑内的药物能直接从脑内排出体外

    E. 药物从脑脊液向血液中排出，主要通过蛛网膜绒毛滤过方式进行

15. 药物代谢第 I 相反应不包括

    A. 氧化反应　　　B. 结合反应

    C. 异构化反应　　D. 水解反应

    E. 还原反应

16. 肾小管分泌的过程是

    A. 被动转运　　　B. 主动转运

    C. 促进扩散　　　D. 胞饮作用

    E. 胞吐作用

17. 药物和血浆蛋白结合的特点有

    A. 结合型与游离型存在动态平衡

B. 无竞争

C. 无饱和性

D. 结合率取决于血液 pH

E. 结合型可自由扩散

18. 当药物的血浆蛋白结合率较高时，则

    A. 血浆中游离药物浓度也高

    B. 药物难以透过血管壁向组织分布

    C. 可以通过肾小球滤过

    D. 可以经肝脏代谢

    E. 药物跨血 – 脑屏障分布较多

19. 对药物损害敏感，易影响胎儿器官形成，引致器官畸形的时期是

    A. 受孕后的 1 ~ 3 周

    B. 受孕后的 3 ~ 12 周

    C. 受孕后的 12 ~ 24 周

    D. 受孕后的 24 ~ 36 周

    E. 受孕后的 36 ~ 52 周

20. 下列药物既可作为诱导剂又可作为抑制剂的是

    A. 乙醇　　　　　B. 巴比妥类

    C. 利福平　　　　D. 保泰松

    E. 氯霉素

二、配伍选择题

[1 – 4]

    A. 肝脏　　　　　B. 肾脏

    C. 肺　　　　　　D. 胆

    E. 心脏

1. 药物排泄的主要器官是

2. 吸入气雾剂的给药部位是

3. 进入肠 – 肝循环的药物的来源部位是

4. 药物代谢的主要器官是

[5 – 7]

    A. 胃排空速率　　B. 肠 – 肝循环

    C. 首关效应　　　D. 代谢

    E. 吸收

5. 从胆汁中排出的药物或代谢物，在小肠

中转运期间又重吸收，经门静脉返回肝脏的现象称为

6. 单位时间内胃内容物的排出量指

7. 药物从给药部位向循环系统转运的过程称为

[8~9]

    A. 乳汁排泄   B. 唾液排泄

    C. 汗液排泄   D. 胆汁排泄

    E. 经肺呼气排出

8. 甲状腺激素的主要排泄途径是

9. 吸入麻醉剂的主要排泄途径是

三、多项选择题

1. 非经胃肠道给药的剂型包括

    A. 糊剂   B. 舌下片剂

    C. 气雾剂   D. 贴剂

    E. 肠溶胶囊剂

2. 非经胃肠道给药的剂型有

    A. 注射给药剂型

    B. 呼吸道给药剂型

    C. 皮肤给药剂型

    D. 黏膜给药剂型

    E. 阴道给药剂型

3. 影响药物与蛋白结合的因素包括

    A. 药物的理化性质

    B. 给药剂量

    C. 药物与蛋白质的亲和力

    D. 药物相互作用

    E. 生理因素

4. 影响药物分布的因素包括

    A. 药物与组织的亲和力

    B. 药物与血浆蛋白结合的能力

    C. 血液循环系统

    D. 胃肠道的生理状况

    E. 微粒给药系统

5. 有关影响药物分布的因素，表述正确的是

    A. 药物分布与药物和血浆蛋白结合的能力无关

    B. 淋巴循环可使药物不通过肝脏从而避免首关效应

    C. 可借助微粒给药系统产生靶向作用

    D. 药物穿过毛细血管壁的速度快慢，主要取决于血液循环的速度

    E. 药物与蛋白结合可作为药物贮库

6. 药物的肾脏排泄包括

    A. 肾小球滤过

    B. 肾小管滤过

    C. 肾小球分泌

    D. 肾小管分泌

    E. 肾小管重吸收

7. 影响药物代谢的因素包括

    A. 给药途径和剂型

    B. 给药剂量

    C. 代谢反应的立体选择性

    D. 基因多态性

    E. 生理因素

第四节　药代动力学模型及应用

一、最佳选择题

1. 关于单室模型单剂量血管外给药的错误表述是

    A. $C-t$ 公式为双指数方程

    B. 达峰时间与给药剂量 X_0 成正比

    C. 峰浓度与给药剂量 X_0 成正比

    D. 药－时曲线下面积与给药剂量 X_0 成正比

    E. 由残数法可求药物的吸收速度常数 k_a

2. 单室模型药物恒速静脉滴注给药，达稳态血药浓度75%。所需要的滴注给药时间为

　　A. 1 个半衰期　　　B. 2 个半衰期

　　C. 3 个半衰期　　　D. 4 个半衰期

　　E. 5 个半衰期

3. 关于多剂量给药体内药量的蓄积不正确的是

　　A. 多剂量给药体内药量的蓄积程度用蓄积系数表示

　　B. 不同药物在体内蓄积程度不同

　　C. 蓄积系数用 R 表示

　　D. 给药间隔越小，蓄积程度越大

　　E. 当给药间隔相同时，半衰期较小的药物易发生蓄积

4. 静脉注射某药，$X_0 = 60mg$，若初始血药浓度为 $15\mu g/ml$，其表观分布容积 V 为

　　A. 20L　　　　　　B. 4ml

　　C. 30L　　　　　　D. 4L

　　E. 15L

5. 关于单室静脉滴注给药的表述，错误的是

　　A. k_0 是零级滴注速度

　　B. 稳态血药浓度 C_{ss} 与滴注速度 k_0 成正比

　　C. 稳态时体内药量或血药浓度恒定不变

　　D. 欲滴注达稳态浓度的99%，需滴注3.32 个半衰期

　　E. 静滴前同时静注一个 k_0/k 的负荷剂量，可使血药浓度一开始就达稳态

6. 单室模型的药物恒速静注6.64 个半衰期达坪浓度为

　　A. 50%　　　　　　B. 75%

　　C. 90%　　　　　　D. 95%

　　E. 99%

7. 单室模型血管外给药的药-时曲线见下图，说法不正确的是

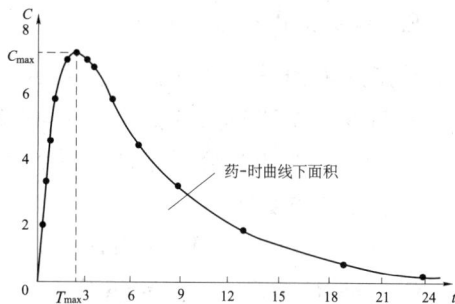

　　A. 峰左侧称为吸收相，吸收速度大于消除速度

　　B. 峰右侧称为消除相，吸收速度小于消除速度

　　C. 在到达峰顶的瞬间，吸收速度等于消除速度

　　D. 当药物进入体内的时间足够长（药-时曲线的尾段），药物在体内仅存在消除过程

　　E. 血管外给药的药-时曲线通常呈现浓度先下降后上升的特点

8. 某药的稳态血药浓度为3mg/L，表观分布容积为2.0L/kg，若患者体重为60kg，静脉滴注该药到达稳态时，体内的稳态药量是

　　A. 30mg　　　　　　B. 60mg

　　C. 120mg　　　　　D. 180mg

　　E. 360mg

9. 某药为一级速率过程消除，消除速度常数 $k = 0.095h^{-1}$，则该药半衰期为

　　A. 8.0h　　　　　　B. 7.3h

　　C. 5.5h　　　　　　D. 4.0h

　　E. 3.7h

10. 单室模型口服给药用残数法求 k_a 的前提条件是

　　A. $k = k_a$，且 t 足够大

　　B. $k \gg k_a$，且 t 足够大

　　C. $k \ll k_a$，且 t 足够大

　　D. $k \gg k_a$，且 t 足够小

E. $k \ll k_a$，且 t 足够小

11. 给某患者静脉注射（推注）某药，已知剂量 $X_0 = 500\text{mg}$，$V = 10\text{L}$，$k = 0.1\text{h}$，$\tau = 10\text{h}$，该患者给药达稳态后的平均稳态血药浓度是

    A. 0.05mg/L   B. 0.5mg/L

    C. 5mg/L   D. 50mg/L

    E. 500mg/L

12. 非线性药代动力学的特征有

    A. 药物的生物半衰期与剂量无关

    B. 当 C 远大于 K_m 时，血药浓度下降的速度与药物浓度无关

    C. 稳态血药浓度与给药剂量成正比

    D. 药物代谢物的组成、比例不因剂量变化而变化

    E. 血药浓度－时间曲线下面积与剂量成正比

13. 静脉滴注单室模型药物的稳态血药浓度主要决定于

    A. k B. $t_{1/2}$

    C. Cl D. k_0

    E. V

14. 静脉滴注的负荷剂量等于

    A. $k \cdot C_{ss}$ B. $V \cdot C_{ss}$

    C. AUC/k D. $Vk \cdot C_{ss}$

    E. $AUC \cdot C_{ss}$

15. 关于双室模型的说法，不正确的是

    A. 双室模型由周边室和中央室构成

    B. 中央室药物分布速率比较大

    C. 药物在中央室和周边室之间进行可逆转运

    D. 药物消除发生在周边室

    E. 周边室代表血流供应较少的组织

16. 属于非线性药动学药物静脉注射后血药浓度－时间曲线关系的是

A.

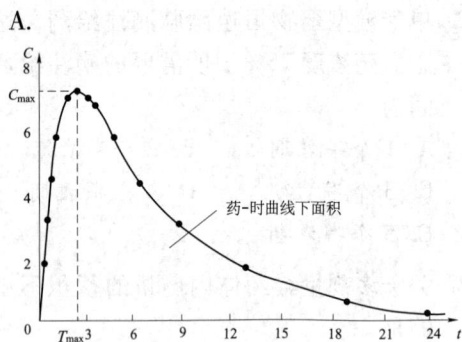

B.

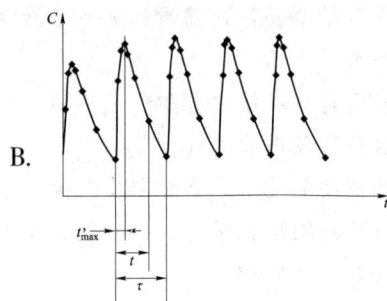

C.

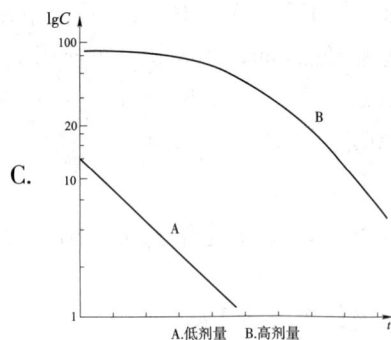

D.

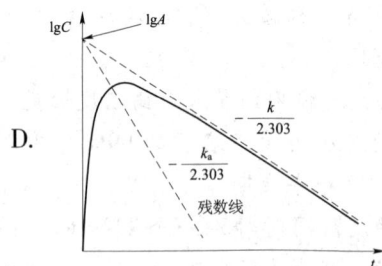

E.

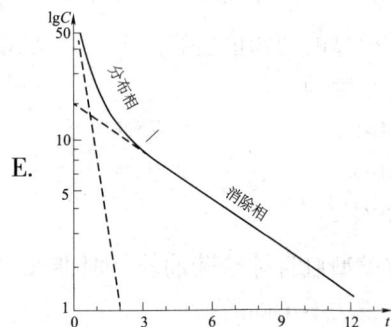

17. 关于统计矩的说法不正确的是
    A. 统计矩适用于非房室模型
    B. 血药浓度－时间曲线下面积定义为药－时曲线的零阶矩
    C. 药物在体内的平均滞留时间为一阶矩
    D. 平均滞留时间是指所有药物分子在体内滞留的平均时间
    E. 二阶矩代表了药物在体内的滞留情况

18. 多剂量给药设计给药方案时，可以调整下列哪项来获得需要的平均稳态血药浓度
    A. $t_{1/2}$和k　　　　B. Cl和V
    C. X_0和τ　　　　D. V和Cl
    E. X_0和k

19. 关于清除率的叙述，错误的是
    A. 清除率单位用"体积·时间"表示
    B. 清除率的表达式是$Cl = kV$
    C. 清除率的表达式是$Cl = \dfrac{dX_E/dt}{C}$
    D. 清除率也是重要的药动学特征参数
    E. 清除率是机体在单位时间内清除的含有药物的血浆体积

20. 关于房室模型的概念不正确的是
    A. 房室模型是药物在体内吸收、分布、代谢、排泄过程特征的模型
    B. 凡在同一房室内的各部位中的药物，均处于动态平衡
    C. 房室模型根据药物在体内的转运性质，可以把机体看成一个系统，由一个或多个房室（也称隔室）组成
    D. 房室概念具有生理学和解剖学的意义
    E. 给药后，同一房室中各个部位的药物浓度变化速率相近，但不代表浓度一定相等

21. 欲使血药浓度迅速达到稳态，可采取的给药方式是
    A. 静脉注射一个负荷剂量，同时联合静脉滴注
    B. 单次静脉注射给药
    C. 多次静脉注射给药
    D. 单次口服给药
    E. 多次口服给药

22. 清除率是表示机体对药物消除能力的参数，主要由哪两项因素决定
    A. 肝脏代谢和肾排泄能力
    B. 药物吸收和肝脏代谢
    C. 药物吸收和肾排泄能力
    D. 肝脏代谢和胆汁排泄
    E. 小肠代谢和肾排泄能力

23. 对某患者静脉滴注单室模型药物，已知该药的$t_{1/2} = 1.9h$，$V = 100L$，若要使稳态血药浓度达到$3\mu g/ml$，则k_0等于
    A. 50.42mg/h
    B. 100.42mg/h
    C. 109.42mg/h
    D. 120.42mg/h
    E. 121.42mg/h

24. 关于非线性药动学特点的表述，不正确的是
    A. 平均稳态血药浓度与剂量成正比
    B. AUC和平均稳态血药浓度与剂量不成正比
    C. 当剂量增加时半衰期延长
    D. 药物的消除不呈现一级动力学特征，遵从米氏方程
    E. 其他可能竞争酶或载体系统的药物，影响其动力学过程

二、配伍选择题

[1-4]
    A. Cl　　　　　　　　B. $t_{1/2}$

C. β D. V

E. AUC

1. 生物半衰期的简写是

2. 药-时曲线下的面积的简写是

3. 表观分布容积的简写是

4. 清除率的简写是

[5-7]

A. $C = \dfrac{k_0}{kV} (1 - e^{-kt})$

B. $C = \dfrac{X_0 (\alpha - k_{21})}{V_C (\alpha - \beta)} \cdot e^{-\alpha t} + \dfrac{X_0 (k_{21} - \beta)}{V_C (\alpha - \beta)} \cdot e^{-\beta t}$

C. $C = A e^{-\alpha t} + B e^{-\beta t}$

D. $\lg C = -\dfrac{k}{2.303} t + \lg C_0$

E. $C = \dfrac{k_a F X_0}{V (k_a - k)} (e^{-kt} - e^{-k_a t})$

5. 单室模型血管外给药，体内血药浓度与时间变化关系式

6. 单室模型静脉滴注给药，体内血药浓度与时间的关系式

7. 单室模型静脉注射给药，体内血药浓度随时间变化关系式

[8-10]

A. MRT   B. VRT

C. MAT   D. AUMC

E. AUC

8. 零阶矩简写是

9. 一阶矩的简写是

10. 平均吸收时间的简写是

[11-13]

A. $-\dfrac{dC}{dt} = \dfrac{V_m \cdot C}{K_m + C}$

B. $C = \dfrac{k_0}{Vk} (1 - e^{-kt})$

C. $C = \dfrac{k_a F X_0}{V (k_a - k)} (e^{-kt} - e^{-k_a t})$

D. $C = A \cdot e^{-\alpha t} + B \cdot e^{-\beta t}$

E. $C = N \cdot e^{k_a t} + L \cdot e^{-\alpha t} + M \cdot e^{-\beta t}$

11. 双室模型静脉注射给药血药浓度时间关系式

12. 双室模型血管外给药血药浓度时间关系式

13. 表示非线性动力学体内药物变化速度的关系式是

[14-15]

A. $MRT = \dfrac{AUMC}{AUC}$

B. $C_{ss} = \dfrac{k_0}{kV}$

C. $f_{ss} = 1 - e^{-kt}$

D. $C = \dfrac{k_0}{kV} (1 - e^{-kt})$

E. $\dfrac{dX_u}{dt} = k_e \cdot X_0 e^{-kt}$

14. 单室模型静脉滴注给药过程中，稳态血药浓度的计算公式是

15. 药物在体内的平均滞留时间的计算公式是

[16-18]

A. 清除率   B. 表观分布容积

C. 双室模型   D. 单室模型

E. 房室模型

16. 从血液或血浆中清除药物的速率或效率的药动学参数是

17. 药物分布速率比较大的中央室与分布较慢的周边室组成的模型是

18. 按照数学概念建立起来的、用以说明药物在体内吸收、分布、代谢、排泄过程特征，该定义指的是

[19-20]

A. K_m B. C_{ss}

C. k_0 D. V_m

E. f_{ss}

19. 稳态血药浓度是

20. 米氏常数是

[21~22]

    A. 双室模型血管外给药的血药浓度 – 时间曲线

    B. 单室模型血管外给药的血药浓度 – 时间曲线

    C. 双室模型静脉注射给药的血药浓度 – 时间曲线

    D. 单室模型重复静脉注射给药的血药浓度 – 时间曲线

    E. 多次口服给药的血药 – 浓度时间曲线

下列血药 – 浓度时间曲线代表

21.

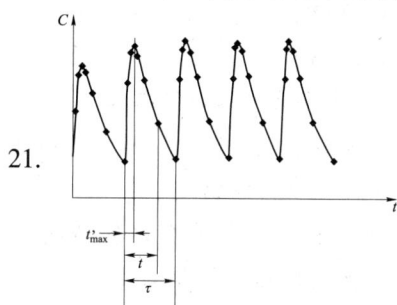

22.

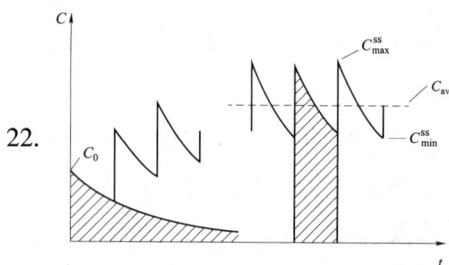

三、综合分析选择题

[1~2]

    某患者，体重为75kg，用利多卡因治疗心律失常，利多卡因的表观分布容积 $V = 1.7L/kg$，$k = 0.46h^{-1}$，希望治疗一开始便达到 $2\mu g/ml$ 的治疗浓度。

1. 静滴速率应为

    A. 1.56mg/h   B. 117.30mg/h

    C. 58.65mg/h   D. 29.32mg/h

    E. 15.64mg/h

2. 负荷剂量应为

    A. 255mg   B. 127.5mg

    C. 25.6mg   D. 510mg

    E. 51mg

四、多项选择题

1. 识别非线性药动学的方法通常是

    A. 通过 $\lg C - t$ 图形进行观察

    B. 不同剂量的 $\lg C - t$ 曲线相互平行

    C. AUC 分别除以相应的剂量

    D. 以剂量对相应的血药浓度进行归一化，得到单位剂量下的血药浓度，将其对时间作图

    E. 将每个剂量的血药浓度 – 时间数据按线性动力学模型处理

第五节　给药方案设计与个体化给药

一、最佳选择题

1. 治疗药物监测（TDM）的临床意义不包括

    A. 指导临床合理用药

    B. 确定合并用药的原则

    C. 研究治疗无效的原因

    D. 用于药物过量中毒的诊断

    E. 作为医疗差错或事故的鉴定依据及评价患者用药依从性的手段

2. 以近似生物半衰期的时间间隔给药，为了迅速达到稳态血浓度，应将首次剂量

    A. 增加0.5倍

    B. 增加1倍

    C. 增加2倍

    D. 增加3倍

    E. 增加4倍

3. 关于治疗药物监测的说法，不正确的是

    A. 治疗药物监测可以保证药物的安全性

B. 治疗药物监测可以保证药物的有效性

C. 治疗药物监测可以指导临床合理用药方案的制定

D. 所有的药物都需要进行血药浓度的监测

E. 治疗药物监测可以明确血药浓度与临床疗效的关系

4. 关于给药方案设计的原则，表述错误的是

    A. 对于在治疗剂量即表现出非线性动力学特征的药物，不需要制定个体化给药方案

    B. 安全范围广的药物不需要严格的给药方案

    C. 安全范围窄的药物需要制定严格的给药方案

    D. 给药方案设计和调整，常常需要进行血药浓度监测

    E. 对于治疗指数小的药物，需要制定个体化给药方案

5. 不需进行血药浓度监测的药物是

    A. 长期用药

    B. 治疗指数大、毒性反应小的药物

    C. 具非线性动力学特征的药物

    D. 个体差异大的药物

    E. 特殊用药人群

二、配伍选择题

[1-2]

    A. 较大   B. 相对较大

    C. 较小   D. 相对较小

    E. 正常

    根据半衰期制定给药方案

1. 在多次给药总药剂量相同情况下，$\tau > t_{1/2}$ 时，血药浓度波动

2. 在多次给药每次给药剂量相同情况下，$\tau < t_{1/2}$ 时，药物在体内的蓄积

[3-4]

    A. 10～40ml/min

    B. 10～50ml/min

    C. 50～80ml/min

    D. 50～100ml/min

    E. 100～120ml/min

3. 肾功能正常的成年男性肌酐清除率为

4. 轻度肾功能减退者的肌酐清除率为

三、多项选择题

1. 关于给药方案的设计叙述正确的是

    A. 当首剂量等于维持剂量的 2 倍时，血药浓度迅速能够达到稳态血药浓度

    B. 当给药间隔 $\tau = t_{1/2}$ 时，体内药物浓度经 5～7 个半衰期达到稳态水平

    C. 根据半衰期制定给药方案不适合半衰期过短或过长的药物

    D. 根据平均稳态血药浓度制定给药方案，一般药物给药间隔为 1～2 个半衰期

    E. 对于治疗窗非常窄的药物，采用静脉滴注方式给药

2. 给药方案设计的一般原则应包括

    A. 安全范围广的药物不需要严格的给药方案

    B. 对于治疗指数小的药物，需要制定个体化给药方案

    C. 对于表现出非线性动力学特征的药物，需要制定个体化给药方案

    D. 给药方案设计和调整，常需要进行血药浓度监测

    E. 给药方案设计和调整，需要在临床治疗之前就进行

3. 影响给药方案的因素有

    A. 药物的药理活性

    B. 给药时间

    C. 药动学特性

D. 患者的个体因素

E. 给药剂量

4. 治疗药物需进行血药浓度监测的情况包括

    A. 个体差异很大的药物

    B. 具非线性动力学特征的药物

    C. 治疗指数大、毒性反应弱的药物

D. 毒性反应不易识别的药物

E. 合并用药出现异常反应

5. 给药方案个体化方法包括

    A. 比例法   B. 一点法

    C. 两点法   D. 重复一点法

    E. 重复两点法

第六节 生物利用度与生物等效性

一、最佳选择题

1. 生物利用度研究最常用的方法为

    A. 生物等效性

    B. 血药浓度法

    C. 尿药数据法

    D. 稳定性试验

    E. 平均停留时间比较法

2. 以其他非静脉途径给药的制剂为参比制剂，求得的生物利用度称为

    A. 静脉生物利用度

    B. 相对生物利用度

    C. 绝对生物利用度

    D. 生物利用度

    E. 参比生物利用度

3. 关于生物利用度的说法不正确的是

    A. 是指药物被吸收进入血液循环的速度与程度

    B. 生物利用度分为绝对生物利用度和相对生物利用度

    C. 生物利用度应该用 C_{max}、T_{max} 和 AUC 三个指标全面地评价

    D. 生物利用度的吸收程度可用血药浓度 – 时间曲线下面积 AUC 来表示

    E. 与给药剂量和途径无关

4. 下列关于生物等效性的说法，正确的是

    A. 两种产品在吸收的速度上没有差别

B. 两种产品在吸收程度上没有差别

C. 两种产品在吸收程度与速度上没有差别

D. 生物等效性侧重于与预先确定的等效标准和限度进行比较

E. 两种产品在消除时间上没有差别

二、配伍选择题

[1-2]

    A. 波动度

    B. 相对生物利用度

    C. 绝对生物利用度

    D. 脆碎度

    E. 絮凝度

1. 评价混悬剂质量的参数是

2. 血管外给药的 AUC 与静脉注射给药的 AUC 的比值称为

[3-4]

    A. 相对生物利用度

    B. 绝对生物利用度

    C. 生物等效性

    D. 肠 – 肝循环

    E. 生物利用度

3. 反映受试制剂中药物的吸收程度和速度的主要药动学参数与参比制剂相比无统计学差异的是

4. 药物被吸收进入血液循环的速度与程度是

三、多项选择题

1. 影响生物利用度的因素是

    A. 药物的化学稳定性

    B. 药物本身的理化性质

    C. 肝脏首关效应

    D. 药物制剂因素

    E. 药物在胃肠道内的代谢分解

2. 用于评价制剂生物利用度的参数有

    A. AUC   B. Cl

    C. T_{max} D. k

    E. C_{max}

3. 三种药物的血药浓度时间曲线如下图，对 ABC 三种药物的临床应用和生物利用度分析，正确的是

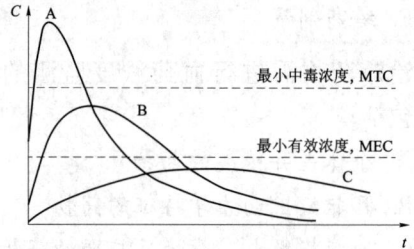

A. 制剂 A 的吸收速度最慢

B. 制剂 A 的达峰时间最短

C. 制剂 A 可能引起中毒

D. 制剂 C 可能无治疗作用

E. 制剂 B 为较理想的药品

第八章 药物对机体的作用

第一节 药物作用的两重性

一、最佳选择题

1. 属于对因治疗的是
   - A. 胰岛素降低糖尿病患者的血糖
   - B. 阿司匹林治疗感冒引起的发热
   - C. 硝苯地平降低高血压患者的血压
   - D. 硝酸甘油缓解心绞痛的发作
   - E. 青霉素治疗脑膜炎奈瑟菌引起的流行性脑脊髓膜炎

2. 长期应用β受体拮抗药普萘洛尔治疗高血压、心绞痛，突然停药，出现血压升高或心绞痛发作属于
   - A. 后遗效应
   - B. 停药反应
   - C. 过度作用
   - D. 继发反应
   - E. 毒性反应

3. 药物与人体抗体发生的一种异常的免疫反应称为
   - A. 毒性反应
   - B. 继发反应
   - C. 变态反应
   - D. 过度反应
   - E. 遗传药理学不良反应

4. 关于毒性反应的叙述中，错误的是
   - A. 药物剂量过大或药物在体内蓄积过多时发生的危害性反应
   - B. 一般是可预知的，可以避免发生
   - C. 急性毒性反应，多损害循环、呼吸及神经系统功能
   - D. 慢性毒性反应，多损害肝、肾、骨髓、内分泌等功能
   - E. 致癌、致畸胎和致突变反应不属于毒性反应

5. 我国《药品不良反报告和监测管理办法》对药物不良反应的定义为

   - A. 正常使用合格药品出现与用药目的无关的或意外的有害反应
   - B. 因使用药品导致患者住院或住院时间延长或显著的伤残
   - C. 药物治疗过程中出现的不良临床事件
   - D. 因使用药品导致患者死亡
   - E. 治疗期间所发生的任何不利的医疗事件

6. 生理依赖性又称
   - A. 药物滥用
   - B. 精神依赖性
   - C. 躯体依赖性
   - D. 交叉依赖性
   - E. 药物耐受性

7. 以下对"停药反应"的表述中，不正确的是
   - A. 属于药物的不良反应
   - B. 调整机体功能的药物不容易出现此类反应
   - C. 又称回跃反应或反跳
   - D. 长期应用某种药物，突然停药后出现原有疾病加剧的现象
   - E. 临床对这类药物，如需停药，应逐步减量以免发生危险

8. 一旦停药，将发生一系列生理功能紊乱称为
   - A. 欣快感
   - B. 抑郁症
   - C. 躁狂症
   - D. 愉快满足感
   - E. 戒断综合征

9. 疟疾患者，患先天性葡萄糖－6－磷酸脱氢酶（G－6－PD）缺乏，服用伯氨喹后发生急性溶血性贫血和高铁血红蛋白血症，产生该现象的原因是

A. 药物变态反应

B. 药物后遗效应

C. 药物特异质反应

D. 药物毒性反应

E. 药物副作用

10. 以下不属于影响药物作用的药物因素的是

　　A. 疗程　　　　B. 给药时间

　　C. 药物剂量　　D. 体型

　　E. 药物的理化性质

二、配伍选择题

[1-2]

　　A. 变态反应　　　B. 首剂效应

　　C. 副作用　　　　D. 后遗效应

　　E. 特异质反应

1. 服用地西泮催眠次晨出现乏力，倦怠等"宿醉"现象，该不良反应是

2. 服用阿托品治疗胃肠绞痛出现口干等症状，该不良反应是

[3-4]

　　A. 乙酰化代谢异常

　　B. G-6-PD 缺陷

　　C. 红细胞生化异常

　　D. 性别

　　E. 年龄

3. 应用伯氨喹后极易引起溶血性贫血是因为

4. 导致新生儿出现灰婴综合征的因素是

三、综合分析选择题

[1-2]

　　临床上采用阿托品特异性拮抗 M 胆碱受体，但其对心脏、血管、平滑肌、腺体及中枢神经功能都有影响，有的兴奋、有的抑制。

1. 阿托品对心脏、血管、平滑肌、腺体及中枢神经功能都有影响的原因是

A. 给药剂量过大　　B. 药物选择性低

C. 给药途径不当

D. 药物副作用太大

E. 病人对药物敏感性过高

2. 药物作用的选择性的基础是

　　A. 药物的剂量

　　B. 药物的脂溶性

　　C. 药物的水溶性

　　D. 药物的生物利用度

　　E. 机体组织细胞的结构不同

[3-4]

　　长期应用广谱抗生素，使敏感细菌被杀灭，而非敏感菌（如厌氧菌、真菌）大量繁殖，造成二重感染。

3. 上述事例中所发生的不良反应属于

　　A. 副作用　　　　B. 毒性作用

　　C. 继发性反应　　D. 变态反应

　　E. 特异质反应

4. "药品不良反应"的正确概念是

　　A. 因使用药品导致患者死亡

　　B. 因使用药品导致患者住院或住院时间延长或显著的伤残

　　C. 药物治疗过程中出现的不良临床事件

　　D. 治疗期间所发生的任何不利的医疗事件

　　E. 正常使用药品出现与用药目的无关的或意外的有害反应

四、多项选择题

1. 以下事件中，属于"药物不良事件"的有

　　A. 药品不良反应　　B. 用药失误

　　C. 药物滥用　　　　D. 药物标准缺陷

　　E. 药物质量问题

2. 药物的依赖性表现为

　　A. 欣快感　　　　B. 成瘾性

　　C. 强烈欲望　　　D. 戒断综合征

E. 中枢神经系统适应状态

3. 以下哪些是药物变态反应的特点
   A. 机体受药物刺激所发生的异常免疫反应
   B. 常见于过敏体质患者
   C. 药物过敏状态的形成有一定的潜伏期
   D. 停药后反应逐渐消失，再用时可能再发

E. 反应性质与药物原有效应和剂量无关

4. 药品不良反应检测共同关注的是
   A. 药物不良反应
   B. 药物质量
   C. 药物滥用
   D. 用药失误
   E. 药物用于无充分科学依据并未经核准的适应证

第二节　药物作用的量－效和时－效规律与评价

一、最佳选择题

1. 以下属于质反应的药理效应指标有
   A. 死亡状况　　B. 心率次数
   C. 尿量毫升数　D. 体重千克数
   E. 血压千帕数

2. 药物对动物急性毒性的关系是
   A. LD_{50} 越大，毒性越小
   B. LD_{50} 越小，安全性越高
   C. LD_{50} 越小，越易发生变态反应
   D. LD_{50} 越大，越易发生毒性反应
   E. LD_{50} 越大，越易发生特异质反应

3. 下列关于量－效曲线斜率的叙述，错误的是
   A. 大多数药物在效应为 16%～84% 区域，量－效曲线几乎呈直线
   B. 斜率大的药物，药量微小的变化即可引起效应的明显改变
   C. 斜率大小不能反映临床用药的剂量安全范围
   D. 斜率较陡提示药效较剧烈，较平坦的则提示药效较温和
   E. 其与横坐标夹角的正切值，称为量－效曲线的斜率

4. 下列不属于时－效曲线衍生出的药理学基本概念的是
   A. 起效时间　　B. 最小有效量

C. 最大效应时间　D. 疗效维持时间
E. 作用残留时间

5. 在哪个时间第二次给药，可产生药物作用的蓄积
   A. 作用残留时间
   B. 最大效应时间
   C. 起效时间
   D. 第一次给药时间
   E. 疗效维持时间

6. 对连续多次用药时选择用药的间隔时间有参考意义的是
   A. 作用残留时间　B. 最少有效量
   C. 疗效维持时间　D. 半数有效量
   E. 效价强度

二、配伍选择题

[1－2]
   A. 最小有效量　　B. 效能
   C. 效价强度　　　D. 治疗指数
   E. 安全范围

1. 反应药物内在活性的是
2. 引起等效反应的相对剂量或浓度是

[3－4]
   A. 给药后作用达到最大值的时间
   B. 给药后到完全消失的时间
   C. 药物发生疗效以前的潜伏期

D. 给药开始到时 – 效曲线下降的时间

E. 从起效时间开始到时 – 效曲线下降到与有效效应线再次相交点之间的时间

3. 关于起效时间的正确说法是

4. 关于疗效维持时间的正确说法是

[5-6]

A. 引起50%最大效应的剂量

B. 引起药理效应的最小药物剂量

C. 临床常用的有效剂量

D. 安全用药的最大剂量

E. 引起等效反应的相对剂量

5. 阈剂量是指

6. 半数有效量是指

三、综合分析选择题

[1-2]

药物剂量与效应关系简称量 – 效关系。是指在一定剂量范围内，药物的剂量（或浓度）增加或减少时，其效应随之增强或减弱，两者间有相关性。药物量 – 效之间的函数关系可以用曲线表示。

1. 在一定范围内，增加药物剂量或浓度，其效应强度随之增加，但效应增至最大时，继续增加剂量或浓度，效应不能再上升，称之为

A. 效价强度　　　B. 半数有效量

C. 效能　　　　　D. 最大效果

E. 阈剂量

2. 治疗指数是

A. LD_{50}/ED_{99}　　　B. LD_{50}/ED_{50}

C. LD_5/ED_{99}　　　　D. LD_1/ED_{95}

E. LD_5/ED_{95}

四、多项选择题

1. 药理反应属于质反应的指标是

A. 血压　　　　　B. 惊厥

C. 睡眠　　　　　D. 死亡

E. 尿量

2. 临床上最容易发生蓄积中毒的药物是

A. 胺碘酮类　　　B. 口服抗凝药

C. 洋地黄类　　　D. 糖皮质激素

E. 利尿剂

3. 药理反应属于量反应的指标是

A. 血压　　　　　B. 惊厥

C. 死亡　　　　　D. 血糖

E. 心率

4. 环戊噻嗪、氢氯噻嗪、呋塞米、氯噻嗪的效价强度和效能见下图，对这四种利尿剂的效价强度和效能说法不正确的是

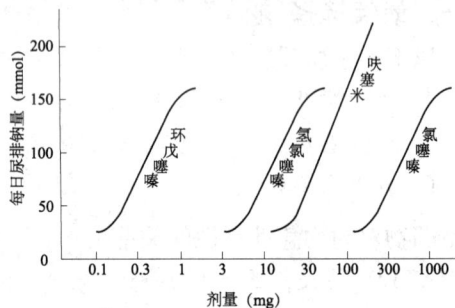

A. 效能最强的是呋塞米

B. 效价强度最小的是呋塞米

C. 效价强度最大的是氯噻嗪

D. 氢氯噻嗪效能大于环戊噻嗪，小于氯噻嗪

E. 环戊噻嗪、氢氯噻嗪和氯噻嗪的效价强度都相同

5. A、B两种药物制剂的药物量 – 效曲线比较见下图，对 A 药（■）和 B 药（□）的安全性分析，说法错误的是

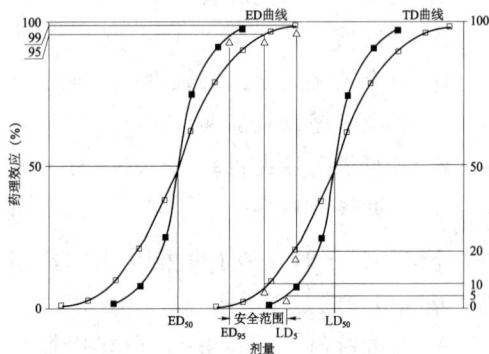

A. A 药的治疗指数大于 B 药

B. A 药的治疗指数小于 B 药

C. A 药的安全范围小于 B 药

D. A 药的安全范围等于 B 药

E. A 药的安全范围大于 B 药

第三节　药物的作用机制与受体

一、最佳选择题

1. 抗酸药中和胃酸，用于治疗胃溃疡的作用机制是
   - A. 影响酶的活性
   - B. 干扰核酸代谢
   - C. 补充体内物质
   - D. 改变细胞周围环境的理化性质
   - E. 影响生物活性物质及其转运体

2. 根据药物作用机制分析，下列药物作用属于非特异性作用机制的是
   - A. 阿托品拮抗 M 受体而缓解胃肠平滑肌痉挛
   - B. 阿司匹林抑制环氧合酶而解热镇痛
   - C. 硝苯地平阻滞 Ca^{2+} 通道而降血压
   - D. 氢氯噻嗪抑制肾小管 $Na^+ - Cl^-$ 转运体产生利尿作用
   - E. 碳酸氢钠碱化尿液而促进弱酸性药物的排泄

3. 受体的特性不包括
   - A. 多样性　　　　B. 可逆性
   - C. 特异性　　　　D. 饱和性
   - E. 持久性

4. 既有第一信使特征，也有第二信使特征的药物分子是
   - A. 钙离子　　　　B. 神经递质
   - C. 环磷酸腺苷　　D. 一氧化氮
   - E. 生长因子

5. 激动药的特点是
   - A. 对受体有亲和力，无内在活性
   - B. 对受体有亲和力，有内在活性
   - C. 对受体无亲和力，无内在活性
   - D. 对受体无亲和力，有内在活性
   - E. 促进传出神经末梢释放递质

6. 某药的量-效关系曲线平行右移，但其最大效应不变，说明可能
   - A. 效价增加
   - B. 作用受体改变
   - C. 作用机制改变
   - D. 有竞争性拮抗药存在
   - E. 有反向激动药存在

7. 胰岛素激活胰岛素受体发挥药效的作用机制是
   - A. 作用于受体
   - B. 影响酶的活性
   - C. 影响细胞离子通道
   - D. 干扰核酸代谢
   - E. 补充体内物质

8. 决定药物是否与受体结合的指标是
   - A. 效价　　　　　B. 亲和力
   - C. 治疗指数　　　D. 内在活性
   - E. 安全指数

9. 齐多夫定发挥药理作用的机制是
   - A. 影响酶的活性
   - B. 作用于受体
   - C. 影响细胞离子通道
   - D. 改变细胞周围的理化性质
   - E. 抑制核苷逆转录酶

10. M 胆碱受体属于哪类受体
    - A. G-蛋白偶联受体
    - B. 配体门控离子通道受体
    - C. 酪氨酸激酶受体
    - D. 细胞内受体

E. 鸟苷酸环化酶类受体

11. 受体是
    A. 酶
    B. 蛋白质
    C. 配体
    D. 第二信使
    E. 神经递质

12. 当一种药物与特异性受体结合后，阻止激动剂与其结合，此拮抗作用为
    A. 药理性拮抗
    B. 相减作用
    C. 受体脱敏
    D. 生化性拮抗
    E. 化学性拮抗

13. 药物的内在活性是指
    A. 水溶性的大小
    B. 脂溶性的强弱
    C. 穿透生物膜的能力
    D. 药物与受体亲和力的高低
    E. 药物与受体结合后产生效应的能力

14. 药物与受体形成的结合难以逆转的键合形式是
    A. 疏水键和氢键
    B. 电荷转移复合物
    C. 偶极相互作用力
    D. 共价键
    E. 范德华力和静电引力

15. 属于第三信使的是
    A. 一氧化氮
    B. 转化因子
    C. 细胞因子
    D. 神经递质
    E. 廿碳烯酸类

二、配伍选择题

[1-2]
    A. 可逆性
    B. 饱和性
    C. 特异性
    D. 灵敏性
    E. 多样性

1. 受体对其配体具有高度识别能力，对配体的化学结构与立体结构具有很高的专一性，这一属性属于受体的

2. 受体数量有限，能与其结合的配体量也

有限，这一属性属于受体的

[3-5]
    A. 长期使用一种受体的激动药后，该受体对激动药的敏感性下降
    B. 长期使用一种受体的激动药后，该受体对激动药的敏感性增加
    C. 长期应用受体拮抗药后，受体数量或受体对激动药的敏感性增加
    D. 受体对一种类型受体的激动药的反应下降，对其他类型受体激动药的反应也不敏感
    E. 受体只对一种类型受体的激动药的反应下降，而对其他类型受体激动药的反应不变

3. 受体脱敏表现为
4. 受体增敏表现为
5. 同源脱敏表现为

[6-8]
    A. 完全激动药
    B. 竞争性拮抗药
    C. 部分激动药
    D. 非竞争性拮抗药
    E. 负性激动药

6. 与受体具有很高亲和力和内在活性（$\alpha=1$）的药物是

7. 与受体有很高亲和力，但内在活性不强（$\alpha<1$）的药物是

8. 与受体有很高亲和力，但缺乏内在活性（$\alpha=0$），与激动药合用，在增强激动药的剂量或浓度时，激动药的量-效曲线平行右移，但最大效应不变的药物是

[9-11]
    A. pD_2
    B. pA_2
    C. C_{max}
    D. α
    E. T_{max}

9. 反映药物内在活性大小的是
10. 反映激动药与受体的亲和力大小的是
11. 反映竞争性拮抗药对其受体激动药的

拮抗强度的是

[12-13]

A. 影响酶的活性

B. 影响细胞膜离子通道

C. 干扰核酸代谢

D. 补充体内物质

E. 影响机体免疫功能

12. 喹诺酮类抗菌药通过抑制细菌 DNA 螺旋酶和拓扑异构酶Ⅳ发挥抗菌作用的作用机制是

13. 环孢素用于器官移植的排斥反应的作用机制是

三、多项选择题

1. 多数药物作用于受体发挥药效，受体的主要类型有

A. G - 蛋白偶联受体

B. 配体门控离子通道受体

C. 酪氨酸激酶受体

D. 电压依赖性钙离子通道

E. 细胞核激素受体

2. 第二信使包括

A. ACh　　　　B. Ca^{2+}

C. cGMP　　　　D. 三磷酸肌醇

E. cAMP

3. 药物的作用机制包括

A. 影响酶的活性

B. 干扰核酸代谢

C. 影响生理活性物质及其转运

D. 影响机体免疫功能

E. 影响细胞膜离子通道

第四节　药效学方面的药物相互作用

一、最佳选择题

1. 磺胺甲噁唑与甲氧苄啶联合用药后，药理效应明显增强，其原因是

A. 相加作用　　　B. 增强作用

C. 增敏作用　　　D. 生理性拮抗

E. 药理性拮抗

2. β 受体拮抗药与利尿药合用后降压作用大大增强，这种现象称为

A. 敏化作用　　　B. 拮抗作用

C. 相加作用　　　D. 互补作用

E. 协同作用

二、配伍选择题

[1-3]

A. 两药合用时的作用是单用时的作用之和

B. 两药联合用药时一个药物通过诱导生化反应而使另外一个药物的药效降低

C. 两个激动药分别作用于生理作用相反的两个特异性受体

D. 当一种药物与特异性受体结合后，阻止激动药与其结合，从而降低药效

E. 两药联合用药时一个药物通过诱导化学反应形成合用药物的无活性复合物而使另外一个药物的药效降低

1. 生理性拮抗是指

2. 生化性拮抗是指

3. 药理性拮抗是指

三、多项选择题

1. 下列关于受体脱敏的描述，正确的有

A. 长期使用一种激动药后，组织或细胞的受体对激动药的敏感性和反应性下降的现象

B. 受体脱敏分为同源脱敏和异源脱敏

C. 受体脱敏仅涉及受体数量或密度的变化，则称为受体下调

D. 受体脱敏是因长期应用拮抗药，造成受体数量或敏感性提高

E. 磺酰脲类使胰岛素受体敏感性增强，属于受体脱敏

2. 药物相互作用对药动学的影响包括
   A. 吸收　　　　B. 分布
   C. 排泄　　　　D. 配伍
   E. 代谢

第五节　遗传药理学与临床合理用药

一、最佳选择题

1. 下列不属于遗传因素对药效学影响的是
   A. 改变药物作用靶点的反应性
   B. 影响作用部位药物的浓度
   C. 改变药物作用靶点的敏感性
   D. 下游信号分子的遗传多态性
   E. 改变受体对药物的反应性

2. 人类基因组的遗传多态性中，分布最广泛的可遗传变异是
   A. 限制性片段长度多态性
   B. DNA 重复序列的多态性
   C. 单核苷酸多态性
   D. RNA 序列的多态性
   E. 遗传片段长度的多态性

3. 下列哪项不是通过 N-乙酰基转移酶进行乙酰化代谢的药物
   A. 磺胺二甲嘧啶　　B. 苯乙肼
   C. 肼苯哒嗪　　　　D. 胺碘酮
   E. 普鲁卡因胺

4. 根据对胰岛素功能的影响，受体合成障碍不包括
   A. 内含子接点突变
   B. 无义突变
   C. 外显子接点突变
   D. 干扰转录
   E. 核苷酸缺失引起移码突变

二、配伍选择题

[1-2]
   A. 20~50 分钟　　B. 45~110 分钟
   C. 50~100 分钟　　D. 60~240 分钟
   E. 120~270 分钟

1. 快代谢者血中异烟肼 $t_{1/2}$ 为
2. 慢代谢者血中异烟肼 $t_{1/2}$ 为

[3-4]
   A. 20%　　　　　B. 30%
   C. 50%　　　　　D. 60%
   E. 80%

3. 快代谢者多发性神经炎的发病率为
4. 慢代谢者多发性神经炎的发病率为

三、多项选择题

1. 人类基因组遗传多态性的存在导致的药动学差异有哪些
   A. 乙酰化作用
   B. 水解作用
   C. 氧化作用
   D. 葡萄糖-6-磷酸脱氢酶缺乏
   E. 乙醛脱氢酶与乙醇脱氢酶异常

2. 乙醛脱氢酶缺乏者饮酒后会出现哪种不良反应
   A. 面部潮红　　B. 心率加快
   C. 出汗　　　　D. 肌无力
   E. 锥体外系反应

3. 基因多态性导致的药效学差异有哪些
   A. 华法林活性降低
   B. 胰岛素耐受性
   C. 血管紧张素Ⅰ转换酶抑制药疗效降低
   D. 乙醛脱氢酶与乙醇脱氢酶异常
   E. 乙酰化作用

第六节 时辰药理学与临床合理用药

一、最佳选择题

1. 下列机体功能中没有昼夜规律的是
   A. 心排血量
   B. 各种体液分泌的速度
   C. 肝肾血流量
   D. 药物代谢酶活性
   E. 神经反应

2. 关于铁剂的服用时间，那个时间段吸收效果最好
   A. 10：00　　　　B. 19：00
   C. 12：00　　　　D. 8：00
   E. 22：00

3. 哮喘患者最易发作的时间是
   A. 傍晚　　　　B. 中午
   C. 早晨　　　　D. 凌晨
   E. 下午

4. 正常人外周白细胞糖皮质激素受体的昼夜节律特征是
   A. 晨低晚高　　　B. 晨低晚低
   C. 晨高晚低　　　D. 晨高晚高
   E. 中午高，晚低

5. 糖尿病患者应用胰岛素控制血糖，判断空腹血糖昼夜规律恢复正常的指标是
   A. 末梢血糖正常
   B. 血糖波动范围正常
   C. 尿钾排泄节律正常
   D. 尿糖正常
   E. 餐后血糖正常

二、配伍选择题

[1-2]
   A. 早晨　　　　B. 中午
   C. 下午　　　　D. 早饭后
   E. 夜间

1. 应用皮质激素治疗肾上腺性征异常症，什么时候予以最大剂量

2. 应用糖皮质激素治疗疾病时，什么时候给药效果好

[3-4]
   A. 9：00～15：00
   B. 16：00～22：00
   C. 19：00～23：00
   D. 20：00～23：00
   E. 0：00～02：00

3. 呼吸道对组胺反应敏感性的最高时间段为

4. 皮肤对组胺反应敏感性的最高时间段为

三、综合分析选择题

[1-2]

哮喘患者呼吸道阻力增加，通气功能下降，并呈现昼夜节律性变化，夜晚或清晨气道阻力增加时，即可诱发哮喘。另外，有些平喘药物自身在药动学和药效学方面也有昼夜节律的差异，因此有必要利用疾病及药物的昼夜节律特点，合理分配每个剂量，以有效地控制病情。

1. β_2 受体激动药可采取哪种给药方法
   A. 晨高夜低　　　B. 晨低夜高
   C. 晨低夜低　　　D. 晨高夜高
   E. 药物剂量没有明显变化

2. 下列关于特布他林的使用剂量正确的是
   A. 08：00 时口服 10mg，20：00 时口服 10mg
   B. 08：00 时口服 5mg，14：00 时口服 5mg，22：00 时口服 5mg
   C. 08：00 时口服 5mg，20：00 时口服 10mg
   D. 08：00 时口服 10mg，20：00 时口

服 5mg

E. 10：00 时口服 10mg

四、多项选择题

1. 药物作用昼夜节律机制有哪些

A. 组织敏感性机制

B. 受体机制

C. 补体机制

D. 药动学机制

E. 药效学机制

2. 下列药物中与时辰药理学关系密切的是

A. 心血管药物　　B. 平喘药物

C. 胰岛素　　　　D. 利尿药

E. 糖皮质激素类药物

第七节　药物应用的毒性问题

一、最佳选择题

1. 可通过干扰肝细胞代谢功能产生毒性作用的是

A. 青霉素　　　　B. 四环素

C. 大环内酯类　　D. 胺碘酮

E. 地塞米松

2. 哪种药物可以使红细胞中的血红蛋白转变为高铁血红蛋白

A. H_2 受体拮抗药　B. 磺胺类

C. 阿托品　　　　D. 乙酰胆碱

E. 糖皮质激素

3. 下列哪项不是影响药物毒性作用的机体因素

A. 药物的结构与理化性质

B. 营养条件

C. 年龄

D. 性别

E. 遗传因素

4. 下列哪项药物不会引起消化系统毒性作用

A. 非甾体抗炎药　B. 糖皮质激素

C. 抗凝药　　　　D. 阿托品

E. 呋塞米

5. 下列变态反应属于溶细胞型反应的是

A. Ⅰ型变态反应　B. Ⅱ型变态反应

C. Ⅲ型变态反应　D. Ⅳ型变态反应

E. Ⅴ型变态反应

6. 胃部潴留有血液，呕吐物的主要性状可为

A. 黑色或咖啡色　B. 黄色

C. 绿色　　　　　D. 有异味

E. 米泔水样

7. 引起肾小管坏死或急性肾小管损伤的药物中最常见的是

A. 头孢菌素类　　B. 氨基糖苷类

C. 万古霉素　　　D. 造影剂

E. 重金属

8. 引起慢性间质性肾炎最为常见的药物是

A. 非甾体类抗炎药　B. 环孢素

C. 甲氨蝶呤　　　D. 重金属制剂

E. 青霉素

9. 下列药物中哪项不是脂肪肝的常见诱发药物

A. 乙醇　　　　　B. 四环素

C. 丙戊酸钠　　　D. 维生素 A

E. 胺碘酮

10. 可引起肝小叶中央区坏死的是

A. 对乙酰氨基酚　B. 呋塞米

C. 硫酸亚铁　　　D. 乙醇

E. 红霉素

11. 若患者促肾上腺皮质激素分泌不足导致肾上腺萎缩，使用激素停药多久可

以恢复肾上腺皮质功能

A. 1 ~ 2 个月   B. 3 ~ 5 个月

C. 6 ~ 7 个月   D. 7 ~ 9 个月

E. 9 ~ 12 个月

二、配伍选择题

[1-2]

A. 增加 Na^+ 摄取的能力

B. 抑制 Na^+ 的摄取

C. 抑制骨骼肌 – 受体

D. 抑制 Ca^{2+} 通道

E. 抑制 Na^+,K^+ – ATP 酶

1. 引发可卡因误服者心肌梗死的主要原因是

2. 洋地黄毒苷造成严重心律失常的主要原因是

[3-6]

A. 近曲小管   B. 肾小球

C. 髓祥   D. 集合管

E. 远曲小管

3. 氨基糖苷类抗生素和抗恶性肿瘤药对肾脏的损害主要是

4. 头孢菌素类、万古霉素、别嘌醇的主要靶部位是

5. 溴隐亭、甲氨蝶呤的主要靶部位是

6. 解热镇痛抗炎药的主要靶部位是

三、综合分析选择题

[1-2]

甲基黄嘌呤、咖啡因和茶碱常引起中枢兴奋，儿童大剂量使用可致惊厥。

1. 关于发生的机制说法不正确的是

A. 作用于相应的 G – 蛋白偶联受体

B. 抑制磷酸二酯酶

C. 激活磷酸二酯酶

D. 激活腺苷酸环化酶

E. 使 cAMP 产生增多

2. 下列哪项不是药物对神经系统的毒性

作用

A. 神经元损害

B. 轴突损害

C. 髓鞘损害

D. 影响神经递质功能

E. 血 – 脑屏障损害

四、多项选择题

1. 影响药物毒性作用的因素包括

A. 年龄和性别   B. 遗传因素

C. 给药途径   D. 病理状态

E. 给药剂量

2. 治疗疾病时出现药物毒性作用的原因主要有

A. 用药剂量过高

B. 用药时间过长

C. 用药者为过敏体质

D. 遗传异常时

E. 服用错误药物

3. 药物治疗是肺结核主要的治疗方式，下列可引起哮喘的抗结核病药物有

A. 异烟肼   B. 利福平

C. 吡嗪酰胺   D. 乙胺丁醇

E. 对氨基水杨酸

4. 药物对消化系统的毒性作用主要包括

A. 上消化道作用

B. 胃毒性作用

C. 肠毒性作用

D. 肝功能损害

E. 神经系统损害

5. 药物对肾脏的毒性作用主要包括

A. 急性肾小管损伤或坏死

B. 间质性肾炎

C. 肾小球肾炎

D. 肾功能衰竭

E. 肾血管损害

6. 药物引起的肝损害类型主要包括

A. 脂肪肝 　　　B. 肝坏死

C. 胆汁淤积 　　D. 纤维化

E. 肝硬化

7. 属于药物对红细胞毒性作用的有

A. 高铁血红蛋白血症

B. 药源性再生障碍性贫血

C. 溶血性贫血

D. 粒细胞缺乏症

E. 嗜酸性粒细胞增多症